思想觀念的帶動者

文化現象的觀察者

本土經驗的整理者

生命故事的關懷者

心靈工坊 PsyGarden

Holistic

探索身體，追求智性，呼喊靈性
攀向更高遠的意義與價值
是幸福，是恩典，更是內在心靈的基本需求
企求穿越回歸眞我的旅程

女性能量療法

永保青春健康的自助寶典

Energy Medicine for Women

Aligning Your Body's Energies to Boost Your Health and Vitality
by Donna Eden, David Feinstein

唐娜・伊頓（Donna Eden）
大衛・費恩斯坦博士（David Feinstein, Ph. D）
合著
徐曉珮　譯
許瑞云　審閱

獻給我的女兒，譚雅・達林與丹蒂・達林。
願她們與她們的世代展翅飛翔！

傑若米・塔契（Jeremy P. Tarcher），讓我們文化中許多啟發人心的聲音能夠廣為人知，同時也特別讓我的聲音能夠被聽見。非常感謝他的鼓勵、智慧與開創的精神。
塔契／企鵝出版社的莎拉・卡德（Sara Carder）是夢想中的好編輯。
已過世的傑弗瑞・哈里斯醫師（Jeffrey Harris），以充滿智慧的神奇方式引領支持我完成本書。
在我們不斷成長的能量療法教學團體中的每一位成員，都以他們獨特的方式對本書中呈現的概念想法有所貢獻。

感謝為本書拍攝照片的克莉絲汀・亞利奇諾（Christine Alicino）。
感謝書中示範動作的各位女性：克莉絲汀・亞利奇諾、因芬特・戴爾（Infant Audrey Dahle）、丹蒂・達林（DondiDahlin）、譚雅・達林（Tanya Dahlin）、唐娜・伊頓（Donna Eden）、蘿絲・哈利（Rose Harris）、葛溫・馬祖（Gwen Mazur）、凱薩琳・波坦薩（Catherine Potenza）、碧雅・提普利歐羅（BeatePriolo）、蒂亞・琵雅（Tia Via）。

有一種活力、一種生命力、一種能量、一種波動，
透過妳化為動作，
因為這世間只有一個妳，所以呈現出的是一種獨一無二。
如果妳阻斷了這種流動，它就無法透過其他媒介存在，
而且永遠不再回來。

——現代舞大師　瑪莎・葛蘭姆（Martha Graham）

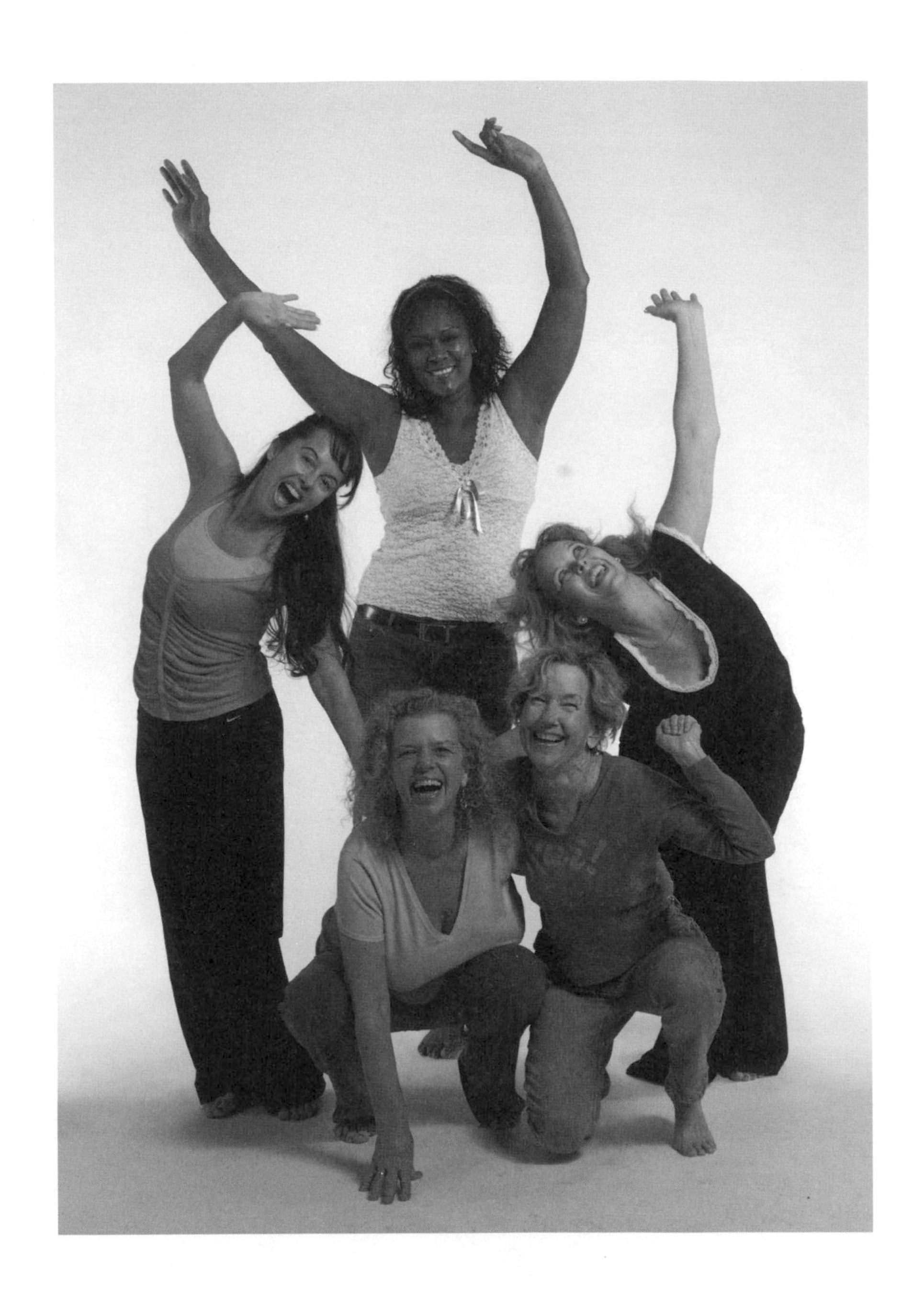

目　次

【中文版作者序】

大步向前，閃閃發光

女性的力量正在這個星球上興起茁壯。越來越多的女性成爲國家與企業的領導人，這在歷史上前所未見。過去想要獲得經濟上的優勢，必須擁有強大的體力與精力，但現在則是創意思考與有效溝通勝出，讓女性在社會的各個層面產生更大的影響力。這個現象正在改變世界各地的文化，過去的父權價值受到女性力量的挑戰。人們開始崇敬自然、聆聽直覺、重視情緒、滋養關係，不再分裂疏離，而是相互擁抱，以正面肯定的態度對待靈魂自然的情感波動。

但只要是大型的文化轉變，就會遭遇強大的反挫力量；舊有力量試圖壓制新興浪潮，傳統角色有時也會加強原有的桎梏。在這段重要卻又混亂的轉換期，女性感受到新生力量，突破了傳統親職與家管責任的限制，將可能性延伸到家庭之外新世界。身爲生理女性的事實，直接將妳推上了進化的最前線。妳必須將身體的功能調整到最佳狀態，才能妥善面對這一切。而本書的存在就是爲了支持妳完成這項目標。

《女性能量療法：永保青春健康的自助寶典》這本使用手冊，能夠讓妳掌握自身的行動、能量與荷爾蒙，也就是妳在這個世界上藉以獲得健康、幸福與效能的基石。我非常開心得知本書將要譯成中文出版。本書中提供的許多方法都可以回溯到古代中醫的療法，這可以說是一種美麗的循環。只有在現今這個國際化的世界，我們才有機會目睹這種前所未有的交流，互相滋養豐富對方的觀念與做法。這也讓我習得古代中醫治療的技術，融合出適合西方世界現代女性的方法，並獲得華人讀者的認同。能夠促成這般美麗的循環，我的內心充滿了無比的感激與滿足。

同時，我要深深感謝幾位接受過我教導的治療師，將這個療法帶到華語國家。特別是許瑞云這位來自台灣的優秀醫師，花了很多時間來美國好幾趟，完成了整套的訓練課程。各位可以在 www.URL.com 收聽許醫師的能量療法講座。希望許醫師的導讀和本書的內容，帶給妳力量與啓發，在這個亟需妳發揮女性力量的世界，大步向前，閃閃發光。

——唐娜・伊頓

俄勒岡州，阿什蘭

2016年8月12日

【中文版審閱序】

寫給地球上每一位女性的保健書

唐娜 · 伊頓是舉世聞名的能量醫療大師，也是我學習能量醫療的啓蒙老師，她所撰寫關於女性能量醫療書籍的中文版終於要面世了。本書可說是一本女性的健康百科全書，內容既豐富又實用，不僅介紹了人體能量的九大系統，更重要的是每個章節都涵蓋了女性在不同時期所面對的健康重要議題。從女性進入青春期可能出現的經前症候群、經痛、水腫、情緒不穩、經期不規律，到懷孕和生產過程中，如何處理孕期的不適並幫助順產，以及女性更年期會有的潮紅熱、失眠、性欲降低等問題，本書都有詳盡的敘述，教導我們如何透過簡單的動作，以最自然的方法，讓卡住的能量得以順暢調和。

本書也針對許多女性相當關切的體重議題深入探討，讓讀者了解如何做好體重管理，幫助自己維持理想體重，保持健康。我在門診時，也常教導女性病患應用本書所介紹的方式，來調整女性荷爾蒙和甲狀腺素的分泌，降低或消除因荷爾蒙不協調所帶來的身心困擾，進而維持最佳狀態！

相信讀者能夠從閱讀這本書，得到許多有用的健康資訊，幫助更多女性過得美麗、健康又快樂！

——許瑞云醫師

亞洲唯一通過「唐娜 · 伊頓能量醫療高階能量治療師認證資格」

（Donna Eden Energy Medicine Advance practitioner）者

【推薦序】

一起重新打造自己，發展各種可能性吧！

從很久以前開始，我在婦科執業的時候會輔以能量療法，譬如要進行侵入性門診檢查時，像是子宮內膜檢查、移除子宮內避孕器，或是子宮染色檢查等。我發現這些常規檢查對於身體自然的能量場傷害很大，因此，在看診結束前，我會讓病人躺下來，用雙手在她們的身上進行長推的動作。這個簡單的動作似乎可以幫助身體能量場重新穩定。許多女性馬上就能感覺到疼痛或痙攣緩解了，受傷的區域感覺舒服地發麻，或是全身沉浸在深層的平靜中。

雖然它是非常簡單的方法，但是做起來很愉快，沒有侵入性，又有效。雖然現在實際的能量療法領域已經發展出比我早年所使用的更爲複雜的方法，不過所有的方法都還是把握了基本的原則：簡單、愉快、非侵入性。但可別想得太淺了，妳的雙手擁有強效的療癒能力，也就是「能量療法」，除了能夠在侵入性的檢查治療後提供舒緩效果，還能夠預防或協助治療麻煩的疾病。

能量療法已經迅雷不及掩耳地進入我們的醫療保健系統。現今社會已經走到了牛頓時代醫學的盡頭，我們的醫學角度是把身體視爲一堆器官和骨骼的集合體，而不是活生生的奇蹟；只專注於疾病本身，而不是強化健康狀態；只想找出簡單的因果關係，而不去理解身心靈之間複雜深奧的連結。我們因此打造了一個以藥物和手術爲基礎的醫療系統，除非已經生病了，否則平常不會特別注重保健。就像河道巡邏隊只負責派出快艇，救出在急流中快要溺斃的人，而不是到上游去找出避免掉進急流的辦法。

這樣的模式已經走不下去，因爲完全無效。麥可 · 摩爾（Michael Moore）的紀錄片《健保員要命》（Sicko）拍攝了豐富的例證，說明得完整透徹。舊的標準在我們面前崩潰，但我們也見證了新的標準興起。而且令人開心的是，這個新的標準其實早在古遠以前就已然紮根，通過了時間的考驗。本書優雅地介紹了這個新的標準，可以從能量層面處理生理發生的問題，不僅提供精確、實用、迅速又屬於非侵入性的方法，使得強化健康與治療疾病雙管齊下，還讓大家都能夠學習在家自我照護的有效方法，進而促進身心靈的整合。

但也許關於能量療法最好的消息是，雖然許多保健方面的先驅相信這是未來的醫療主流，不過其實我們現在就可以使用，根本不需等待。就算妳現在住的地方沒有又如何！就算妳現在就診的醫院沒有又如何！就算妳的醫生現在還不相信能量療法又如何！妳可以從現在正在讀的這本書裡學到基礎的技巧，還可以搭配妳目前使用的任何醫療保健方式。眞的是任何的保健方式！能量療法的美麗之處就是不會產生交互影響，而且沒有任何副作用。所以爲什麼不試試看呢？反正沒有什麼損失！

本書是介紹能量療法很好的入門書。這個領域中最風趣又有能力的先驅者之一，將她的經驗濃縮成容易理解又實際眞誠的指南。我在還沒見過唐娜 · 伊頓或是有機會看她進行療程之前，就決定要寫這篇推薦序了。雖然我審閱過許多文筆流暢、資訊豐富的書籍，但更深一層的眞實卻是珍貴而罕見。本書和這種眞實相應唱和。當我終於有機會見到唐娜，我發現她書中展現的熱情與智慧，完全就是和她本人一模一樣。唐娜已經65歲，但看起來出奇年輕，正是最佳的活廣告。她洋溢著滿滿能量，而且爲人非常、非常風趣。

這篇推薦序圓滿了我個人和能量療法之間的關係。我在診療的時候總是會意識到身體能量的重要性，也直覺地能夠了解病人的想法、恐懼、渴求、愛情、家族歷史、工作、飲食、運動習慣和整體生活型態對身體能量造成的影響，以及能量在他們的健康與疾病上強力的作用。但醫學院並沒有教導關於保健醫療的基礎面，於是我開始和同業討論能量療法的重要性，然後感覺自己像是傳說中的荒野之聲一樣。早年執業的時候，我不認爲在我有生之年能量療法會爲大眾所接受。不過現在，許多領域都反映出能接受能量療法，包括我自己的生活在內：我的著作名列紐約時報暢銷排行榜，自己也上了好幾次歐普拉脫口秀。我有著清清楚楚的量化證據，顯示許多人已經準備好聆聽引導我工作的技巧原則，同時醫界團體也開始願意打開他們的耳朵。

世界改變的速度眞的很快，比我們大部分人十年前想像得還要厲害。雖然很多變化震垮了我們原本相信的基石，但新的希望與地景也慢慢在浮現。能量療法就屬於其中一環的輪廓線，它不只是另類保健療法的最新趨勢，在根本上也是一種自我覺察的新方法。我們處於歷史上一個很不穩定的年代，從唐娜的導論中就可以讀到：「啓動女性身體的能量專書，當然會讓妳與原型的陰性法則產生更深入的連結，人類如果想要生存下去，就必須重新擁抱陰性法則……。原型的陰性法則不只是乙太層面的概念或價値，而是寫在妳的能量裡，還有妳的基因、妳的荷爾蒙，以及這些能量、基因和荷爾蒙驅動妳採取的行動。(從根本上來說）我們的陰性直覺渴望的是愛、合作、公平、同情心、家庭、自然與祥和。」能量療法將這些特質帶進保健醫療中，不只是爲了女性或是爲了治療師。每一名母親、父親、教師、警察和政治家都應該馬上去了解能量療法，以便更從容地處理大家在今日世界所面臨的各種挑戰。

然而，大部分女性和大部分男性不同，女性天生就對能量非常敏感。我們的大腦建構本來就比較多工，在家庭中扮演著治療師的角色。女性健康快樂的話，她們的家庭多半也會健康快樂。所以妳不是只爲了自己讀這本書，也是爲了讓自己成爲一個更好的母親、妻子、姊妹和領導者而讀。

我想要強調說明本書中我最喜歡的幾個概念。唐娜表達的方式非常可愛，她說到在協助個案進行療程時，不是只看能量堵塞的地方，而是看到我們每個人內在深處的光輝靈魂。這讓醫療保健達到了沒有批判、沒有責怪、不會羞恥、沒有罪惡，沒有任何對錯的高度。有的只是中性的指引：「這樣會讓妳好起來。」治療師能夠真切而深入地注視著妳，妳也因此體會到內在的光輝自我。本書同樣也能讓妳用另一種方式感受妳的光輝自我。

本書的第二個主要概念是能量療法的基本前提，也就是愛因斯坦所說的，能量就是一切。物質世界只不過是緩慢一點的能量波動。能量是我們所見所知一切的主要驅動者。這項認識讓妳能夠採用新的方式來管理自己的健康。長期下來改變自己的能量，妳的身體也就會有所回應。這是一種完全由自己作主的概念，遙遙領先傳統醫療的智慧。一直到現在，我們都相信治療疾病必須靠外力介入，例如藥物或是手術，但能量治療是從內在啓動。當妳開始進行本書介紹的運動後，妳會感覺到內在能量的改變，和以前有所不同。妳也可以不必相信我的話，自己親身試試就明白。只要運用過這些方法，就無法否認它們的確有效。而透過這些體會，妳將會建立起非常紮實的知識，明瞭身體能量所扮演的主要角色。唐娜告訴我，她注意到在某個纖維囊腫的討論網站，雙肺移植的病患討論起如何使用能量療法（主要是參考唐娜的第一本著作《能量醫療》），並分享成功的經驗。我覺得十分感動。不管妳究竟是爲了什麼問題而翻開這本書，經前症候群、生理痛、不孕、卵巢早衰或是更年期症狀，地球上的每位女性都可以從本書中有所獲得。

我覺得很値得注意的第三個概念，是運用能量療法「進行身體的演化」。因爲我們身體的演化適應的是一個不復存在的世界，因此很多時候都只是做出不得已的妥協。但我們應該要能教導自己的身體更有效地適應環境。這個想法頗爲激進。大部分人能夠理解普遍原則是基因決定論：「家族遺傳就是這樣。」「因爲我的基因是這樣，所以我才變成這樣。」但我們現在發現，同樣的 DNA 會用很多不同的方式來呈現。基因會對環境做出反應，而身體的能量就是基因所接觸的第一道環境。能量療法告訴妳如何幫助能量演化，在改變了能量之後，生理的身體也會隨之改變。書中用來說明的例子，就是唐娜爲了處理一個嚴重的健康問題，努力改善自己脾經的平衡之後，也順便在飲食不變的狀況下瘦了8公斤。能夠自己促成身體的演化，是一個讓人非常興奮的新概念。能量療法除了提出這個概念外，也告訴妳實際的操作方法。

《女性能量療法》引用的研究非常豐富。我們現在已經有能力使用科學儀器測量書中討論的能量場。事實上，這是人類歷史上首次能用科學方法證實，中醫在幾千年前憑藉直覺找出的針灸經絡，其實是非常正確的！當然，妳不需要科學儀器就可以運用本書中介紹的方法，也可以感受到作用在身體上的效果。不過科學研究在兩個世界之間搭起了橋樑，也讓醫學院或護理師或醫生在使用本書的時候更容易更順手。

其實在現實中，傳統醫療保健已經開始引入能量療法的技巧。有些醫院會固定讓病患在手術、化療、放療或其他侵入性治療的前後，進行能量場平衡的動作。這樣可以減低身體受到的衝擊，加快復原速度，改善許多的副作用，例如疼痛、噁心或掉髮。我認爲未來的醫療，調整病患的能量場會成爲首要選擇。手術和藥物則會成爲最後一道防線，雖然地位還是存在，但以後治療的第一步就會是改變造成疾病的能量模式。而在此之前，教導大家如何保持能量的健康模式，就和使用牙線或運動之類的衛生保健一樣重要。

本書很特別的一點就是專爲女性而寫。目前地球上最富有、最有權勢的族群，就是西方國家嬰兒潮世代的女性。沒有人比我們更能接受改變現有的醫療保健方式。我們都不希望跟我們的母親一樣，用相同的方式衰老。我們這一代的人會說：「不要相信年過30的人說的話。」所以我們也不想汲取前一代人的經驗。又因爲經過女性解放運動的洗禮，我們深知自己有能力重新打造每一個生命的階段。事實上，我們在聽到有人說衰老是怎麼一回事的時候，會禁不住膝蓋打顫，回應道：「不，謝了，這不會是我，我不會這樣做。」能量療法讓女性擁有可以重新打造自己、發展各種可能性的工具，不只是年齡，還包括外貌體態、精神活力以及生理健康。能量療法能夠讓妳對於「永保青春」建立起新的自信。

感受並運用能量，其實是我們人類的天性。這是我們與生俱來的能力，原始文化的人們目前還保有著。然而，在科技文化社會中，我們不會去注意或發展感受身體與環境的精微能量這回事，所以大多數人在兩歲前就失去了這種能力。但其實可以不必如此。如果好好訓練嬰兒，讓他們從出生開始就一直能夠看到、感覺到能量，長大以後仍能保有這種能力。這將會成為內在引領系統很重要的一部分，是一種非常實用的技巧。幸運的是，就算妳沒有好好發展天生對於能量的感知能力，還是可以透過學習，有意識地運用身體的能量，這能夠讓妳變得更自信自主。唐娜本身能夠看見精微能量，她的工作幫助了許多無法看到能量流動的人，也可以有效地運用能量，從中強化自信與能力。

這代表的意義極為重大。妳不但能夠使用能量療法提升體內的能量，改善自己的健康，還可以因此影響並提升整個地球。

克莉絲汀・諾瑟普醫師（Christiane Northrup）

2008年1月

於墨西哥聖諾維

導論

擁抱體內獨特的波動

女人，是多麼偉大的傑作！

——莎翁夫人

我們身體擁有的能力，例如傷口癒合、疾病痊癒、壓力處理、危機反應、表達需求，以及我們滿足身體所需之後所感受的喜悅，其實表現出的是一種完全獨立於頭腦之外的智能，令人驚異不已。本書將會讓妳了解這種身體的智慧，不只是深植於大腦的神經細胞，也存在於能量場中，這種智慧會激發細胞的活動，統合器官的運作以便維護妳的健康，一切安好時讓妳沐浴在祥和愉快的氣氛中，發生狀況時就產生壓力、拉起警報提醒妳。妳也將會理解身體擁有的卓越智慧與能量，其實適應的是一個不復存在的世界，而這也是我們現在面臨某些嚴重的健康問題背後的原因。最重要的是，妳將學會如何影響身體的能量和能量場，進而與目前所居住的世界同調，並顯著地強化妳的健康與幸福圓滿。

能量是我們整體存在的基礎，總是活躍地波動著。同時也是身體自我修復的天然萬靈丹，是最自然的醫療。這種稱爲能量療法的治療，能夠餵養身體與靈魂，並回復妳天生的活力。能量療法是科學也是藝術，透過優化能量可以幫助身心功能達到完美的運作。

採取一些行動來強化健康吧！這是大家很熟悉的概念。所以妳運動，也知道某些食物或某種飲食習慣對妳比較好，而且會考慮服用維他命或其他飲食補充物；身體若持續感染的狀況下會使用抗生素；如果正值更年期可能會採用荷爾蒙替代療法，或是使用其他藥物來幫助妳處理 PMS（經期前症候群）、關節炎、焦慮或沮喪等症狀。而本書要介紹給妳的身體療法和技巧都很簡單，只需要每天花上幾分鐘動一動，就能夠迅速改變身體的能量。我對這些技巧都很有信心，這些工具絕對可以迅速有效地增進妳的健康、提振妳的活力。

擁抱原型的陰性力量

在人類艱險的歷史中，我們正處在最危險的時代。一本啓動女性身體的能量專書，當然會讓妳與原型的陰性法則產生更深入的連結，人類如果想要生存下去，就必須重新擁抱陰性法則。這本書不只是健康指南而已。就個人來說，若是擁抱了原型的陰性特質，就更有能力抬頭挺胸地穿越困住所有人的文化混沌之水。

原型的陰性法則不只是乙太層面的概念或價值，而是寫在妳的能量裡，還在妳的基因、妳的荷爾蒙裡，也在這些能量、基因和荷爾蒙驅動妳採取的行動中。本書連結了妳和女性身心的能量基礎，讓妳對自己的健康有更好的選擇，同時強化原型陰性力量珍貴的智慧與妳的日常生活之間的連結。

雖然開頭的引言「女人，是多麼偉大的傑作！」相當逗趣，但這不是想要輕蔑男性，而是點出目前文化上一種急需解決的矛盾。我們目前社會上的父權價值已然膨脹失控，講求專制勝於愛，競爭勝於合作，貪婪勝於正義，處罰勝於同情，工作勝於家庭，科技勝於自然，戰爭勝於和平。不管是男性或女性，這都會引出他們最壞的一面。

然而在內心深處，我們的陰性直覺渴望的是愛、合作、公平、同情心、家庭、自然與祥和。這是多麼偉大的傑作！如果我們內在最深處的女性特質能夠強大地奮起綻放，這個世界就能夠朝著迫切需要的方向去推動。因此，透過能量療法學習如何讓身體更健康、更平衡，眞正的本性便能夠閃耀發光，進而成爲一股改變周圍能量的力量，讓妳的世界變得更好。我們也因此能夠將愛、合作與祥和這些天生特質有效地散播在世界上。

爲了能夠完成這場偉大的冒險，就必須好好照顧維護妳的身體，不只是生理架構而已，還包括了能量系統，這才是妳眞正的本質！

獨特的波動

科學家在深入研究物質成分的過程中，發現了原本已經是非常微小的自然界結構，例如電子和質子，其實是由更小的粒子所組成。現在科學家正在探究這些粒子究竟是什麼，他們發現物質可能其實完全不是由粒子組成，更像是由波動的能量交織而成。

不管大自然最根本的結構爲何，我們知道每個電子、原子、分子、細胞、組織和器官都有波動，這種波動決定了本身的特性與功能。事實上，我們整個身體都在精微的層面持續波動著，透過體內的連結組織傳遞能量與訊息。我們也會和環境中的能量共振。在妳和朋友、情人或治療師共處一個空間的時候，你們心臟的波動頻率會慢慢互相配合起來。到處都有波動，能量療法的核心就是珍視這種波動，同時去了解我們每個人都是一種獨特的波動，一種智慧的能量系統，構成了我們身爲人類的特質：理性多麼高貴！力量多麼無窮！行爲多麼像天使！智慧多麼像女神！

推動演化

這種智慧引導系統，就和身體的智慧、能量，還有能量場一樣重要，可惜要大展身手的環境卻是一個在很多方面都不復存在的世界。這個系統適合的環境是空氣或食物都沒有汙染，行事曆也沒有排滿行程，沒有飛機旅行，沒有受到電子郵件轟炸，不固定運動也不會怎樣，養育子女和工作事業沒有衝突，也沒有玻璃天花板的世界。演化方向沒有料到，現在會面對一個大家都慣於久坐不動、資訊爆炸又充滿汙染的世界，而妳的身體就在這樣的世界中努力生存。彷彿是亞瑟王麾下萬能的騎士來到了現代的戰場一樣，身體許多的對應策略其實都已經無法適用。

就女性來說，身體演化的方向其實是一個讓妳光著腳，懷孕，可能還沒到更年期就死去的世界。妳的荷爾蒙和神經傳導物質，就是祖先曾經存在於那樣的世界的鐵證。這些機制在我們的祖先身上運作得很好，妳就是活生生的證據。沒想到今天這套導引身體反應的精心策畫已然過時，更不要說有時還要處理重要狀況，例如疾病或威脅。如果想在目前這個現實世界中生存，就必須超越祖先傳承的那套身體策略，採用新的適應方式和新的波動。本書最基礎的原則，就是透過改變身體的波動，進而改變身體的化學作用，讓身體更能適應現今我們存在的陌生新世界。「能量習慣」的改變可以促進妳身體的演化。

能量場的變化通常可以影響預先設定好的生理策略。如同無線電訊號會產生物理的波動，最後變成透過喇叭放出來的聲音，改變能量場也會對身體的化學作用產生一種骨牌效應。只要一個快樂或悲傷的想法，馬上就能改變大腦情緒中心所製造的化學物質。能量療法教導妳如何改變身體的化學作用，就像是在彈奏會發出電化學訊號的鍵盤樂器一樣。按摩手上的能量點，便能傳送腦內啡到大腦。敲打眼睛下方的穴位，胃痛就會消失無蹤。透過管理身體能量來控制化學作用，是幫助身體演化並適應二十一世紀各種挑戰的一條捷徑。

承諾

《女性能量療法》帶領妳踏上私人旅程，從能量系統的角度來認識身體，提供簡單的「能量工具」，讓妳協助妳的身體發揮最佳功能。這些工具和藥物或手術比起來，基本上更加精確，通常更有效，而且侵入性絕對少得多。這些方法可以自行運用，沒有時間限制，也不需任何花費。能量療法教導妳如何敲打出自己的直覺，擁抱天生自我療癒的能力，也獲得如何評估並促進自我健康的新工具，同時在整體上變得比較不依賴藥物或侵入性的治療。現代化學的神奇功效在於有時候可以強力加速治癒的過程，在必須使用藥物的情況下，妳也可以搭配能量療法，來確保妳攝入的物質與劑量能夠與身體的能量和需求相容。

我們身體的每一個動作都充滿了創造力與智慧，不管是增加了比實際所需更多的體重，或身體發燒，或是因爲要上台發表而變得焦慮。若能分辨出身體的眞正意圖，妳就能夠與身體自然的智慧建立起更好的夥伴關係。

能量療法對於女性的功效特別大。因爲幾乎所有女性所面對的健康問題，荷爾蒙失衡若不是主因，也會是背景因素。同時妳會發現，能量療法可以幫助妳更有效、更優雅地與荷爾蒙共舞，比西方世界教導我們的傳統方式要來得好上許多。本書會告訴妳該如何與自己的能量和荷爾蒙建立更好的關係。能量諧調，荷爾蒙也會跟著諧調。能量療法幫助妳的身體更有效地適應現在的世界，雖然這個世界步調快速、充滿壓力與汙染，但妳也擁有前人不曾有過的機會，能夠體驗人類的各種可能性。

生長在能量的世界

我看得到能量。我可以看到大家周圍的能量，就和妳看這一書頁上的字一樣地清楚。我直到長大後才發現這好像很不尋常。我的母親和兄弟姊妹也看得到能量，所以我以爲每個人都是照自己看到、感覺到的能量來生活。畢竟如果妳看不到朋友的能量，又怎麼會知道他們是不是需要某些自己疏忽，或不敢說出口要求的東西呢？妳要如何知道女兒有哪些未開發的潛能，並且精準地幫助她，如果妳無法從她的氣場看出任何資訊？

我最早的記憶之一，是在家中門廊上看著隔壁鄰居山米．漢卡在他家院子裡玩。我那時候會坐了，可能也會爬，但還不會走，就是個小小孩。山米比我大個幾歲，也許那時是三、四歲吧。我看到山米走下門廊，被漂亮的天藍色氣場環繞，看起來很開心。接著我看到有兩個女孩從街道那頭走來，兩個人周圍環繞著一圈淡棕色，她們共享的能量流動方式有點奇怪，像是有節奏的跳動，讓我覺得不舒服。從能量的厚度看來，我知道她們聊的事情應該不太輕鬆。而且即使我還那麼小，卻知道我看到的能量不怎麼好，之後我明瞭到這種能量代表了「批判」。兩個女孩來到山米家門口，一起說：「我們不喜歡你，山米．漢卡，我們不喜歡你！」山米天藍色的能量馬上就變成咖啡色，然後感覺像是電梯墜落一樣掉到他的膝蓋附近，他的頭、肩膀和軀幹都不再有氣場圍繞。看到他的反應，當下我也有快死掉的感受。她們根本就是直接射穿了山米的心臟。我看到這樣的能量，也可以感覺到能量的特質，同時實在無法理解爲什麼人類會想對他人做這樣的事。她們不知道自己在做什麼嗎？這一刻沉痛的同理與驚嚇，一直到很多年後，我已經二十歲出頭，才理解到，不，她們的確不知道自己在做什麼！

讓我看見並感受精微能量的能力，一直是我能夠連結、理解並療癒他人的主要緣由。圍繞著山米．漢卡的天藍色氣場，只是其中的一個層面。氣場可以呈現出當事者的感覺、心智狀態，甚至是個性。不過當然不僅於此。

當我專注於某個人身上時，就會因爲氣場散發的一種類似地心引力的力量，而直接被拉到這個人核心的能量之中。那個地方超越了人的個性，超越了對方究竟是喧鬧或安靜、微笑或生氣、和善或仇恨，只充滿了純良的善。我們每個人，在心的層面上，都是一種獨特的波動！我也可以看到所有的問題，包括壞心、自私、懶散、無感或是惡性防禦，嚴苛的、脆弱的、粗糙的、停滯的，或是感傷的能量，但我不會把注意力集中在這裡。吸引我的是內在的中心，靈魂的層面。當妳看到一個人的本質，這一刻就顯得非常莊嚴宏偉，讓我摒息，每一次都是！

做爲一個服務過許多個案的治療師，雖然從工作中得到許多收穫，但最後也產生了問題。我非常喜愛治療的過程，但當我越來越成熟的時候，發現到自己產生了一個越來越急迫的危機，那就是我以爲只有自己擁有療癒的力量，個案全部都是被動的接受者。這是一種讓人失去力量的錯誤概念。我的憂慮，當然是有其道理與價値，但其實也揭露了一個顯而易見的事實，那就是我不可能幫所有希望獲得治療的個案進行療程。於是，我下定決心要讓大家發現自我療癒的力量，自己調和能夠改善身體狀況的能量，學習如何管理這些能量，維持活力與健康。在將近四分之一世紀的全職療癒工作後，就在千禧年到來之前，我的事業有了一項令人開心的轉變。我投入了教學的工作，教導大家如何使用能量療法這種有效卻沒有侵入性的技巧，來幫助自己和他人。我的第一本著作《能量醫療》(*Energy Medicine*)，就是那次跑道轉換的副產品，另外，還包括在《能量醫療》和本書出版的九年之間，我所教授的近600堂課程與演講，以及本書也是。

我擁有許多機會不斷地見證，教導無法「看見」能量的人學會運作他們的能量，而且得到很好的效果，改變了他們的生活。《女性能量療法》提供了基本的方法，對於各種不同的身體都有幫助，並且能夠打造一套專屬於妳的基礎自我照護療程，療癒妳獨特的身體化學作用與精神心靈。

能量療法的運用

有位律師跟我預約療程的時候非常急切，療程開始時，她也顯得強勢魯莽，而且滿心存疑。事實上，她所散發出的挑釁與敵意，讓我無法看清她的本質。我請她躺在療程床上，然後輕觸幾個穴位來鎮靜她的能量。我感覺到她比較放鬆後，結果一波波的能量從她太陽神經叢上方的漩渦釋放出來。這些能量非常龐大濃厚且聲勢驚人。我感覺到她所有主要的問題都寫在這些能量中。

我開始處理這個能量場，用手緩慢地在上面畫圓。能量的風暴逐漸消散後，漩渦中央出現一個開口，讓我能夠更深入地看清並感覺她的能量。因爲人生的經歷都寫在這些能量裡面，所以我開始看到一些影像。我看到她還在讀法學院的時候，雖然已經22歲，但樣子就是個小女孩。她因爲「個性太柔軟」所以被排擠揶揄，後來她發現每個人都在極力表現自己，而且要在別人找到自己弱點前，先找到對方的弱點。事後在點出她對我的惡劣態度時，我好脾氣地笑著跟她說：「我知道你們慣常的做法是要制敵機先，但妳的能量告訴我，眞正的理由是妳曾經因此受傷過。」她一臉疑問地看著我。

我向她描述了我所看到她在法學院的過去，並且說出她內心最後的決定，想要變得強硬不受人欺負。我同理她的想法，告訴她我完全可以理解。她開始專注地傾聽我的話，一字一句。於是我更深入走進去，正確來說，應該是能量漩渦的開口把我吸進去。裡面是一個純然善意、充滿光亮的世界，非常美麗而龐大的能量場，我完全沉浸其中。我開始哭泣，她看著我問道：「怎麼了？」我告訴她我看到的景象，描述在她核心的那股光輝能量。她的能量場中住著一個溫柔無邪的女孩，感覺就像新罕布夏州一樣清新。我詳細地描述了那個在她防禦心理底下沉睡的存在，原本應該是非常具有魅力而討人喜愛的女孩。我知道她這一路都走得很辛苦。在我解釋爲何她的靈魂受到這麼長時間的折磨，爲何會無法卸下武裝的時候，她感覺到我的同理心，現在換成她的眼中充滿淚水。

她住在距我很遠的地方，但只要能經過我這裡，就一定會來預約療程。基本上，療程主要是讓她與自己的眞正本質、獨特的波動，也就是那股深層的美麗能量再度連結起來。三年後我終於見到個案的丈夫，他給了我一個熱情的大擁抱，說我拯救了他們的婚姻。但其實我和個案根本沒有聊過任何關於婚姻的問題。

直接面對一個人的神聖本質，是一種深刻的體驗，是一種無以言喻的感覺。生理的能量與顏色都退後變成背景，我知道我所面對的是純然的善意。我冷不防地就來到天堂的領域，籠罩在深刻美麗的光輝之中，我知道自己看到了上帝的面容。我看到個案內在深度的智慧，知道個案眞正的優點。我全身充滿了愛，我的核心引導著我從這個角度理解體驗世界。

不管個案是什麼樣的個性，遇到了什麼樣的破壞或防禦，我們在進行能量工作的時候，其實都會看到另外一面，因為這時是由個案眞正的本質，也就是隱藏在深處的智慧、善意、力量與美麗，來堅定地引導我們。這是我抱持的信念，而且我認為必須從一開始就強調這點，這樣才能好好探討能量流動、荷爾蒙、化學失衡、生理問題以及操作方法等個別議題。從根本上來說，我們每一個人，都是一種獨特的波動。

能力憑證

我究竟憑什麼在這本書中宣稱並承諾這麼多事情呢？首先，我是個女人。女性本來就是依循內在的韻律行事。只有一條 X 染色體的醫生無法理解我們所知道的事情。我們女性身體裡有著一條共享的祕密通道。

第二，我是一個比大多數人有著更多健康問題的女人，但是我已經戰勝了這些疾病。我天生就有心雜音以及嚴重的代謝問題。小時候得過肺結核，一直到30多歲都有嚴重低血糖和過敏的毛病，16歲得了多發性硬化症，27歲心臟病發作，30到40歲之間嚴重氣喘，33歲被蟲咬差點死掉，34歲有乳房惡性腫瘤。我整個身體崩潰，不只一個醫生要我交代後事。後來才發現，西方醫學放棄我，其實算是一件幸運的事。我絕對不要讓別人來把我那雙嗷嗷待哺的女兒養大。既然西方醫學無法幫助我，我只好認眞地想辦法自助。今天，我已經60多歲，因爲本書中介紹的那些方法，我比之前人生中的任何時間都要來得更健康，更有能力維護我的身體。

第三，我從10歲起就開始跟荷爾蒙搏鬥，其中包含了最長可達兩週、身體會變得很虛弱的生理期。除此之外，我的身體通常還對標準處方和止痛藥反應不良，或是出現矛盾。我必須從一個無法給予我答案與幫助的文化中，找出對我可行的方法。

第四，我從1977年便開始執業，使用能量的靈視力，透過個人療程幫助了超過8,000名女性（再外加好幾千名男性）。

最後，我成功地教導了幾萬名能量療法課程的學員，讓他們能夠處理各自的健康問題。最重要的是，我領悟出教導看不見能量的人如何監控自己能量的方法，並且精進了能夠有效促進健康與幸福的能量技巧。

這些再再證明了我撰寫本書的能力。《女性能量療法》會告訴妳身體能量如何影響生活中的每個層面，透過理解身體的能量網路，讓妳學習簡單有效的生理技巧，進而活絡妳的細胞、器官和整個身體。

「親身體驗」的態度

閱讀本書時，歡迎妳們採取「讓我親身體驗」的態度，將這些技巧通通試過一遍。通常妳可以得到立即的效果，雖然有些是精微層次上的改變。有時候一種運動需要持續每天進行，過一段時間才會出現妳希望的成果。有時候是這個方法不適合妳，但因爲能量療法在實際使用上本來就屬於非侵入性，所以按照本書的步驟去運用，並不會造成什麼傷害。能量療法的副作用很少發生，可能會是非預料中的情緒釋放、輕微噁心、頭痛，或其他很快就會消失的小毛病。造成的原因多半是由於一次太快改變太多能量，造成生理還不穩定，因此無法立即適應。

雖然能量療法通常不會有副作用，而且出奇地有效，但當妳需要專業醫療保健時，我不建議妳改用本書做爲替代。好的自助保健書籍通常會有兩件看來矛盾的主張，那就是鼓勵自我照顧之外，同時強調還是需要專業的醫療。因爲雙方擁有相同的重要性，本書的主旨便在於讓妳盡可能地自助保健。

自從1910年公布了惡名昭彰的佛來克納報告（Flexner report），醫學界開始打壓自然醫學與脊骨神經醫學的醫生，同時確立了傳統醫學的證照制度，清楚地劃分出擁有證照才算是醫療保健的專業人士。「醫療」變成一種實際的專利。雖然這條線可以有效防止密醫、庸醫和江湖郎中，但也將最具聲望與充足資金的照護，集中到不斷擴張的科技與製藥醫療產業手中，同時排除了民俗療法與其他文化的醫療方式，例如印地安療法或傳統中醫。只要不是在傳統西醫的範疇內試圖去治療病人，就會變成「無照行醫」，是不合法的。但這是相當可恥的做法！

我個人就被這樣的法律所影響。早年執業的時候，我的許多個案，後來我發現，其實也是一家五名醫師合開的診所的病人。這家診所和當地的醫院關係很好，就在隔壁而已。對方聽到許多病人的口耳相傳，決定要透過法律訴訟，以無照行醫（詐欺）的名義對我提告。現在的我回頭思考這件事，已經可以理解他們的想法：在他們眼中，這個沒有執照的「治療師」採行某種能量的巫術，用雙手在病人的身體上方揮動，還有其他無稽的方法，讓病人產生錯誤的期盼。在事前審理的公聽會上，他們找來幾名病人提出證詞，認爲我對個案的治療越線踩入了他們專業的領域。但是法官在聽了證人的說詞之後，對於我的療程的確改善了病人的身體狀況，感到印象深刻。他請原告律師找出一名因此惡化的病人，但對方提不出來。於是這件案子不被受理，法官同意需要防止詐欺的行爲，但之後又表示，想要禁止這些病人在法庭宣誓下描述的這些治療行爲，其實沒有必要。這個事件後來有了好的結果。八年多後，那家診所旁邊的醫院請我去教他們的員工能量療法。有幾位當初提告我的醫師也來參加，而且到頭來變成班上最熱衷的學員。

我們的文化必須要了解，其實西方醫學在很多方面都沒有辦法幫助我們。根據一項可信的調查，美國人的死亡原因，因爲醫囑和其他醫源性反應（由於醫療措施造成的併發症）而死亡的比例，比其他死亡原因要來得高。所以，醫療保健系統需要協助，而歷史久遠、有效又安全的自然療法正等著我們去運用。我和同業們一直努力在擴展醫療保健的領域，將「醫療」一詞用於稱呼我們的工作爲「能量療法」，雖然這讓我們在法律上處於一種危險的位置。身體的能量是這世上最自然的醫療，它能夠精確地統合身體的自癒能力，引導至我們需要的地方。

現代醫學有許多弱點，只專注於診斷症狀與治療疾病，比較少顧及如何維持健康這個大範圍的議題。而能量療法，至少我和許多同業的做法，不是在診斷或治療疾病，而是將重點放在評估身體能量堵塞或不協調的地方，然後修正這些能量的流動。疾病的確可以提供線索，找出能量失衡的地方，但這不是能量療法的重點。能量療法對於身體功能最佳化與疾病的治療是同樣看重。這和我們通常認知的「醫療」有著非常重要的不同。在能量療法中，「醫療」不是使用外力介入，而是立基於身體能量的適切流動的治療能力。這是世界上最自然的一種方法。我認爲從小孩能夠自己洗手的年紀，我們就可以開始教導他們能量療法最基礎的一些程序。

現代醫學的很多治療方式都是「幫妳治療」，但許多能量療法的步驟是可以自己做。接下來會介紹非常多的技巧，是我歷經三十年、處理過成千上萬名女性的問題時使用過的方法。不過，能量療法最嚴重的限制就是，如果妳不去運用，就不會有效。是的，很悲哀，但這是事實。如果妳只是讀了這些技巧，但不實際去做，這本書仍舊具有豐富的價值，但就會像是只把減肥書放在枕頭底下，卻希望減輕體重那樣的希望渺茫。

本書的使用方法

我在撰寫本書時遇到的兩難是，因爲我的讀者可以分成兩類：一類是已經讀過我的第一本書《能量醫療》（或者是很熟悉書中介紹的內容），另一類是完全不懂或不太懂能量療法和我的技巧。但想要學習處理女性問題所使用的能量療法，讀者首先必須擁有一些能量療法的背景知識。因此，我擷取了第一本書的一些基礎概念與方法放在本書中，希望已經很熟悉內容的讀者不要介意。我也試著將這些基礎概念用一種濃縮討論的方式，呈獻給那些已經很熟悉內容的讀者（主要是第1、2章以及附錄）。在此我要強調，第一本書是提供許多工具，讓妳能找到方法將能量療法運用在自己獨特的身體與健康問題上。而這一本書基本上則是更爲系統化，對於女性經常面臨的各種健康問題整理了處理的方法。

閱讀《女性能量療法》有幾種方式。如果妳對能量療法不熟悉，我會建議妳先把第1至3章讀完，然後馬上試試看其中介紹的方法。妳可以從中了解身體能量如何掌管女性的健康、化學作用和精神，而且這些簡單的運動能夠讓身體保持最佳狀態。接下來，從剩下的章節中挑選妳感興趣的部分，翻閱其中的步驟及技巧，選用適合妳的方法，並將本書當做隨身的自助手冊。

第1、2章是介紹能量療法及最基本步驟的導論，濃縮了前一本書中最重要的原則與技巧。如果妳已經看過第一本書，這兩章和附錄便可以跳過，雖然我覺得這些部分應該還是可以提供一種複習，讓妳能更快進入本書的主題。第3章更詳細地說明了荷爾蒙和身體能量系統之間的關係，還有影響女性健康的迷思及醫療政治，同時介紹了幾個基本的能量療法步驟，以及處理壓力與免疫功能相關的荷爾蒙。接下來的幾章則是分別敘述跟女性問題相關的能量療法，包括生理期、性欲、生殖、懷孕、生產、更年期和體重管理，而且提供了可以直接處理各種問題的技巧。最後，附錄介紹的是能量測試這個相當重要的技巧，可以幫助妳把能量療法的步驟調整得更適合自己身體獨特的生化作用與需求。

本書中提供的所有運動與技巧都各有獨特的優點。我盡量清楚地描述每個步驟，並搭配克莉絲汀．亞利奇諾（Christine Alicino）所拍攝的美照來解說。每一個技巧都只需要幾秒鐘到幾分鐘的時間便可完成，我也大致提供了所需要的時間。不要被解說文字的長度給嚇到，因爲我要精確地一步步詳細解說，所花的閱讀時間絕對比直接去做要來得長。但一邊讀一邊做，妳會發現每個技巧都能很快上手。我也製作了能量療法的 DVD（可至 www.EnergyMedicineForWomen.com 選購），裡面包括了本書中大部分的方法，妳可以邊看邊做。看著電視螢幕的影片來做，會比看著書上的解說文字要容易一點。網站上還有我介紹本書的影片可供免費觀看。我個人覺得如果能先看到、聽到作者說話，在讀書的時候會覺得更爲親切，所以請讓我透過神奇的網路影片向妳自我介紹吧。

和我的第一本書《能量醫療》一樣，本書也介紹了一種系統但卻開放的方法，能夠有意識地梳理自身的能量，或是改善有問題的能量，讓妳獲得更健康的身體，更敏銳的心智，和更愉悅的精神。我在上一本書中盡可能告訴大家，這些技巧很有效，對於嚴重的問題會有幫助。在能量療法方面，我教導超過50,000人，所以知道每種方法的確可以幫助很多的人。我已經盡可能做到面面俱到，而妳的責任是在練習過整套技巧後，仔細思考要認眞進行哪些步驟。如果需要專業的幫助，請諮詢能力足夠的保健治療師！本書中的技巧是爲了讓妳獲得更完整的照護。雖然我非常強調尋求專業協助，但還是希望大家能記住我的初衷與信念，對於自己的健康，妳能做的其實很多。到頭來，是妳要爲自己的健康負責，而知道得越多、做得越多，專業人士幫助妳就越輕鬆，妳的健康也獲益越多。

在《能量醫療》的致謝中，我感謝了我的丈夫大衛·費因斯坦，「不厭其煩地詢問我，從訪談中寫出草稿，謄錄我上課的帶子，用電腦搜尋資料，讓我這個右腦人也能夠進行左腦的組織工作。他對於文句修飾、舉例譬喻、組織架構和概念安排的能力，讓這本書的內容有條有理，卻又不失我本身的精神。簡而言之，這是結合了我們兩人的心智才能寫出來的書。」而《女性能量療法》的產出過程中，大衛一樣也是主要的助力。我很高興能說，在過了十年之後，我們兩人的心智都分別各向對方靠攏了一點。本書中介紹的一些技巧在這方面對我們很有幫助。平衡妳的能量，就能平衡妳的心智。希望本書能夠幫助妳變得更平衡、健康，獲得內在的平靜。

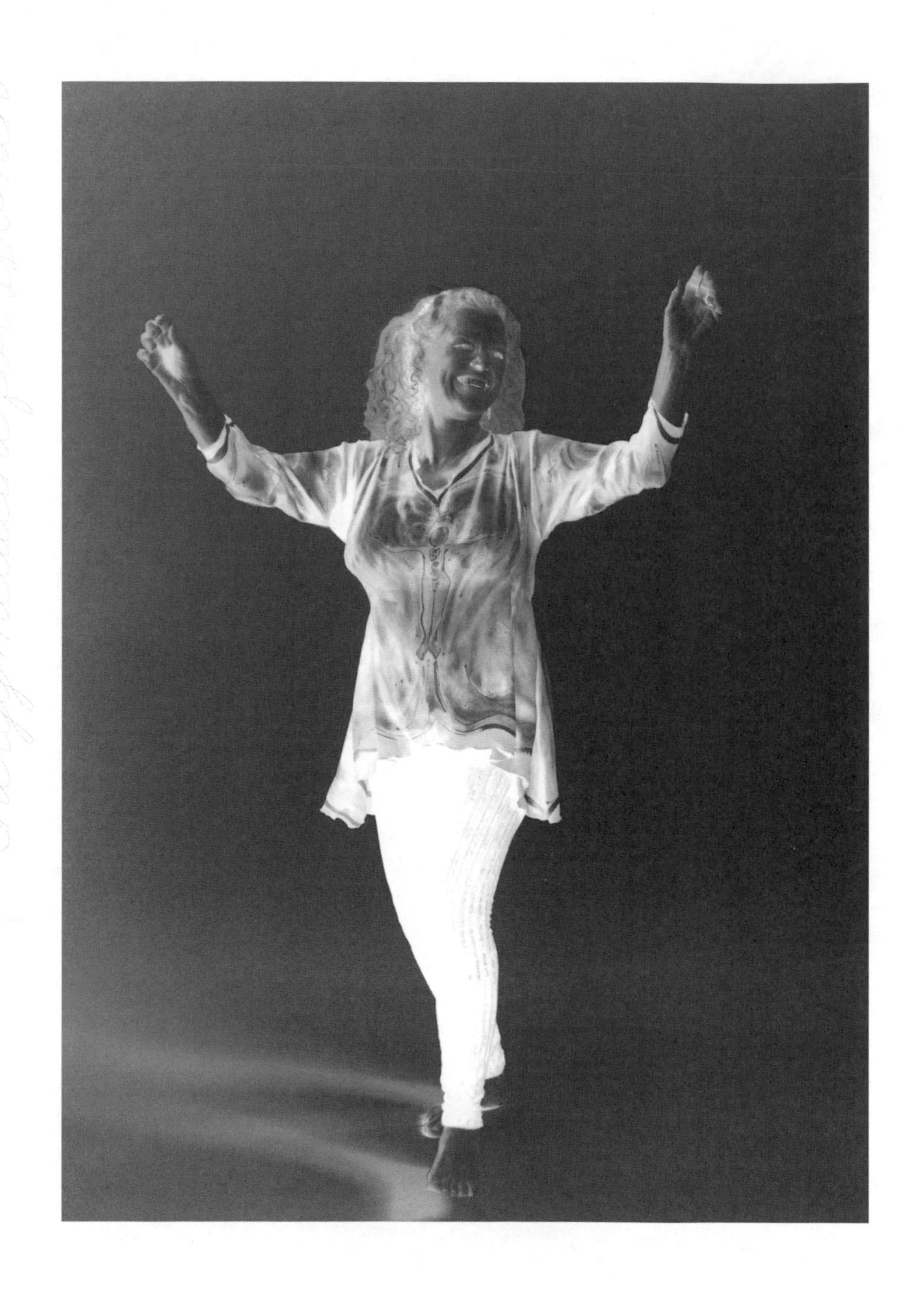

1
一種稱為能量的療法

我們正處於西方醫學模式激烈而重要的轉移劇變之中……。必須擴展自身對於健康保健的概念，將精微能量與能量醫學容納進來。

——茱狄絲．歐蘿芙醫師（Judith Orloff），
《正面能量》（*Positive Energy*）

能量療法也許是「眞正」最古老的一門專業。我們的祖先因爲知曉如何維持身體能量的健全與活力，才能在蠻荒世界中取得絕對優勢存活下來。透過刺激特定的「能量點」，發現並矯正能量失衡的狀態，這類的保健方法在中國和世界上其他地區，代代相傳了至少五千年。大約在西元前三千年，在奧地利與義大利邊境積雪不融的山區，曾經發現過一具乾屍，在傳統針灸治療腰椎骨關節炎的部位正好有著刺青，而經過 X 光檢查也證實患有此症。十五處刺青中，有九處是沿著一條治療背痛的經絡，其中有一處還是所謂治療背痛的「主穴」。將屍體解剖後，發現屍體的腸道滿滿都是鞭蟲卵，而剩下的刺青有些的確是刺在傳統治療胃部不適的部位上。從南美到西伯利亞等其他地區，也都曾發現有著類似刺青的乾屍。

傳統中醫認爲，透過針灸或其他中醫技巧維持身體能量場的健

康，是養生的方式。在中國古代的某些省份，人們會在平常健康的時候付一些錢給醫生，然後生病時就不需要付錢，醫生會盡力讓妳恢復健康，這是因爲他平日沒有照顧好妳的能量磁場才會讓妳生病。妳可以問問看妳家附近的醫院願不願意這樣做！

紛亂的能量會造成身體的疾病，但其實我們可以在疾病形成之前，先處理好能量失衡的狀況。能量療法不但可以判讀疾病，也可以預防疾病。我們可以把能量場看成是身體的藍圖，只要生命的藍圖保持完整，身體就會很健康。如果藍圖受到損壞，身體也會隨之垮台。保持健康的能量場是維護健康、預防疾病極爲有效的方法。只要能適當管理體內的能量系統，就能改善健康、減輕疾病，讓我們一天比一天更有活力。

兩個簡單的能量實驗

能量療法的工具可能精巧簡單，也可能複雜萬分。有些方法必須觸碰身體，有些則完全不需有任何接觸。試試下面這個實驗：掌心相對，互相靠攏，直到距離約8公分，然後雙掌以掌根爲軸心，一掌向外轉一掌向內轉，兩掌呈90度，但仍舊保持8公分距離。請將注意力集中在雙腕之間。因爲手腕上有好幾個能量中心，所以能量會連結，大部分人都會感覺雙腕間有些波動。妳可以將手腕再靠攏2公分，然後拉開幾公分再靠攏。雙腕間距離改變的時候，妳有什麼樣的感覺嗎？即使沒有任何感覺也沒關係，能量還是因此連結。此外，手掌同樣也會釋放一些精微能量，將手掌做成杯狀互相靠攏，然後拉開，看看自己能否感受到中間的能量。

現在再做另一個實驗。很多人肩膀多少都會有點緊繃。請將右手搭在左肩上，中指隨意按壓下去，用手指尋找肩部最爲柔軟的點（如果妳想試身體別的部位也可以）。從0到10幫這個點打個分數，0代表完全放鬆，10代表非常緊繃（或是0非常緊繃，10完全放鬆也可以）。

接下來用力搓手，甩一甩。由於每個人的手都有著一定的能量場，所以現在將手掌做成杯狀，置於剛才打過分數的部位上方約5公分處，以逆時針的方向緩慢畫圓，大概繞個十幾次。注意自己能否感覺到手和肩膀之間有著能量的流動。手掌在這個部位再多停個幾秒，然後放鬆。現在有什麼感覺？最後再用中指按壓之前的點，從0到10重新打個分數。大部分人會感覺緊繃感完全消失。

方法就這麼簡單，從實驗中我們可以了解到能量的流動如此迅速。能量療法是從最簡單的放鬆與療癒開始，然後發展出其他複雜的技巧，不但讓人獲得特定益處，還能處理嚴重的健康問題。

療癒的能力就在雙手

能量療法是美國國家健康研究院認證的五種「輔助與另類療法」之一。能量療法使用的工具包括電子儀器、磁石、水晶、針、精油，以及藥草或其他口服物。但若想調整流動的身體能量與磁場，最廣爲使用的工具，還是人的雙手，即利用手來敲打、按摩、按壓、揉捏，或是連結皮膚上特定的能量點。每個人的雙手都擁有一定的電磁能量，因此可以用雙手覆蓋身體的某個部分形成能量場，或是沿著皮膚特定的能量通道，移動梳理身體的能量。此外，身體的姿勢和動作的運用也屬於非侵入式、改善身體能量系統的一種方法。

現代西方醫學最基本（但有時不是那麼受推崇）的原則是，疾病的治療以最沒有侵入性的手段爲最優先。幸運的是，我們不但擁有十分便捷、不太需要科技輔助，同時又是非侵入並有預防效果的能量療法，而且和現代西方醫學的高額費用與沉重負擔相較，可說是相當地划算。

能量療法優於現代西方「投藥或割除」的醫學治療方式之處，在於其方法能夠快速地改變整個身體與能量「藍圖」，而不是只聚焦在身體器官上。能量的介入是如何產生這種「整體」的影響呢？

結締組織通常不被認爲是器官的一種，但它確實是一項重要的器官，能夠將能量脈衝即時傳送到身體的每個部份。就道森・查爾區（Dawson Church）的說法，我們的每個器官「都包含在身體這個最大的器官裡面，像液晶半導體一樣」，它們傳導資訊和電子訊號，對身體的每個細胞執行「能量儲存、訊號擴大、資訊過濾和移動」等動作。結締組織扮演巨大電子半導體的角色，讓能量的介入能同時被帶到身體的每個細胞。

能量療法以六大重要原則做爲基礎，因此賦予它有別於傳統健康照護模式的力量。六大原則如下：（若想了解得更詳細，請參閱 www.EnergyMedicinePrinciples.com 的免費下載文章。）

1. 範圍：能量療法是以能量爲基礎來處理生理層面的問題，因此對於生理狀態的各個面向能夠產生全面影響。
2. 效率：能量療法能以精準、迅速與彈性的方式調整生理層面的問題。
3. 實用：能量療法透過迅速、經濟，且爲非侵入性的介入方式來維護健康。
4. 個案自療：能量療法提供了一些可以在家施行的自我療癒技巧，可以更有效地維護自己的健康，同時也能在療癒的過程中，讓個案與治療師之間發展出更有創造力的互助關係。
5. 與量子療法相容：能量療法採用了非線性的概念，和遠距治療、祈禱的療效，以及意圖在治療中所扮演的角色有著異曲同工之妙。
6. 以整體爲導向：能量療法增強了身心靈的整合度，不僅讓療癒效果更爲集中，也讓人變得更健全、更祥和，對生命更充滿熱情。

感知精微能量

總而言之，現在西方醫學應該要接納能量療法的潮流，發展成更有力、更和諧、更有回應的學科。

一旦在生活中開始運用能量療法的技巧，妳就進入了一個在科技文化中，大部分的人所無法探知的世界。環境中的精微能量對我們的祖先來說是非常重要的資訊來源，他們能夠由此得知下一個轉角是否潛伏著危機，或是某株植物能否安全食用。他們從身體內的精微能量引領他們每天的選擇與活動，就像現在，我們會因爲頭痛這種不怎麼精微的能量，選擇去睡個小覺一樣。

我很確定，與大人比較起來，剛出生的嬰兒對於精微能量更有反應。妳注意到嬰兒常常會盯著妳的頭部上方或臉的兩側瞧嗎？我認爲他們絕對是在觀察妳周圍的能量。嬰兒能夠看到、感受到、察覺到、認知到能量。但因爲他們的大腦需要學習太多東西，而且精微能量的領域太少爲人討論與證實，所以這方面的感知就慢慢沉寂下來，被排除在學習過程之外。

不過，曾經有一次，我有個機會去鼓勵一些懷孕婦女或新生兒的父母，從寶寶出生就開始和他們討論關於能量的話題。不管這些父母能不能看到能量，都請他們想像啓動生命的那些能量，並且加以討論。成人可能只是把自己的想像講出來，但他們其實是在和孩子的眞實世界進行同調。因爲這些父母的努力，我現在認識一些即使已經長大了，也還是有能力看見能量的鮮豔色彩，而且能夠輕鬆自在地討論能量的孩子。有七年的時間我都在外地東奔西跑、四處演講，後來回到了我曾經執業的小鎭。有一次我走在大街上，對面有五個看起來像高中足球選手的高大年輕人，朝著我的方向閒晃過來。我認不得他們，只覺得這些人看起來有點可怕。大概距離還有半個街區遠的時候，其中一名男子看著我的臉，然後對著眾人、當然包括他的同伴，喊道：「嘿！唐娜！妳的氣場還是帶有粉紅色耶！」後來我知道他在小的時候和他的家人都是我的個案。親愛的讀者們，歡迎來到俄勒岡州的阿什蘭。我也看到許多成人在嘗試過本書中提到的技巧之後，變得能夠看見並確實地感受到能量。他們開啓了深植於自身但被遺忘了的能力。

同樣在阿什蘭，一位太太拉了當醫生的丈夫來到我的每週傍晚班。這位先生覺得能量療法很無稽，認爲能看見別人能量的顏色很可笑。不過，每次他半帶嘲諷地說出對於「看見」顏色的看法時，聲音總是非常低沉優雅，是我聽過最好聽的聲音。在兩兩對練技巧的時段，他一定都和妻子一組，躲在教室後面的角落。到了最後一堂課，大家正在練習的時候，教室後面傳來撕裂的尖叫聲：「紫色，我看到紫色！」是那位醫生。由於他看見自己妻子能量中的紫色，被嚇到的聲音高了三個八度。他的世界觀受到衝擊，於是又上了進階課程，這次是出於自己的意願。之後他開始在幫病人看病的時候，融入能量療法。

透過學習自身能量與能量場的獨特母語，妳便能閱讀、聆聽並與能量對話。在探索新的自身感知與他人能量時，最特別的就是常常不會是妳所預期的狀況。就像所謂的聯覺（synesthesia）一樣，有些人會聞到顏色或是看到聲音，不過能量的感知也可能是透過妳某個正常的感覺通道。我認識有人可以聽到、聞到或嚐到特定的能量，而非像我是看見或感覺到。我自己的味覺其實也變強了。如果我嚐到五元素之一（元素是核心能量系統的一種）的味道，就代表某人正面臨了健康或心理方面的問題。舉例來說，如果我覺得嘴巴裡有金屬的味道，就代表金元素失衡了。我認識幾名治療師則是能夠聽到能量的流動，進而診斷出躺在療程床上的個案是哪裡的能量堵住。我的一位同事發現自己能夠聞到能量，因爲味道非常濃烈，所以她在療程進行中間會需要出去透透氣。我們無法事先得知自己會透過怎樣的方式感知精微能量。由於每個人的力量不同，認知的方法也不同。在學習能量語言的過程中，唯一確定一定會發生的是，只有能量會選用自己想要的方式對妳說話，而不一定是妳預期的方式。

我的朋友兼同事珊蒂・汪德（Sandy Wand），在治療個案的時候常常會看到一些象徵。她從來都不知道這些象徵究竟是什麼意思，不過她還是會把這些象徵描述給個案聽，雖然通常都不知道該怎麼解釋，但相信總有一天會明白象徵的意義。我從沒告訴過她，其實我曾經有過一個以爲自己要死掉的恐怖經驗。那天我躺在倫敦一家旅館的床上，突然感覺自己所有的能量往下掉，跟纜繩斷掉的電梯一樣，直接往海底輪掉下去，然後一陣抽搐後停住。一時間，我完全看不到房間的景象，只能看見一片深藍黑，像是滾燙的墨汁在我的海底輪翻攪。然後這片藍黑慢慢往上升，淹沒了我的整個身體，感覺像是有毒的汁液在我體內蔓延。

等我回到家，還是覺得很不舒服，所以珊蒂幫我進行了療程。做了幾分鐘後，她說：「嗯，聽起來可能有點無關，不過妳知道章魚會噴出墨汁保護自己嗎？我看到一幅景象，妳的海底輪就像章魚一樣，噴出能量來保護妳。」她給了我這塊我原本沒有的拼圖。我以爲那片深藍黑是死亡的能量，但她的看法正好相反。那是生命的能量在保護自己。章魚噴出墨汁讓別人看不到牠、也抓不到牠。我因此獲得了一個非常實用的想法，如果我沒有這樣好好保護自己，那時我可能就已經死了。因爲我沒有好好地爲自己畫下界線，所以我的能量系統就幫我設了。藍黑色的「墨水」散發出力量，讓我保有自己的能量，也排除他人可能會傷害或消耗我的能量。珊蒂擁有一種天賦，但當她剛開始從事能量療法的時候，她並不知道自己擁有什麼。打開特定的通道，能量就會向妳現身，而妳擁有處理能量的獨特能力也會因此活躍起來。

能量讓妳擁有更好的生活

我的第一本書《能量醫療》出版之後，陸陸續續發生一些讓人開心的回應。有許多我不認識或是只在課堂上見過的人，傳了訊息來，告訴我們在使用書中的方法後，他們改善了嚴重的身體問題。就在今天，2007年9月21日，我正在寫這一章的時候，收到了兩封轉寄信（經作者同意轉載於此）。第一封信是一位患有纖維囊腫而且經過雙肺移植手術的女性，她寫給負責處理書籍與DVD的出貨人員說：「《能量醫療》在CysticFibrosis.com纖維囊腫討論網站掀起了一大風潮。我想妳們看到其他人的討論應該會很開心。」在這個討論區我們看到了以下的留言：

> 我之前就提過《能量醫療》這本書。為什麼我這麼愛這本書呢？理由很多。像是我學到了以前所不知道的能量測試方法，我還學到用能量測試來檢驗我所攝取的食物、維他命和藥物。這些方法都在這本書裡。下面是我的最新發現：我覺得自己有點糖尿病，有一天檢驗飯後血糖，結果是143（吃了一根營養棒，一小時後檢驗）。在做了日常運動、走完全身的經絡之後，過了八分鐘再驗一次血糖，結果掉了19。才過八分鐘，我覺得這很厲害。接下來我連做了三天運動，看看是不是真的有效，每一次的結果都一樣。兩天前我做了六個月一次的回診檢查，我跟三個醫生提到血糖值的事，他們都覺得很神奇。現在我在進食前，會把我剛剛提到的所有能量運動都做一遍。這本書我已經買了四年，一讀再讀了好幾遍。

下一篇留言也是一位經過雙肺移植手術的患者，她這麼說：

> 我也嘗試了《能量醫療》書中的方法，治過一些毛病像是頭痛、抽筋、便秘和脹氣。對我來說，這本書和書裡的運動非常神奇。有做運動和沒做運動，心率和血壓就是不一樣。血壓高的時候，我曾量到150/90的數值，然後做了幾種能量療法的運動，大概隔不到五分鐘再測量，就掉到120/80

的正常範圍。

9月21日收到的第二封信是這麼寫的：

我寫這封信是為了感謝唐娜和大衛（唐娜的丈夫），謝謝他們大方地分享能量療法和能量心理學的寶貴知識。我最近得了登革熱這種由蚊子散播的傳染病。由於沒有疫苗或藥物可以預防醫治，症狀會讓患者變得虛弱，甚至還有致死的可能。醫生讓我住院，血液檢查顯示血液和肝臟受到感染。主治醫師很擔心我肝臟感染的情形，家人知道後也變得非常不安。我倒是和他們相反。我向家人保證應該兩三天就可以出院了（通常像我這種狀況的病人不可能這麼快出院）。我不知道為什麼自己會這麼說，但就這樣脫口而出。不過奇蹟真的發生了！怎麼回事呢？

第一天：我想到唐娜在DVD中說的話：「疾病無法存在有氧的身體裡。」「脾臟強壯，身體就會健康。」我只有一隻手可用，因為另一隻手在打點滴，所以，如何怎麼用一隻手來做所有的運動？我可以呼吸、敲打俞府穴、按摩胸腺、用單手敲完一邊的脾臟點再敲另一邊，但其他的就做不了了。我記得唐娜說過，有個中風的人是靠著想像來做完所有的運動。我也用了這個方法。我想像自己在進行脾臟淋巴清除、連結、「連結天地」、擦乾，在單手碰不到的所有部位畫上數字8的圖形。我也嘗試了能量心理學的運動。我的「空手道手刀」是用單手砍在大腿上！因為我嚴重嘔吐，所以我在胃部加強了畫8的動作。然後我也坐著感謝身體的每個部分能保持健康，以及感謝病房裡所有的物品（包括嘔吐桶），還有所有製造這些物品的人。我記得唐娜的話：「感謝是所有事物最好的疫苗。」（感謝不只是心裡所想，還會啓動一種稱爲奇經八脈的療癒能量，本章之後會討論）。

嘔吐在12小時內停了。所有人都驚訝地看著我享用心愛的食物。發燒的狀況已經控制住了，我感覺自己充滿活力，除了晚上每隔兩小時的常規抽血和體溫測量中間的那幾個鐘頭外，幾乎都沒睡。我的醫生非常驚訝地說：「妳看起來氣色很好！妳有做什麼嗎？」

第二天：早上的血液檢查結果，血小板有點高，但還算正常。我繼續重複第一天的運動。醫生晚上來巡房時告訴我，血液檢查和體溫幾乎都正常了。他很訝異我吃了這麼多，而且精神很好。

第三天：完全康復，可以出院了！

沒人敢相信。登革熱患者通常都會臥床不起，而且平均大約要7到10天才會復原，如果能康復的話。醫生非常好奇，所以問道：「妳平常有運動還是做什麼保健嗎？」我立刻告訴他能量療法的內容以及我的學習過程。我出院時，他笑著對我說：「我會記得的，能量療法！」我的母親本來一點都不相信，現在卻會做每天5分鐘的日常運動（見57頁）。我還沒把買給她的禮物「唐娜的能量療法組合」送過去。我的丈夫和女兒是能量療法的忠實信徒，我哥哥則打算特地來找我學能量療法。我真是又高興又感激！

幾個零星的單一案例雖然可能是與能量療法無關的「自發性痊癒」，但我們非常感激，能夠持續接收到像這樣有著各種健康問題的人們回饋，而且他們並沒有特意要「證明」能量療法有效。令人振奮的是，當妳開始運用本書中的方法改善自己的健康問題後，也會發現這樣的例子並非少見。

能量療法運用的是生命力，這種力量有一部分是來自於把重心放在整個身體的健康狀態，而不是只注意部分器官或疾病的症狀。西醫則相反，他們是用大體，也就是沒有生命的血肉軀體，來學習解剖學。因爲西方醫學著重生理結構而非能量，所以首要的工具都是用來處理物質層面：藥物和手術。但能量療法著重啓動身體的力量，使用的工具較爲細緻，多半屬於非侵入性，通常也更爲有效。能量不用花錢，用起來方便，而且能隨時幫助我們變得更舒服、更健康。

但如果眞是這樣，爲什麼能量療法沒有成爲主流呢？爲什麼這本書會被歸類成另類療法呢？現代醫療產業每年可以賺一兆（也就是一千個十億）。而另類療法總共只賺到現代醫療的0.002%。在商言商，所謂錢可通神，而且沒錯，保健產業是個很大的產業。而能量療法迅速、有效又便宜，有著威脅這個產業的能力。這樣的主張特別嗎？當然！

不過我並非否認現代醫學的力量與神奇，也不是影射有陰謀阻止妳了解能量療法。其實我的主張是，現代醫學在很多、很多領域之外，其實無法如預期的幫助妳維持非常健康的狀態。而能量療法事實上在許多領域中更爲有效與安全，但因爲許多市場與文化的力量，無法成爲主流。

不過現在有種新的變化模式在急速興起，醫療方式開始著重身體的能量。美國最受人尊重的外科醫生之一、哥倫比亞大學醫學院心血管研究所所長，梅默特・奧茲（Mehmet Oz）醫師說（至少在歐普拉脫口秀對著全世界觀眾說）：「醫學接下來最大的突破就是能量療法。」並非只有奧茲醫師這麼認爲。美國整體醫學協會創始會長，諾曼・席立（Norman Shealy）醫師也直接了當地說：「能量療法是所有醫學的未來。」理查・吉伯醫師（Richard Gerber）則預測：「治療的終極方法將會是疾病的處理，一開始便從去除精微能量層面的不正常來著手。」

這種變化的興起可說是傳統與新潮兼具。諾貝爾醫學獎得主，艾伯特．聖喬其（Albert Szent-Gyorgyi）認爲：「在現代醫學之前的所有文化與所有醫療傳統中，治療都是運用能量的流動來完成。」我在本章接下來的部分會說明這項新興潮流的一些基本元素。不過，如果妳對此已經很熟悉，或是不感興趣，或是很想趕快知道自我照護療程該如何進行，那麼可以直接跳到第二章。但我覺得了解一下這背後支撐的道理應該也很有趣，因爲我們的健康畢竟是深深受到人體中不可見的能量解剖構造所影響。

身體的能量

能量有許多形式，例如動能、熱能、化學能和核能。和能量療法最爲相關的應該就是身體的電能、電磁能和「精微」能量。

- 身體的每個細胞都像一顆小電池一樣，可以儲電與放電。每次的呼吸、每塊肌肉的動作、每一口食物的消化都牽涉到電能流動。
- 不管電往哪裡流，都會產生電磁場。我會在接下來的討論中，深入說明這種能量場對於健康與療癒所扮演的角色。
- 愛因斯坦認爲精微能量是可以看見效果，但沒有儀器能直接測量的能量。精微能量雖然無法移動計量器的指針，但許多治療師都知道如何運用精微能量來重獲健康與活力。有趣的是，史丹佛大學開發出一種儀器可以偵測到之前的科學工具都無法探知的能量形式，那是一種會對人類意圖產生反應的能量。

在身體中運作的還有其他能量，雖然這些和能量療法較爲無關。舉例來說，定位原子核的力量就比重力要大上一穰倍（10的28次方倍）。如果妳到了下午覺得有點睏，也許可以想想（雖然是有點違反直覺）妳的每個細胞裡到底儲存了多少能量。

我認爲人體裡有九個能量系統，不過這些系統都不是我第一個發現的。每個系統都曾爲某個文化的治療傳統所使用，而且這些系統都混合了電能、電磁能，而更多的是精微能量。例如九個系統中的脈輪，就是測量脈輪所在人體部位的電磁頻率。但脈輪並非只用電磁頻率來定義，還包括了一些其他的訊息，是敏感的人在與脈輪的精微能量同調之後，可以直覺地「讀」出來。這就是爲什麼治療師在與個案的脈輪能量同調之後，能夠看到、甚至解放對方深層的創傷記憶。這些影像並非只有個案能夠立即分辨出來，不同的治療師在爲同一名個案進行療程時，通常也會看到相同的影像。脈輪是電磁場嗎？是的。脈輪是一種更精微的能量，承載著電磁場似乎沒有包含的訊息嗎？也是。

雖然我一直都知道有九種能量系統，但仍是透過進行個案療程才清楚地去分辨各個系統的不同，了解每個系統在不同文化的治療傳統中的定位、命名與運作方式。在九個能量系統中，有三個我們會常常提到：經絡、脈輪和氣場。「靈視者」提過這些能量其實常常可以互通，而且這些能量也越來越常透過儀器以電流、電磁場、光或是其他能量形式被測量到。下面對於九個系統的概論是以舉例的方式來說明，讓大家能對於這些不可見系統的本質與功效有更具體的了解。

1. **經絡**：就像血管傳送血液，經絡會傳送能量。做爲身體的能量血流，經絡系統會傳遞生命力、調整新陳代謝、移除堵塞現象，甚至決定細胞改變的速度與形式。經絡能量通路的流動和血液流動一樣重要。沒有能量就沒有生命。經絡會影響每一個器官與每一個生理系統，包括免疫、神經、內分泌、循環、呼吸、消化、骨骼、肌肉和淋巴系統。每一個系統都至少由一條經絡灌注能量。如果經絡的能量堵塞或出現問題，需要灌注能量的系統就危險了。經絡總共包含14條明確的通道，可以讓能量流入、流過、流出妳的身體。經絡的通道還與幾百個具有電磁特性、位於皮膚表面的微小穴點連結。這些點稱為針灸點 / 指壓點 / 穴位。和皮膚其他部位相較，穴位對電力比較不會抗拒，而且能夠透過針灸或指壓按摩，釋放或重新讓能量沿著經絡通道流動。

2. **脈輪（The charks）**：脈輪是梵文中「碟」、「螺旋」或「輪」的意思。脈輪是能量集中的中心，每個主脈輪都是一個螺旋能量中心，分別位於人體從脊椎底部到頭頂的七個點。經絡將能量傳輸給器官，脈輪則是讓器官沐浴在能量之中。每個脈輪對特定器官提供能量，與人格的某個特定面相有所連結，並與七個宇宙共通的法則相通共鳴（從底輪到頂輪，每個脈輪負責一項），包括生存、創意、自我、愛、表達、理解或超越。脈輪能量將個人經驗加密，類似於神經將記憶編碼。每個妳人生中的重要事件與情緒所產生的印記，都記錄在脈輪的能量中。敏感的治療師只要將手放在脈輪上方，就能夠感應到脈輪對應器官的疼痛、淋巴結的堵塞、體溫或脈搏精微的異常，以及情緒波動的區域，或者甚至如果療程有需要處理的話，能夠汲取脈輪儲存的記憶。
3. **氣場（The aura）**：氣場（或說生物場，研究氣場的科學家會用這個詞彙）是從身體散發出的多層殼狀能量，會與環境的能量交互影響。氣場本身就是環繞在妳周圍的保護層，濾掉許多我們遇到的能量，同時汲取我們需要的他人能量。氣場就像太空裝，能夠保護妳不受危險能量侵害。另一方面，氣場也像收音機天線，會帶進能與自己共鳴的能量。氣場有著導管的功能，是一種雙向的天線，能夠將環境中的能量帶入脈輪，然後把脈輪中的能量送到外界。當妳覺得開心、充滿魅力、精神奕奕，妳的氣場就會充滿整個空間。當妳覺得悲傷、沮喪、悶悶不樂，妳的氣場就會向內崩潰，然後形成一個能量的保護殼將妳隔絕於世界之外。有些人的氣場會向外延伸並擁抱妳。如果妳認識這樣的人，也看得到他們的氣場，就會發現他們的氣場能量的確朝妳的氣場延伸過來。而妳也可能認識一些氣場緊繃狹小、防禦性強的人，他們會像是築起電圍欄一樣把妳隔絕在外。UCLA 能量場實驗室的一位神經生理學家薇樂莉・亨特（Valerie Hunt）主導的研究，將「氣場判讀」與生理學測量方法結合。八位治療師所看到的氣場不但互相呼應，也和被觀察的皮膚點上電極所測出的波形吻合。

4. **電力（The electrics）**：電力感覺起來是一種從其他能量系統的電力量度中產生的能量。它不像經絡、脈輪或氣場一樣是個獨立的能量系統，而是與所有的主要能量系統有密切的關係：不同於每個系統，卻又是每個系統的其中一個面向，有點像是體液不會和妳的器官融合，但又是屬於器官的一部分。電力就像一座橋，從身體基礎的電力層次去連結所有的能量系統。我通常不知道第一次輕觸新個案的電力點時會發生什麼事，因爲能量會自己到需要的地方。有些研究顯示，在電力療程後，疤痕組織不見了，心率失調也好了，膝蓋不用換人工關節了，也撫平了各式各樣的情緒創傷。但從整體治療的角度來說，最重要的是電力如何連結所有的系統。如果氣場和脈輪這類能量場是與周圍的器官和其他能量同步協調，那麼電力則是穿過這些能量場，從能量場電力的實體面向來連結統合。
5. **凱爾特網（The Celtic weave）**：身體的能量會旋、轉、彎、扭、交叉並編織出壯大美麗的模式。這個由顏色與形狀形成的均衡萬花筒，是由一個能量系統來維持。世界各地的能量治療師對於這個系統都各自有其他的稱呼。東方稱之爲「西藏能量圈」。瑜伽傳統中是用兩條交叉七次的曲線來代表，這個符號交叉的部分就是七個脈輪。在西方則是蛇杖的圖案，一支手杖上有兩條互相纏繞的蛇，同樣也交叉七次。一開始是與希臘神話的眾神信使赫密士（Hermes）相關，後來變成煉金術和醫學的符號。我用凱爾特網這個詞，不只是因爲我對凱爾特治療很有共鳴，同時也是覺得這個模式的圖案很像古凱爾特繪畫中那個有力的螺旋無限符號，沒有起點也沒有終點，有時候還會以三重螺旋的樣子出現。凱爾特網以螺旋的韻律8模式，以無形的線交織在整個身體及周圍，統合所有的能量系統，變成一個整體來發揮效用。這是一個活生生的系統，不斷編織新的交錯，不斷擴張與收縮。DNA的雙股螺旋就是這個模式的縮小版。而人類左半腦控制身體的右邊，右半腦控制身體的左邊，則是這個模式的放大版。這些交織的能量充滿體內，形成能量系統的「連結組織」。

6. **五行**：經絡、脈輪、氣場和其他基礎能量，都是受到一個更普遍的能量系統所影響。我不認爲這是另一種分開的能量，而比較像是在所有其他能量中運行的韻律，將波動的印記刻劃在生理屬性、健康模式和人格特質上。傳統中醫很久以前就認爲，所有的生命可以分類成五種「元素」、「運行」或「季節」。這些能量被認爲是宇宙形成的基石，讓我們明瞭世界運行的基礎，社會組織的架構，和人體維持健康需要的元素。這五種分明的韻律可以用自然界實際可見的元素（水、木、火、土和金）以及季節（冬、春、夏、小陽春和秋）來比喻。就像電影裡的背景音樂，個體的主要韻律，結合生命季節變化的韻律，導引著整個能量系統的調性與心境，設定出生活與生命的氛圍。
7. **三焦**：三焦是與免疫系統能量相關的經絡，負責攻擊入侵者，在緊急情況下啓動身體的能量做出戰鬥、逃走或僵住的應急反應。因爲運作方式和其他經絡非常不同，所以必須看做是一個獨立的系統。三焦的能量是與下視丘偕同運作。下視丘負責體溫的調節，同時也是身體緊急反應的啓動者。三焦就像軍隊一樣，在遇到或感覺到威脅的時候便會活化，聯合其他的能量系統啓動免疫反應，掌管戰鬥／逃脫／僵住的機制，建立並維持應急反應的習慣。
8. **奇經八脈**：經絡有著固定的通道並與特定器官相連結，但奇經八脈的能量則是流動的液體，擁有獨特而自由的智慧。奇經八脈就像網站的超連結，可以立刻抵達需要的地方，重新帶來活力、喜悅和靈性連結。如果三焦啓動的是內在的軍隊，奇經八脈啓動的就是內在的母親，讓妳沐浴在療癒的能量中，提供支撐生命的資源，鼓舞精神士氣。奇經八脈的功能是要讓其他所有的能量系統都能各司其職正常運作，把能量重新分配到最需要的地方，對於身體遭遇的健康問題做出適當反應。從演化的角度來說，奇經八脈的存在比經絡還要久遠。像是昆蟲一類的原始生物，其能量是透過奇經八脈流動，而不是透過經絡。同時，奇經八脈在胚胎就可以看到，早於經絡的發展。就像河床的形成，奇經八脈的能量慣性流經的路線，後來就變成了經絡。

9. **基礎網格（The basic grid）**：基礎網格是身體的基礎能量。就像汽車的底盤，所有其他能量系統都承載在基礎網格的能量上。舉例來說，能看到精微能量的人，會在妳躺下來的時候，發現這個基礎能量托著妳的七個脈輪。網格能量非常堅固而重要。但嚴重的創傷會破壞妳的基礎。這個時候基礎網格通常無法自然修復，而其他能量系統會因此調整自己去搭配受到傷害的網格，就像一個人的人格會受到早期創傷經驗影響一般。修復個體的基礎網格，需要最先進而密集的能量療法。如果網格的架構或說汽車底盤很健全，妳不會注意到網格的存在。但一旦遭受破壞，就什麼事情都顯得不對勁。

妳希望自己的保健方式是以能量的現實為基礎，還是以物質的幻象為基礎？

愛因斯坦說：「能量就是一切。」而現代物理學也證實了這一點，從本質上來說，組成物質的「基礎物質」其實完全不是物質，而是能量。能量聚集的形式讓我們感覺是具體的物質。也許妳會覺得這可能和我們理解能量療法的方式相關，不過其實沒有那麼直觀，我們可以直接跳過不討論。我想說的是，物質世界難道是虛幻的嗎？

其實正是。用初學者的話來解釋，組成妳這個人的原子，有一個部分是核子，另外10,000至100,000個部分是空間，視原子的大小。也就是說，原子幾乎大部分都是空間。原子空白的空間是由稱爲電子的「粒子」像雲一樣環繞，但電子其實也不是粒子。電子非常奧妙，有時候看起來像粒子，有時候像波動，更偏向光波的功能。事實上，有些物理學家認爲，光子是光環繞著一個點，而電子是光在兩個點中間移動，這些都是構成物質的基礎磚塊。另外，如果原子中的核子放大成撞球大小，那麼最靠近的電子會是在超過一哩之外，而核子和電子中間都是空間。如果原子是構成妳坐的那張椅子或沙發的基礎磚塊，而空間則是原子最主要的成分，那椅子該怎麼支撐妳呢？妳幾乎等於是空白，妳的衣服幾乎都是空洞，椅子也幾乎都是騰空，爲什麼妳不會因此而穿過別人呢？

從最基礎的層面來看，如果兩個原子走在會相撞的軌道上，既然兩者都是大半由空間構成的微小宇宙，那麼當然會互相穿過對方。可是並沒有。理由就是能量電荷的存在。因爲每個原子周圍的電子「雲」都帶有負電，所以原子會互相排斥。坐在椅子上的臀部，若是從大一點層面（沒有貶意）來看，妳的電子和椅子的電子會互相排斥，所以妳在某種程度上，其實是騰空坐在椅子上。

老實說，越去研究構成物質的基礎磚塊，就越令人感到迷惑。二十世紀公認的一位偉大物理學家波耳（Neils Bohr）曾經諷刺道：「如果你認爲自己能夠討論量子理論而不覺得頭暈，那你根本連一丁點都還沒搞清楚過。」問題回到既然物質的確是能量，爲什麼我們不「覺得」所有的物質都是能量？這就要說到我們的感官接收。我的歌手好友安．墨堤非（Ann Mortifee）的兒子戴文在八歲的時候觀察到：「如果我是隻狗，世界就只有黑白。如果我是隻蚊子，就只看得到熱波。如果我是隻蛇，所有的一切都是紅外線。所以我想我們永遠都無法眞正知道在那裡的是什麼東西，因爲這要看是從誰的眼睛看出去。」

至少，從我的眼睛看出去，人體就是流動能量的系統，而能量療法所剝開的正是眞理之樹的樹皮。

基因或能量場？

西方醫學通常都是等到器官或系統出了問題才來修理。能量療法是著重身體的全面功能，對於疾病除了治療之外，也希望有預防的效果。現代西方醫學擅長侵入性治療，但不太懂得如何預防。

高中生物課學到的一般理論，認爲建構並維護身體的藍圖寫在基因裡。但這只是一部分的眞實。我們學過的，身體每個細胞核的深處，其實是46條染色體（父母各出23條），這種由DNA（去氧核醣核酸）組成的條狀結構。染色體搭載了將近24,000個基因，這是遺傳的基礎因子，能夠將各種特質從親代傳到子代，例如臉部特徵、髮色、眼色、身高、體型、外向/內向，和特定智能，甚至包括是否會得到某些疾病。

這些資訊究竟是如何整合起來，到目前都還是一個謎。我們只知道基因引導細胞製造蛋白質或其他分子。然而，每個細胞每一秒都要處理大約100,000個化學反應，這些反應又精巧地與身體其他100兆左右個細胞的行動連結協調。每個細胞都需要數不清的探測器和轉換器，才有辦法做出眾多的指示，負擔極大的工作量，這樣的規模其實已經超出現有任何機制的想像。

那麼，負責下令的基因又怎麼知道自己是屬於譬如說腎臟細胞，而不是肝臟細胞呢？每個細胞核子裡的染色體和基因都是一模一樣。事實上，如果將蠑螈的原始未分化組織細胞移植到靠近尾部的地方，就會長出另一條尾巴，移植到靠近後腿的地方，則會長出另一條腿。這些相同的基因，會依據所在位置下達指令，彷彿完全明瞭身體整體的狀況，也知道身體需要自己做些什麼。基因怎麼會曉得要下達什麼指令呢？保健專家琳恩・麥克塔格特（Lynne McTaggart）問道：「如果所有的基因就像一個龐大無比的樂團，那麼誰會是樂團指揮呢？」

西方醫學沒有答案。沒有人知道是哪個化學機制告訴基因，現在身體的整體狀況如何。如果說是「能量場」將資訊或多或少地「廣播」告訴基因呢？幾萬億個目前還不清楚的化學反應在進行這項工作，聽起來好像不太合理。但我們可以想成像是電視訊號讓電視機的畫面和喇叭播出下一集的《波士頓法律》（Boston Legal）影集。如果說是某種能量場將資訊傳達出去，同時統合細胞的行動，那麼感覺就合理多了。瘋狂的推測？也許吧。但到目前爲止，還沒有科學儀器可以有效測出這種能量場，所以對於身體精微能量很敏感的治療師，就變身成探測儀器。接下來妳會學到透過影響這些能量場，就能改變基因無時無刻對身體和每一個呼吸、每一次心跳及每一種腦波所下達的指令。妳的皮膚底下，有一個神奇的宇宙在旋轉。介入統合這個宇宙的能量場，會比使用藥物和手術得到更多更大的好處。

承載訊息的能量場

雖然生物學家仔細地找出了體內平衡與其他複雜回饋機制的作用，但這些都是音符，而不是旋律。任何化學解釋都無法告訴我們整個系統是如何管理的。然而，身體能量和能量場所展現的智慧非常驚人，可能可以提供一些答案。甚至從次原子的層面來看，愛因斯坦認爲：「能量場是掌控粒子的唯一主宰媒介。」

能量場會影響生物發展的概念，因此不斷在西方科學理論中出現。牛頓在1729年第一次從現代科學的角度描述所謂的氣場（aura），他寫道：「一種電磁光，一種有彈性的精微電波媒介，以相斥、相吸、感覺和移動等刺激又明顯的方式呈現出來。」1930年代，一位耶魯大學的神經解剖學家海洛德．伯爾（Harold Burr）測量到蠑螈未受精卵周圍的電磁場，發現形狀就像一隻成年的蠑螈，彷彿是成年蠑螈的藍圖已經寫在卵的能量場中。事實上，他非常訝異地發現，之後才會與大腦和脊髓連結同步的電軸，早就可以從未受精卵中看出來了。他進一步研究各種不同的生物體周圍的電磁場，從黴菌、植物、青蛙到人類，並開始能夠分辨與健康和疾病相對應的電能模式。

電磁場在治療中扮演著相當確定的角色。舉例來說，動物如果受傷了，就會產生連結無數細胞的電流來啓動生長與修復機制。除了內部產生的電磁場外，外部電流也會運作在組織區塊上，於是大量的細胞開始同步工作。電磁場會造成生理上的變化，可能好、可能壞。這個發現可以解釋爲什麼治療師的手（也會產生可測量的電磁場）放在病變或受傷的組織附近，會產生治療的效果。一個原本在休息的治療師開始進行個案療程之後，雙手的電磁場也會有明顯的增強。

我們的文化其實還不太熟悉能量場會傳遞資訊的概念，不過大家越來越常看見許多神奇的例子。其中最戲劇化的例子，就是接受心臟移植的病患會突然知道心臟捐贈者的一些事情。除了心臟擁有自己的能量場（的確是的，心臟的電磁場比大腦的振幅要大上約60倍，磁場的部分根據某些估計是強上5,000倍），而這個能量場會攜帶著這個人的資訊之外，沒有其他方式可以合理解釋。下面這個故事是一名心理學家在國際心理學會議上舉出的案例：

> 我有個病人是個八歲的小女孩，她接受了一名死於謀殺的十歲女孩的心臟。她的母親帶她來找我，因為每天晚上她會做惡夢尖叫，夢到殺死捐贈者的人。媽媽說女孩知道凶手是誰。進行幾次療程後，我無法再否認這個孩子告訴我的應該是事實。她的母親和我最後決定報警，透過女孩的描述，他們抓到了凶手。因為我的病人所提供的證據，很快就將凶手定罪。時間、凶器、地點、凶手衣著、被害的女孩對兇手說的話……這名小小的心臟移植患者所提供的每一項訊息都完全正確。

物理學家和醫生看法不同

許多接受器官移植的患者一致共有的經驗，似乎是期待能得到超越物質世界中那些傳統的解釋。1905年，愛因斯坦公開了極爲震撼的公式 $e=mc^2$，告訴我們能量和物質可以互換。這個發現代表著重生命機械層面的牛頓物理，同時也是西方醫學的基礎，其實只讓我們窺探到龐大眞理極微小的一部分而已。龐大眞理眞正的意涵，在1945年8月6日衝擊了我們人類全體的心理，神話中偷了眾神之火的普羅米修斯，在人類的世界可怕地具體化成一顆原子彈。但我們在一世紀前了解到，這些像是撞球般的原子其實是一團一團的能量，各自擁有獨特的正負電荷、旋轉速率和波動模式，也大大提升了像是普羅米修斯之火那樣珍貴的發明，例如電視、手機和電腦，都是以電磁場做爲基礎來發展。

然而，西方醫學仍持續著重在人體的生理學和化學層面，而不去研究人體的能量，在醫療保健方面則讓空洞的藥物及手術大大地蓋過能量療法。但最尖端的科學倒是不怎麼支持這種單一的做法。細胞生物學家布魯斯．立普頓（Bruce Lipton）在史丹佛醫學院擔任教職並進行研究，他認爲過去五十年來已經有成千上萬個科學研究顯示，「生物調節的每一個面向」都深受電磁光譜的「無形力量」所影響。他的解釋是，「電磁輻射的特定模式能夠調節 DNA、RNA 和蛋白質的合成，改變蛋白質的形狀與作用，控制基因調節、細胞分裂、形態發生（細胞聚合成器官和組織的過程）、荷爾蒙分泌、神經生長與作用」，尤其是針對「生命開展」這個重要過程。但是，他也感嘆道：「雖然這些研究已經在某些最受尊崇的主流生物醫學期刊上發表，但如此革命性的發現卻還沒有納入我們的醫學院課程。」

修正生物程序時忽略掉能量扮演的角色，對妳有什麼影響嗎？這代表使用的方法和能量療法比起來，侵入性會比較高，精確性卻比較低。電磁失衡會讓身體產生化學物質，例如黃體素或雌激素，來修復平衡。這些化學物質只會分泌出所需的量，並只傳遞到身體所需的部位。但如果是將藥物注入血液來修復，劑量多半是按照猜測的平均值來給予，而且這些藥物會流經並影響到不需要調整的部位，因此可能造成糟糕的後果。例如，對採用荷爾蒙替代療法的女性來說，會增加包括心臟疾病、中風和乳癌的風險。雖然通常這些會低調地被稱爲「副作用」，但每年美國有10萬至30萬人是因爲遵照醫囑，使用處方藥物而死亡。同時根據某些評估統計，醫療處置造成的意外結果，名列死亡原因前幾名。有個團隊檢視了過去十年來政府的健康統計數據後表示：「社會上排名第一的殺手是保健系統，這個系統從根本上就有著需要急迫改進的缺點，因此政府可說是責無旁貸。」

化學訊號和電子訊號：龜兔賽跑

雖然傳統醫學的基礎還是以生物化學爲依歸，但能量也慢慢地開始佔有一席之地。電磁頻率比起化學訊號要來得有效率得多（電磁每秒186,000哩，化學每秒不到1公分）。加上化學訊號攜帶的資訊通常殘缺不全，因爲在運作時會反覆製造和切斷化學連結。

另一方面，能量場能夠演化並快速適應，跟上身體、環境和其他能量場迅速且永不停止的變化。立普頓簡短地分析了能量和藥物療法的優缺點：「能量訊號比生理化學訊號要有效並迅速100倍。由幾兆個細胞聚集組成的我們，究竟會比較喜歡哪種訊號呢？算算看吧！」

西方醫學療法在大多數情況下，都無法像能量這麼迅速有效地在生物系統中傳遞資訊（其中還是有幾個例外，像是心律調節器、治療失智症和憂鬱沮喪的「腦波調節器」、震碎腎結石的超音波，以及使用磁鐵療法治療肌腱炎、臉部神經麻痺和視神經萎縮）。而諷刺的是，西方醫學其實可以接受使用能量概念來讀取資訊的診斷儀器。身體組織是健康還是生病，電磁特性就會不同，這些都可以透過掃描影像檢測出來。能量掃描的儀器能夠分析這些組織的頻率。MRI、EEG、EMG

和 CAT 都擁有運用非侵入性的方式檢測出疾病的能力。

立普頓觀察到，「病變組織會發出自己獨特的能量特質，和周圍健康細胞所散發的能量不一樣」。於是他推測科學應該可以證明我們能夠「像調製藥物的化學結構那樣」，調整能量與波形以做爲治療的媒介。同時，毫無疑問地，很早以前民俗治療師就已經能夠透過病變組織獨特的「能量特質」來進行診斷，並且透過身體能量的運作來決定治療方式。若能重新採用他們的技巧與觀點，結合醫療科技這種相當神奇的力量，便能讓我們來到醫療保健美麗新世界的大門。

但即使不配合科技，能量療法的觀點與實用的技巧，就已經是能夠強化生命的深奧資源了，而且立刻就可以學習使用。有了這些概念和技巧，妳便能更妥善地管理妳的能量、荷爾蒙、情緒和健康。本書會將方法一一介紹給妳。下一章我們會從我最喜歡的幾個實用療法開始介紹起。

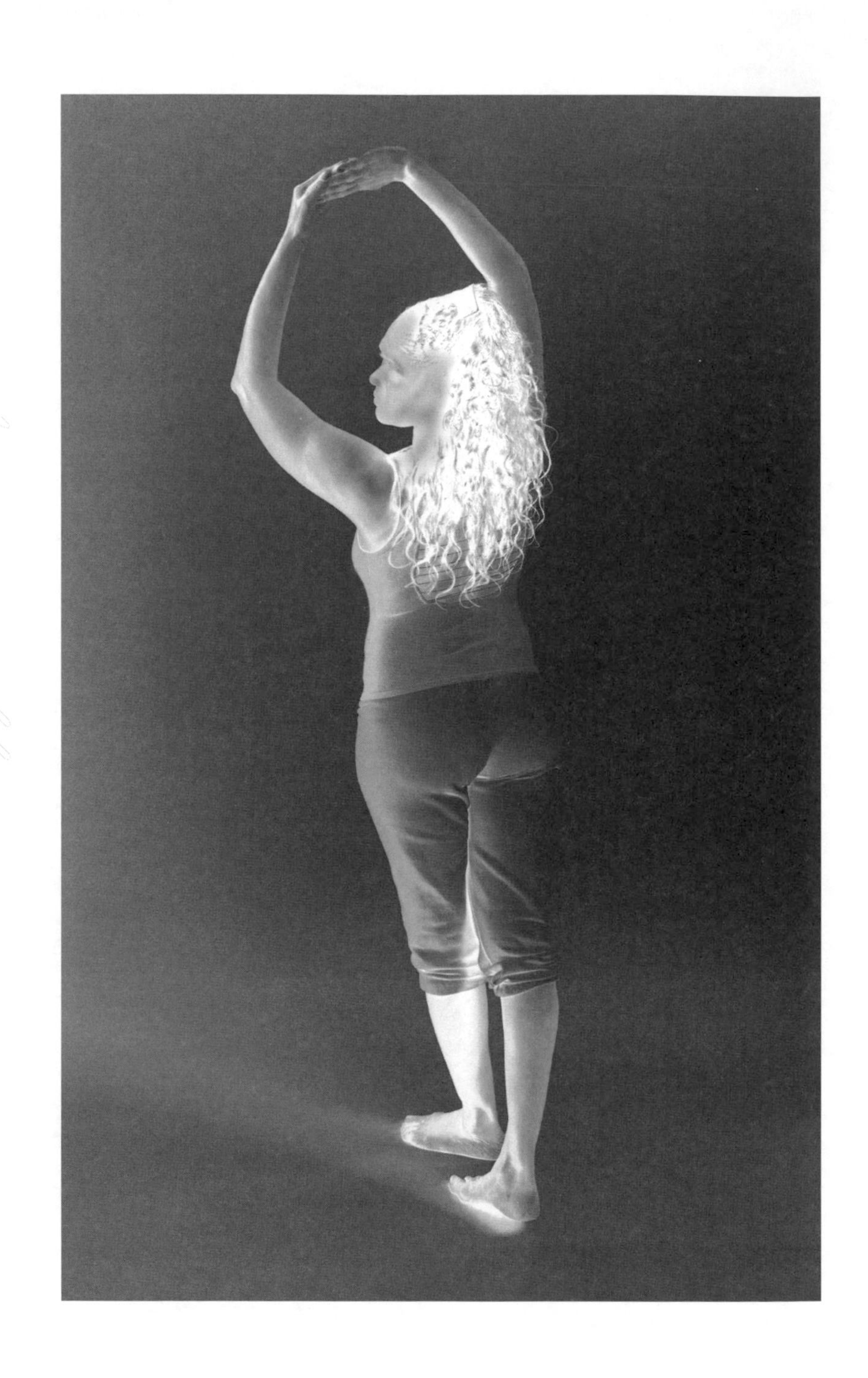

2

維持健康與活力的能量技巧

人體不只是物理和化學變化的集合。和所有的生命系統一樣，人體統合了各種能量場。透過能量場特質的改變，就能讓你的身體功能變差或變好。

——萊絲莉·肯頓（LeslieKenton），
《力量的道路》（*Passage to Power*）

本章將介紹以下列六個原則為基礎所發展出的一系列運動：

1. 伸展能夠擴張體內的空間，讓能量能以最自然的方式流動。
2. 排毒能幫助身體能量健康流動。
3. 每天固定做一組簡單的運動，就能建立並維持正面的「能量習慣」，強化健康與活力。
4. 藉由評估身體各部位能量流動的情形，透過簡單的方法使停滯、受阻或低下的能量再次流動。
5. 健康的能量是以交叉模式進行流動。
6. 你可以對深植於身體與心靈的能量模式進行重組。

擴張空間讓能量流動

身體的細胞與器官的功能是爲了讓人能活下去，而支持細胞與器官的能量則必須要有空間可以流動。這是能量療法的基本生理原則。因此伸展是能夠「擴張空間」最自然的方式之一，也能維持身體能量的自然韻律與流動。就像貓狗睡醒會伸懶腰，許多鍛鍊與運動也都將伸展當作一門很重要的學問（例如瑜伽和太極），此外還有許多不同形式的伸展隨處可見。

讓能量流動的基本伸展動作

有個我稱爲「連結天地」的簡單運動，非常容易做，而且是幫助能量正常流動的極佳方法。其實在許多文化中早已流傳不少大同小異的伸展方式。我曾在倫敦博物館的埃及象形文字裡看到過，氣功、瑜伽和其他運動裡也有類似的動作。而「連結天地」的設計還可以幫助左右腦半球的整合，並啓動承載喜悅的療癒能量的奇經八脈。如果我某天個案接得特別多，我多半會在療程間的空檔做這個運動，好讓體內停滯的能量或是我從個案身上接收到的任何能量排散出去。這也是個很好的冥想練習，不論何時都能讓你煥然一新。

連結天地（時間：約2分鐘）

（不要被這裡和後面章節的說明給嚇到，這些運動做起來比讀起來容易，配合照片也會有幫助。）

1. 摩擦雙手然後甩一甩。
2. 把雙手放在大腿上，手指張開。
3. 深呼吸，手臂往兩旁畫圓張開。
4. 呼氣的時候，雙手在胸前以祈禱的姿勢併攏。
5. 然後再深吸一口氣，手臂分開，一隻手高舉過頭，手心朝上，像是要把東西推開那樣。另一隻手往下伸直，手心朝下，像是要把東西推到地上。看著天空（見圖2-1）。在舒服的情況下維持這個姿勢越久越好。

6. 用嘴巴吐氣，雙手回到原本在胸前祈禱的姿勢。
7. 重複以上的動作，這次將原本舉起的手往下，原本往下的手舉起。這樣算一組，可以做兩組或更多。
8. 做最後一次的時候，手臂放鬆，盡可能彎腰往下。維持彎腰的姿勢，膝蓋微彎，做兩次深呼吸。然後慢慢回到直立站姿，將肩膀往後轉動停住。

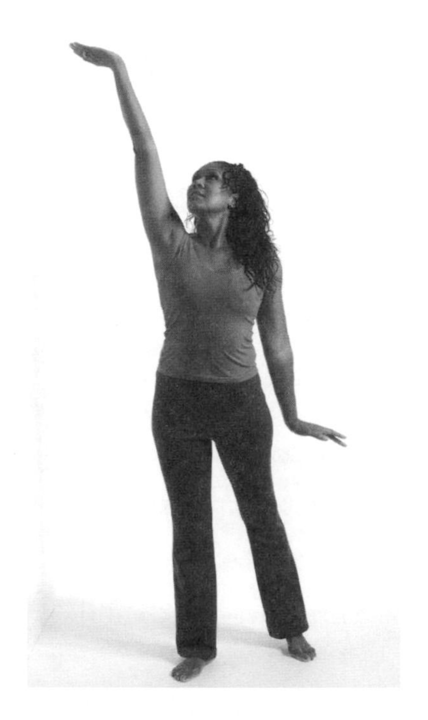

圖2-1　連結天地

將毒素排出身體

對個人健康來說，排出身體毒素非常重要。這就像社區的垃圾必須清運才能讓市容整潔健全。許多疾病都是因爲毒素累積造成，不但消耗你的活力，還讓你感覺很不舒服。肝臟、腎臟、膀胱和腸道等器官都是爲了排除身體毒素而分工合作。肝臟本身就是一個化學處理工廠，能夠執行一百多項功能，包含過濾血液中的毒素和廢棄物、製造分解脂肪的化學物質、產生尿素（尿液的主成分）。想擁有強壯而乾淨的肝臟，且同時讓血液順利輸送荷爾蒙，有一個簡單而有效的方法，就是按摩手腳上能夠刺激肝臟功能的點，而且按摩的同時要深呼吸。

在這個運動以及本書中將介紹的其他運動中，除非特別說明，不然在提到「深呼吸」時，我建議大家緩慢地用鼻子吸氣，然後用嘴巴吐氣。這種呼吸方式可以連結喉嚨後面那條主宰中央經絡的能量，進而創造出一個包圍浸潤整個身體的療癒能量場。

按摩手掌，淨化肝臟（時間：約1分鐘）

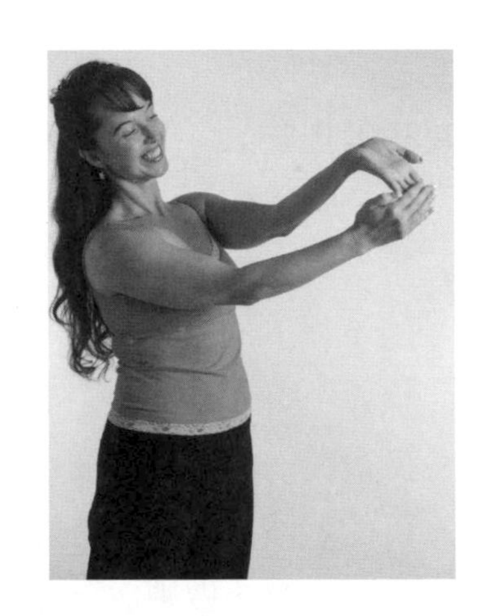

圖2-2　肝臟的手掌按摩

1. 右手拇指在上，右手食指和中指在下，夾住左手拇指和食指間的虎口後，加以按摩。這會刺激大腸經的第四穴位，也就是合谷穴，是指壓與針灸最常用到的穴位。但如果妳懷孕了，請跳過這個步驟。
2. 利用右手拇指按摩左手手掌及每根手指頭。
3. 最後將左手手指往後扳（見圖2-2），延展韌帶，讓肝經（掌管韌帶）停滯的能量釋放出來，同時讓手掌上其他六條經絡的能量也能釋放。
4. 右手也重複相同動作。

按摩腳掌，淨化肝臟（時間：約1分鐘）

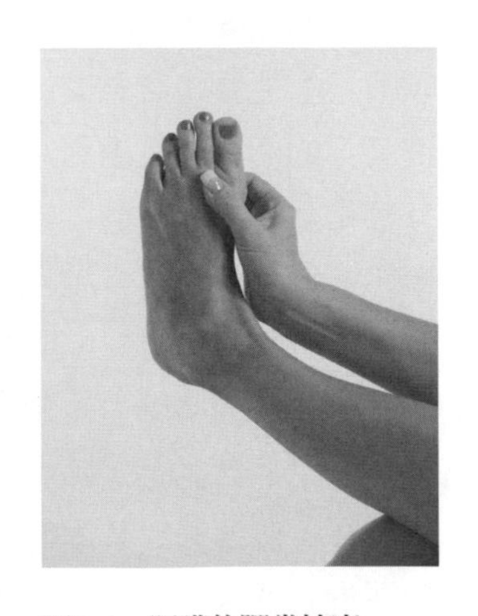

圖2-3　肝臟的腳掌按摩

1. 按摩腳上與合谷穴相對應的點，也就是大拇趾和第二趾中間連接的V字型處（見圖2-3）。
2. 用大拇指按摩兩根腳趾中間的韌帶，其他手指則按摩腳掌的部分。
3. 按摩並淨化「步態反射區」也會很舒服，就是腳掌上半部每根腳趾連接的韌帶部分。

4. 另一隻腳也重複同樣動作。全部做完後，用雙手包覆住兩隻腳掌，用力捏壓腳掌兩側。

我幾乎每天都會按摩雙手，大家也可以快速地按摩腳上幾個重要的點，不管是洗澡、泡澡時，還是鑽進被窩之後。這是一種非常棒的自我照顧技巧，不僅能讓肝臟更爲健康，也讓你的手和腳，就是所謂的「能量天線」，能夠淨化並開啓。

能量療法中的淋巴系統

從傷口流出的透明液體就是淋巴組織液，作用在於清除外來物質與殺菌。淋巴在免疫系統中扮演吃重的角色，不管是感冒還是癌症，都由淋巴協助對抗。淋巴會製造抗體與淋巴細胞，各種特別的白血球也會在淋巴結中產生，包括頸部、腋窩、腹部和鼠蹊部。淋巴系統也會把蛋白質、荷爾蒙和脂肪傳遞到細胞中，消滅死掉的組織和其他廢棄物。淋巴就和肝、腎等器官一樣，主要作用在於排毒，對於能量療法來說特別重要。

毒素會堵塞能量的流動。能量的毒素包含了殘留的情緒、停滯的能量、電磁汙染、輻射，以及化學毒素等等。能量療法的第二個基礎原則就是將毒素排出體外，同時進行伸展與空間的擴張。淋巴系統能夠將化學與能量毒素都排出體外。事實上，化學毒素是造成能量停滯的原因之一。

身體裡有兩種體液在循環：血液和淋巴液。淋巴系統有時候被稱爲身體的「另一個」循環系統。其實人體裡的淋巴管數量是血管的兩倍，不過血液循環系統有心臟做爲幫浦，淋巴系統則沒有幫浦。只要透過日常生活的身體活動，尤其是運動，淋巴就會循環運作。但有時候毒素累積會造成淋巴流動阻塞，這時身體某些部位的毒素就會越來越難清除。

刺激淋巴流動的反射點全身都有，特別集中於胸部、背部以及大腿上半部。按摩這些地方就能刺激淋巴系統，讓毒素更快更有效地排出。淋巴按摩是在1930年代由查普曼博士（Dr. Frank Chapman）所發明，而且成爲應用肌肉動力學（applied kinesiology）的主流。這些點稱爲「神經淋巴反射點」。據我的經驗，對於排除身體毒素和疏通全身能量都非常有效。

大衛以前會問我，按摩這些反射點眞的是能量療法的一部分嗎？他覺得這只是按摩而已。大衛，說眞的，這不重要！不過我會特別提起這個問題，是因爲三不五時就會有專業團體強力建議那些很有影響力的議員，應該要立法特別保障這些專業團體的利益。美國有些州甚至已經明文規定，除非擁有按摩執照，不然所謂的健康照護業者不能提供獨立的按摩療程。這樣的方式、狀況與態度對社會大眾完全無益。按摩的技巧不論在從前，或是到未來，都會是各種療癒方式的一部分，包括能量療法在內。而且即使不是接受過完整訓練的按摩師（我剛好就是），也能夠有效且適當地運用特定技巧。神經淋巴反射點的按摩能夠將毒素疏導到淋巴管，然後由血液消滅帶走。這種排毒方式能夠清出更多讓能量流動的空間，所以在能量療法中，按摩這些反射點是相當重要的技巧。

在我們身體表面有約九十幾處的神經淋巴反射點，有時候簡稱爲「淋巴點」。不過因爲其實是反射點，所以不見得會直接位於淋巴結、淋巴管或其他淋巴組織上。圖2-4是淋巴反射點的分布圖。一旦神經淋巴反射點堵塞，身體裡所有的系統都會受到影響。堵住的神經淋巴反射點在按摩時會感到痠脹，因此很容易找到。因爲很多反射點都在差不多的位置，按摩起來也不會漏掉。按摩可以讓反射點暢通，堵塞的能量就能流動起來。只要用中指使點力按壓反射點，一下子就可以找到至少好幾個痠脹處。只要確定那裡沒受傷，不是運動後乳酸堆積，也沒有因爲生病造成痠痛，那麼就很有可能是找到了需要處理的神經淋巴反射點。

淋巴按摩（時間：每一個點約10秒鐘）

1. 用中指按壓胸部的神經淋巴反射點，找出痠脹的地方。
2. 用兩、三根手指按住痠脹點，然後在皮膚上往各個方向確實按摩。
3. 力道要夠，但不要太用力以免造成瘀血。每個痠脹點按摩約十秒鐘。

按摩淋巴點這個簡單的技巧，除了加強能量流動之外，也會讓荷爾蒙發揮原本的功效。不過按摩時必須注意下列事項。首先，不要過度按摩同一區塊的每一個痠脹點。因爲按摩這些點是將毒素疏導到淋巴和血液，一次釋放太多毒素，身體可能無法處理。尤其在生病或是剛痊癒時一定要遵守。如果患有自體免疫疾病，例如多發性硬化症（multiple sclerosis）或巴金森病（Parkinson's disease），也要特別小心。免疫失調的人有時候無法馬上適應體內的化學變化，所以請放慢動作。但大部分情況下，反射點按摩起來都很舒服。按摩過程通常很痛快（所謂的「又痛又快」），在自我按摩完之後，可以馬上感覺到該部位流動的能量被淨化了，這是一個有助於維持能量流動的簡單方法。因此，透過連結天地、手部按摩、足部按摩和淋巴按摩這四種簡單的方式，便能將身體打造成一個對於能量較爲和善的容器。

好心情能量日常運動

從本書中學到的一些技巧，尤其是本章提到的方法，可幫助你維持整體能量的活力與平衡，也能有效地讓掌管身體化學變化的各種能量相互協調。接下來每一章所提到的動作，都有可以對應的特殊狀況，例如經前症候群、不孕症或熱潮紅。不過，能量療法通常還是從掌管整體健康的基礎能量開始。接下來的這套技巧非常有效，從頭到尾大約五分鐘，建議大家每天都要做。

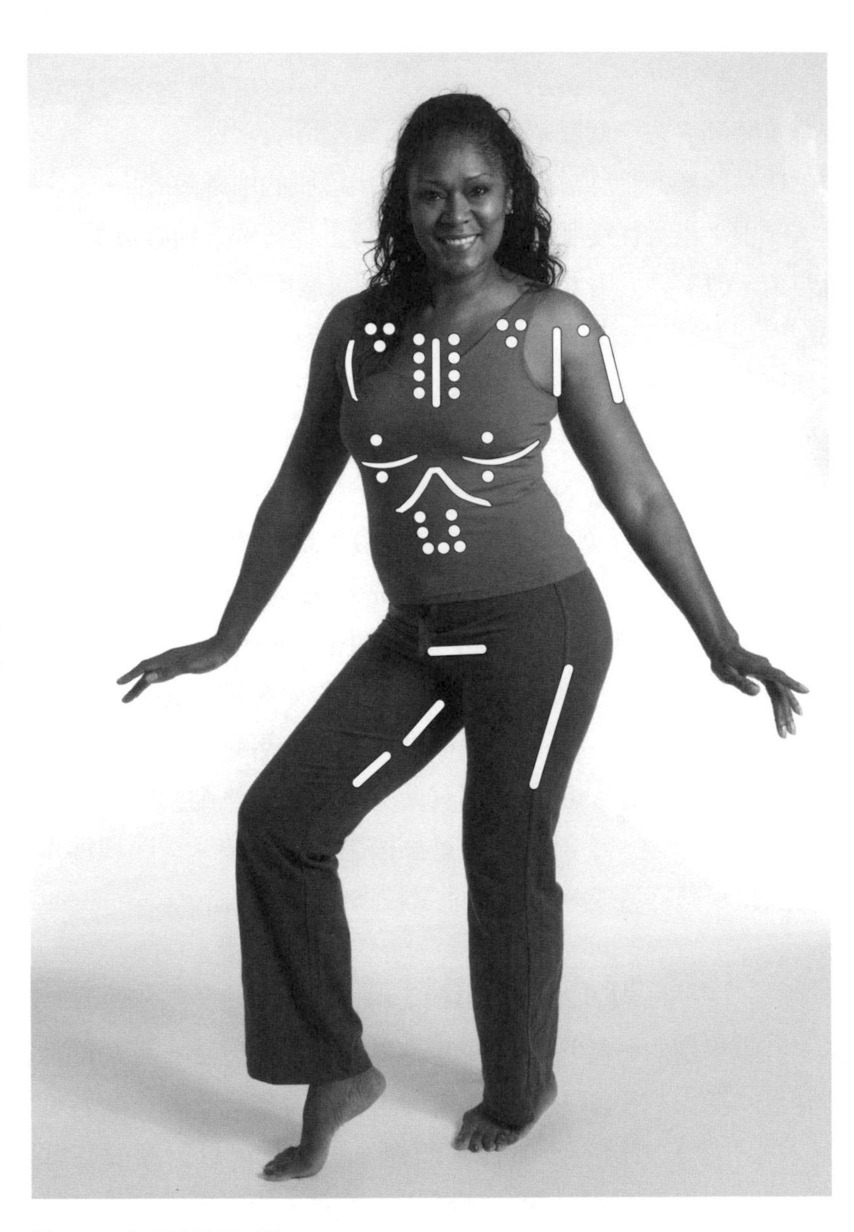

圖2-4　神經淋巴反射點

我協助超過10,000名個案做過90分鐘的個人療程，並請他們大部分人回去都要做功課。在觀察個案後續狀況之後，我發現某些技巧深具效果，某些方法則幾乎是每個人都能從中獲益。在撰寫第一本書《能量醫療》的時候，我們希望能提供一套簡單的運動，讓大家能夠每天運用，來保持自身「能量的共鳴」。我找出了最多人感覺最有效的方法，然後組合出一套能夠讓身體所有的能量系統協調平衡的運動。

我們希望達成的最終效果是重建正向的「能量習慣」。因爲人類必須適應壓力以及現代生活中不自然的作息與內容，因此，能量系統爲了努力維持我們的健康而做出許多妥協。然而，這些妥協常常會讓我們的能量陷入「傷害大過幫助」的習慣模式。五分鐘的能量日常運動就像是按下重新設定鍵一樣，幫助我們重建身體的自然能量流動。

接下來要介紹的就是能量日常運動。在本書中我會一再反覆提到這套運動，建議大家要規律練習。之後提到的所有技巧，都是立基於平時有好好練習基礎運動，才能讓整體能量保持在平衡狀態。這就像如果視力模糊的女性想要增進自己的閱讀能力而去上速讀課，那麼在上課前就應該考慮做一下眼球運動一樣。在做任何細微調整的練習前，先進行基礎能量日常運動，會讓調整更爲有效。

我知道要在日常生活中多加入一套固定的運動，其實不是件容易的事。所有人都是忙碌到不行，這是現代生活的流行病。但有些投資是值得的。我向你保證，只要持續練習這套能量日常運動，不管是感覺上還是功能上，一定會讓你有所收穫，只要每天花一點點時間就好。

除了我個人的保證之外，很高興地看到也有一些研究支持這樣的做法。琳達．葛洛尼娜博士（Linda Geronilla）是心理學家，也是能量療法的治療師，曾經參加過我的師訓。她帶過一班學員，總共是18位學校老師，先讓他們練習改良版的能量日常運動，然後再研究他們的腦部模式有無改變。葛洛尼娜博士是模仿丹尼爾．艾曼醫師（Daniel Amen）的研究。艾曼分析了超過30,000名個案，找出腦部活動與最適功能間的關係。在連續八週的能量日常運動後，發現艾曼醫師認爲能讓人類表現最佳化的最重要的六個腦部區域中，有四個區域（前額葉、小腦、顳葉、前扣帶迴）產生了正向的改變。參與實驗的個案也表示某些能力獲得改善，例如記憶力、專注力、活力等。而控制組在這八週當中則沒有任何進步，六個腦部區域也沒有什麼變化。實驗結果證實了艾曼醫師之前所提出但未經實驗的假設，也就是「健腦操」（Brain Gym，一種類似能量日常運動的體操）能夠強化小腦，讓思考更加清晰迅速，並改善「判斷力、注意力與大腦整體健康」。

這樣應該能讓大家認眞考慮將五分鐘能量日常運動列爲每天的固定練習。而根據我的經驗，如果把這項運動與你平常就在從事的活動連結起來，會更容易養成習慣。如果你有任何運動的習慣，或是瑜伽、太極、皮拉提斯，那麼能量日常運動可以作爲暖身或收操。如果有冥想的習慣，能量運動可以帶你來到內在中心，進入更深層的冥想。尤其對某些不習慣早起的人來說，可以在下床前做。有些人是在下班回家後當成轉換心情的儀式來做。有些人是在淋浴或泡澡的時候做。只要你覺得舒服自在，怎麼做都行。這不是「沒有痛苦就沒有收穫」，事實上剛好相反。五分鐘能量日常運動包括了敲三處、左右交叉運動、韋恩．庫克姿勢、打開頂輪、淋巴按摩、拉上拉鍊和連結。

敲三處（時間：約30秒鐘）

用手指敲打身體的某些點，能對能量場造成某種特定影響，同時將電化脈衝傳送到腦部，釋放神經傳導物質。敲打這三組特定位置的點，也就是我稱之爲「敲三處」的技巧，除了能啓動一連串身體反應，在疲倦時回復精神、增加活力，也讓免疫系統在壓力狀態下仍能維持健康。不要太執著於一定要找到每個點的精確位置，只要用幾根手指敲打大概的部位，總會敲到正確的那一點。

第一處：俞府穴（K-27點）

針灸穴位點（療法中不須用到針的時候，又稱指壓點）是沿著身體的十四條主要經絡或能量通道分布的小小能量中心。俞府穴（左右兩側腎經的第27對指壓點）則是能夠影響到其他所有經絡的連通穴位。敲打或按摩俞府穴還能夠傳送訊號到腦部來調整能量，讓你變得更爲警醒，行動更有效率。敲打這對指壓點可以讓你在昏昏欲睡時振奮起來，也可以讓你在無法集中精神時變得專注。

尋找俞府穴的方法，是將兩手的食指放在鎖骨內側凸起上，從鎖骨直接往下、往外移動2.5公分。大多數人此處的肌肉會較爲柔軟或凹陷。接下用力敲打或按摩俞府穴的時候，要緩慢地深呼吸兩到三次。

第二處：泰山式

敲打胸腺區域（像泰山一樣）這個簡單的技巧，可以喚醒身體的能量，強健免疫系統，增加體力與活力。敲打胸腺能夠舒緩被負面能量轟炸、感冒或受到感染，還有免疫系統遭受攻擊的狀況。胸腺可以刺激免疫系統。如果你的行爲一直無法配合身體的需求與構造，胸腺的監控機制便會混亂。敲打這個區域能夠刺激並重新啓動胸腺運作：

1. 將一手或兩手的手指放在胸骨中央的胸腺上。大約是胸部中央，即兩個俞府穴的中間往下約五公分的位置（見圖2-5）。
2. 請利用包括大拇指在內的所有手指用力敲打，並配合兩、三次緩慢的深呼吸：鼻子吸氣，嘴巴吐氣。

第三處：脾臟點

敲打脾經可以快速地提升能量，平衡血糖，強化免疫系統。

1. 用力敲打脾臟神經淋巴反射點約15秒（見圖2-5）。神經淋巴反射點位於乳房下方再往下的一根肋骨、乳頭延伸過來的位置上。

另一種做法：用力敲打脾穴約15秒。脾穴位於身體兩側，腋窩往

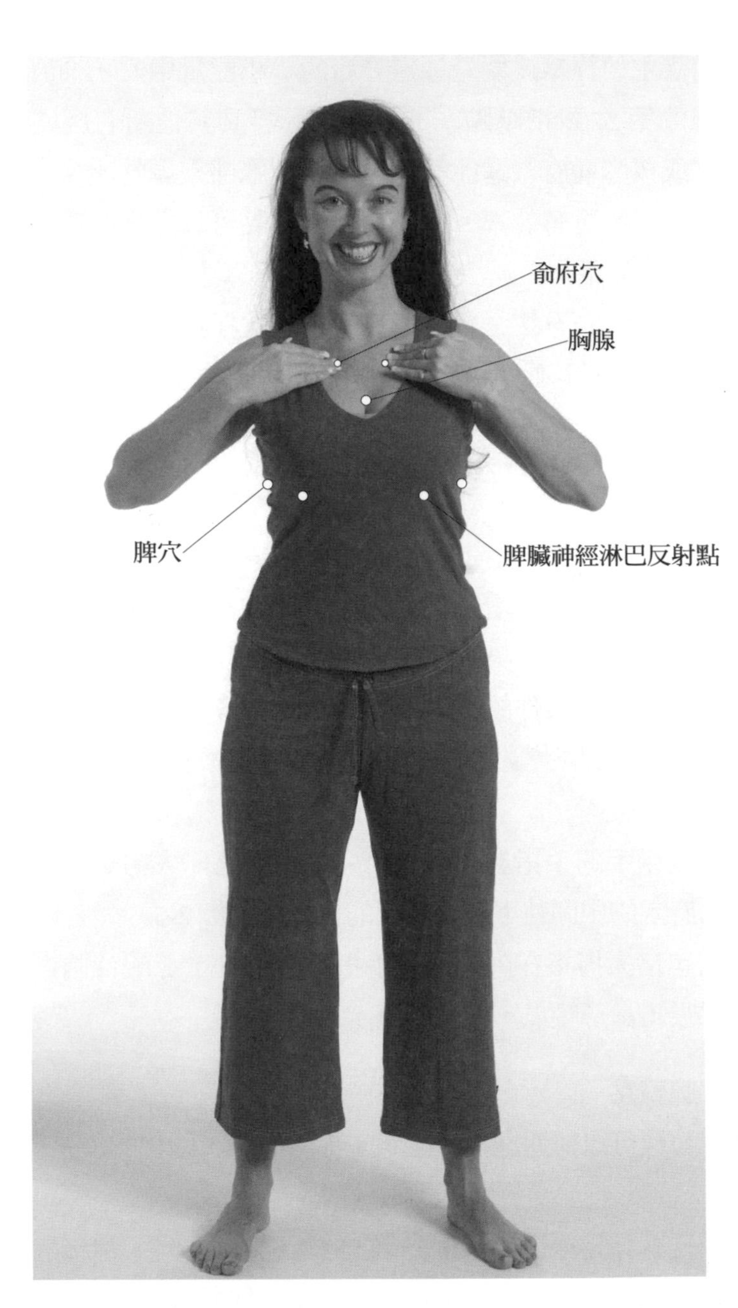

圖2-5　俞府穴、胸腺和脾臟點

下約10公分處。

2. 你可以選擇敲打肌肉比較柔軟的那一組位置。
3. 當你敲打時要緩慢地深呼吸，鼻子吸氣，嘴巴吐氣。
4. 用力敲打（或按摩）並配合兩、三次深呼吸。

左右交叉運動（時間：約30秒鐘）

左右交叉運動有益於大腦左右半球能量的交叉運作，它能夠讓你覺得更有活力，思考更爲清楚，肢體更加協調。基本上這是一個誇張的踏步方式，多數人覺得這個動作能夠振奮精神。如果你覺得做起來很難、很累，可以改做同手同腳運動（見73頁）。動作如下：

1. 快速敲打俞府穴（見60頁），讓經絡能量能夠向前流動。
2. 左右交叉運動就和原地踏步一樣簡單。先站好，同時抬起右臂和左腳（見圖2-6）。
3. 放下右臂和左腳的同時，換成抬起左臂和右腳。如果因爲身體障礙無法做到，那麼可以改用替代動作：坐著，然後抬起右膝用左手碰觸，放下時換成抬起左膝，用右手碰觸。
4. 重複這個動作，這一次要誇張地抬腿擺手，動作要跨過身體中線。
5. 繼續誇張地踏步至少一分鐘，持續深呼吸，鼻子吸氣，嘴巴吐氣。

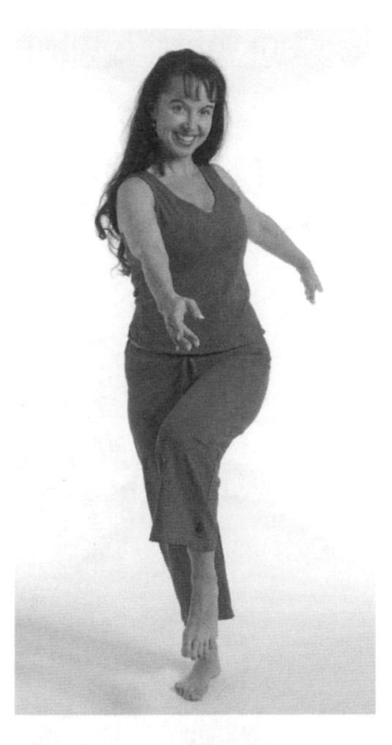

圖2-6　左右交叉運動

韋恩・庫克姿勢（時間：約90秒鐘）

當你感到飽受壓力、歇斯底里、無法分析情況、無法集中注意力，即將與人發生衝突，或是衝突後感覺生氣憤怒，這些時候我會採用韋恩・庫克姿勢來調整自己。這個名稱是取自生物能量場的研究先驅韋恩・庫克（Wayne Cook），他是這個技巧的原創人，而本書所介紹的則是經過我的改良。韋恩・庫克姿勢也許比我所介紹的其他運動更能夠讓人冷靜下來，思考更具條理，並能了解與處理自己所面對的問題。

即使你是處於極度憤怒的狀態，無法停止哭泣或是不停地對別人大吼大叫，不論你感覺已經陷入極端沮喪的情緒中，或是已屆筋疲力竭的邊緣，這項技巧能夠非常有效地處理壓力荷爾蒙，幾乎讓你馬上感受到正慢慢脫離崩潰與挫敗的狀態。韋恩・庫克姿勢動作如下：

1. 坐在椅子上，挺直脊椎，將右腳放在左膝上。左手握住右腳踝正面，右手握住右腳掌前半部，手指扣住右腳邊緣（見圖2-7a）。

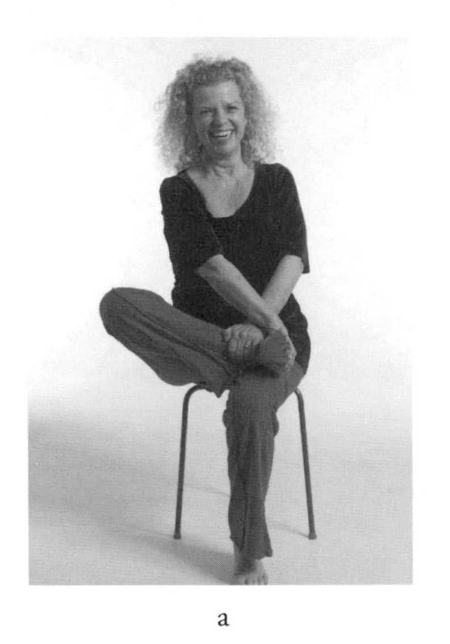

a

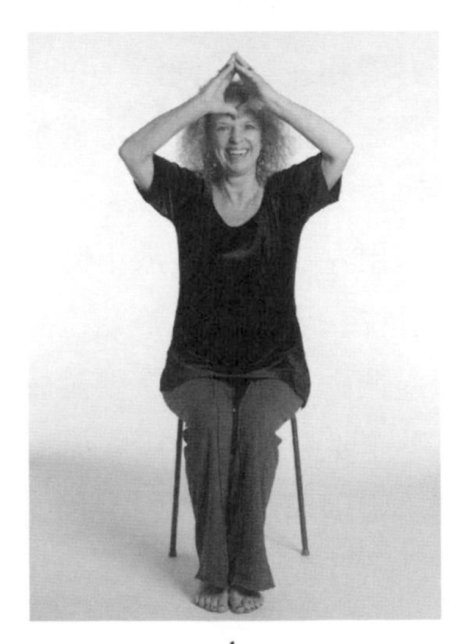

b

圖2-7　韋恩・庫克姿勢

2. 用鼻子緩慢吸氣，吸氣的時候讓身體有往上拔高的感覺，同時順勢將腳往自己的方向拉，像是在拉筋伸展那樣。接著用嘴巴緩慢吐氣，讓身體放鬆。重複緩慢呼吸與伸展四或五次。
3. 換腳。將左腳放在右膝上。右手握住左腳踝正面，左手握住左腳掌前半部，手指扣住左腳邊緣。用相同的方式呼吸。
4. 雙腿併攏，兩手指尖相對，做成金字塔狀。兩根大拇指放在「第三眼」，也就是鼻樑上方的印堂部位。緩慢地深呼吸，鼻子吸氣，嘴巴吐氣，大約三或四次（見圖2-7b）。
5. 最後一次吐氣時，將拇指外的其他手指彎下來，放在前額上，用舒服的力道往兩旁橫掃過額頭到太陽穴的位置。
6. 慢慢在胸前合掌，並專注在自己的呼吸上。

打開頂輪（時間：約30秒鐘）

我們的大腦和顱部每天都處理非常大量的能量，因此若是頭頂的能量中心（在瑜伽中稱爲頂輪）無法將能量及時釋放排出，便會造成停滯堵塞。打開頂輪能夠眞正打開這個脈輪，讓能量通過，將心靈的蜘蛛網打掃乾淨，並鎮定神經系統，疏通心靈淤塞，清醒振作大腦，開啓通往更高層面靈性的道路。現代人十分渴望接收更高層次的啓發與引導，希望能夠與造物主、上帝或其他更崇高的力量有著更全面的連結，而頂輪就是這種心靈連結的重要門戶。打開頂輪是讓頂輪暢通非常有效的方法，較爲實際的作用則是清除淤塞的能量。打開頂輪的做法，首先是深呼吸，鼻子吸氣，嘴巴吐氣，然後：

1. 將大拇指置於頭部兩旁的太陽穴，其餘手指彎下來，指尖立在前額中央。
2. 指尖微微施壓，緩慢地橫掃並拉開眉毛上方的皮膚（見圖2-8a）。
3. 將指尖立在髮際線，重複拉開伸展皮膚的動作。

4. 根據以下的位置，重複進行手指彎曲、指尖把皮膚拉開的動作：
   a. 指尖立在頭頂，小指置於髮際線。指尖微微施壓，兩手往下拉開，像是要把頭剝開一樣（見圖2-8b）。
   b. 指尖置於後腦勺，以同樣的方式伸展皮膚（見圖2-8c）。
   c. 指尖置於頭部與頸部連結處，以同樣方式伸展皮膚。
   d. 將頸部分三段（頸的上、中、下段），繼續伸展的動作，最後將指尖置於肩膀。
   e. 深呼吸後，手指用力從肩膀由上往下甩，手臂恢復成自然下垂位置。

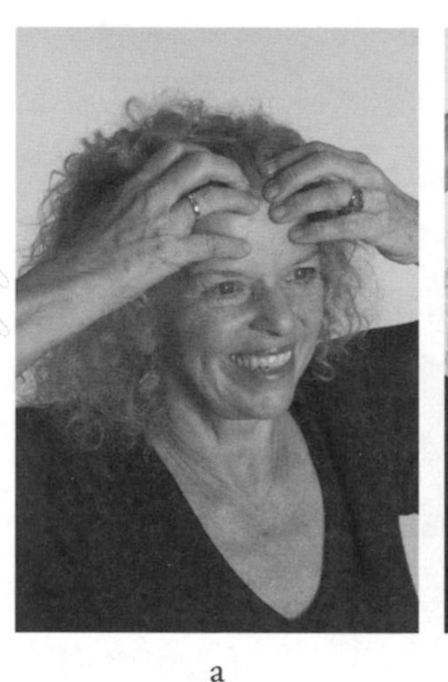

a

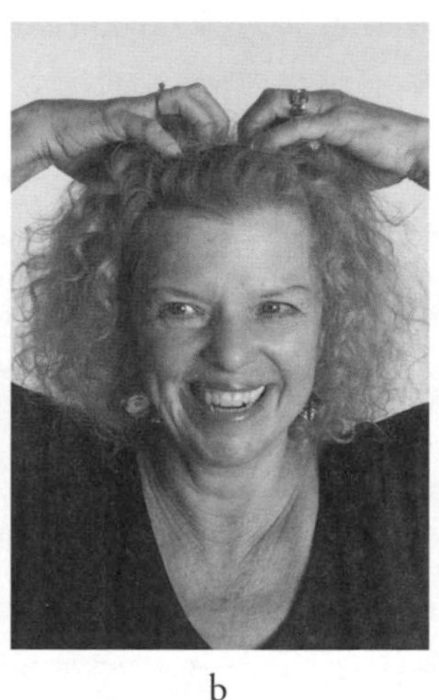

b

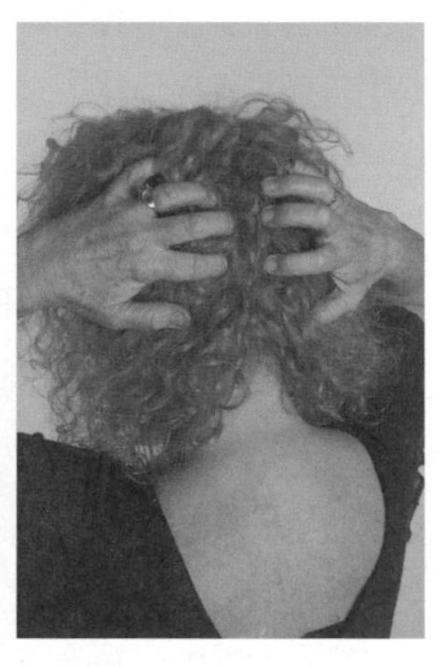

c

圖2-8　打開頂輪

淋巴按摩（時間：至少1分鐘）

第57頁介紹的神經淋巴反射點按摩，因爲效果非常好，所以我還是將之納入能量日常運動當中。每天只要按摩兩、三個痠脹點（見圖2-4，有很多反射點可以選擇），每個點花10至20秒即可。你可能會發現，長期以來痠脹的點變得沒那麼敏感了，甚至有時候是效果立現。這代表毒素已經被排除。要按摩自己的反射點，還有另一種替代方法，就是找一名同伴相互進行「脊椎沖掃」。能夠影響每條經絡的主要神經淋巴反射點都位於脊椎的兩側，要按摩這些點最好的方法就是找同伴互相做，其中脊椎沖掃這方法是最佳選擇。只要我們在家，每天早上我都會幫大衛打精力湯，而他會幫我做脊椎沖掃。我希望他不要看到這段文字後，決定要和我交換，因爲這樣的約定其實是我占便宜。脊椎沖掃的方法如下：

1. 臉朝下趴著，或是離牆約一公尺處站好，手抵著牆面靠上去。這樣同伴在幫你按摩背部時，身體才不會晃動。
2. 讓同伴從上到下按摩你的脊椎兩側1至2公分的位置，使用大拇指或中指，加上身體的重量使勁按摩。從頸子底部一直按摩到薦骨底部（見圖2-9）
3. 讓同伴沿著脊椎兩側的凹陷，深度按摩每個點。每個點都至少按摩三秒鐘，可以用畫圓的方式使勁在皮膚上移動，但還是要注意適度。
4. 按摩到薦骨時，可以選擇繼續按摩下去，或是用「清掃」的手勢將能量排出體外。就是把手掌張開，從你的肩膀一路掃到腿，然後從腳部掃出去，進行兩到三次。

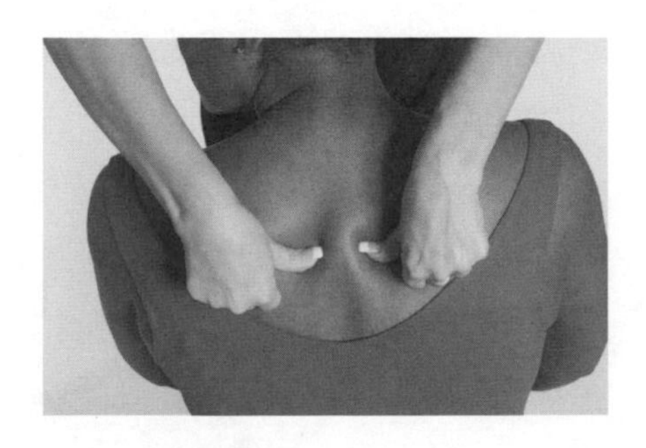

圖2-9　脊椎沖掃

你不用太在意是否漏掉哪個點沒按摩到。只要沿著脊椎兩側凹陷處按下來，所有經絡都照顧得到。與其去背誦哪個反射點和哪條經絡相連，還不如在痠脹點上多按幾下。如果精神或肉體上正遭受極大壓力，或是暴露在環境毒素中，可以透過淋巴按摩或是脊椎沖掃來淨化淋巴系統。脊椎沖掃不只可以淨化淋巴系統，也可以刺激腦脊液循環，淨化你的腦部。這是一個讓你能夠迅速重獲平衡的技巧，而在我看過的所有能量技巧中，這也許是在大多數狀況下，最簡單也能發揮最大效果的方式。此外，感覺快要感冒的時候，脊椎沖掃能阻止病程繼續惡化。我也常常會推薦給夫妻或伴侶，因爲除了能表達對對方的關心愛意，也是解決彼此間衝突的方法。如果發現雙方的溝通將要變成爭執的時候，盡可能用撒嬌的方式跟對方說：「手舉起來趴在牆上！」然後確實地按摩神經淋巴反射點。這個簡單的方式立刻能夠減除累積的壓力，將情緒的過度反應緩和下來。

拉上拉鍊（時間：約20秒鐘）

當你感覺悲傷或軟弱時，很可能是你的任脈，也就是掌控中央神經系統兩條能量通道的其中之一，扮演了無線電接收器的角色，也就是將他人的負面思想與能量接收進來。這時候的你是完全開放無設防的。任脈就像一條從恥骨到下唇的拉鍊，因此你可以用手的能量「拉上拉鍊」。拉上拉鍊能夠讓你覺得比較有自信，思考更爲清晰，保護你不受周圍負面能量的影響。雙手沿著任脈往上，可以牽引經絡的能量。在進行拉上拉鍊之前，快速敲打俞府穴，讓經絡能量能夠向前流動。接下來：

1. 將單手或雙手放在恥骨，也就是任脈的底端。
2. 深吸一口氣，同時緩慢而從容地移動你的手，筆直往上劃過身體中央（見圖2-10），直到下唇，也就是任脈的另一端。
3. 如果手繼續往上越過嘴唇，高舉至半空中，任脈便會與你的氣場以及超越人類的力量連結。
4. 手掌朝外，慢慢吐氣，手臂往兩側盡量伸展，

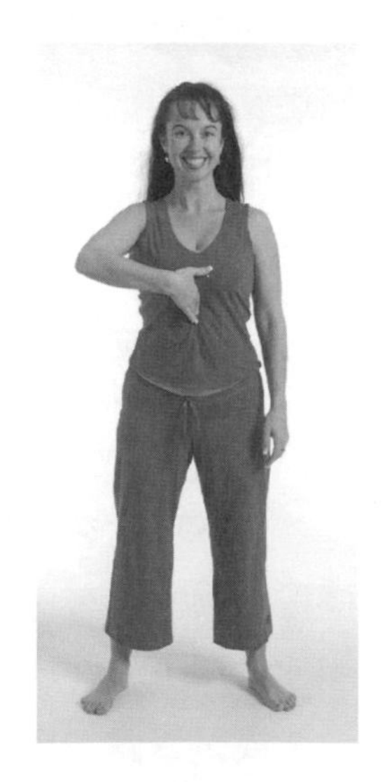

圖2-10 拉上拉鍊

然後往下回到恥骨。

5. 請重複三次。

連結（時間：15-20秒鐘）

拉上拉鍊能夠強化任脈。任脈負責從身體正面傳送能量，與從脊椎傳送能量的督脈相互串聯。這兩條經絡在喉嚨後方會合。「連結」將兩條經絡接在一起，讓身體正面與背面、還有頭部與軀體的能量能夠融合。這個動作能夠加強身體的統合力，不但穩定所有的能量，還包括包覆在身體周圍的氣場能量。這是我所知道能夠穩定自我，最快、最有效的方法之一，馬上就可以感覺到神經系統的變化。我有好幾名學員曾經用這個方法，在15-20秒內讓癲癇發作停下來。連結的做法如下（一樣記得要用鼻子吸氣，嘴巴吐氣）：

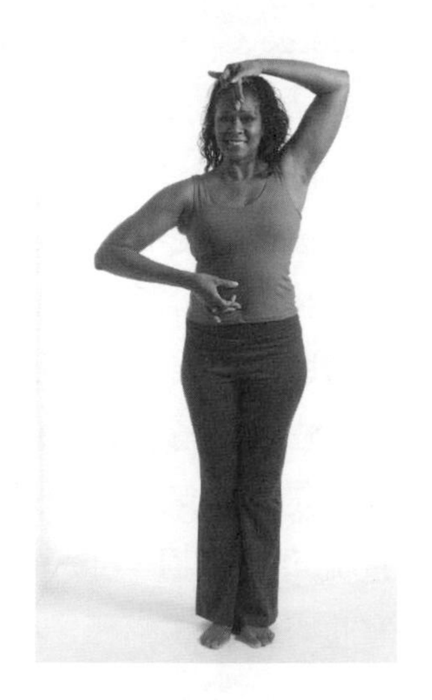

圖2-11　連結

1. 將一手的中指置於第三眼（鼻樑上方，眉心之間）。
2. 將另一手的中指置於肚臍。
3. 手指輕按在皮膚上，然後往裡壓、往上微勾，停住約15至20秒（見圖2-11）。

評估身體能量

某些能量療法，例如五分鐘能量日常運動，對任何人幾乎都有效果。而其他則有一些是針對特定的能量模式所設計。例如透過與個人內在感官同調後的感覺，來判定不舒服的區域，或是個人情緒地景的變換，或是身體的症狀，就能看出身體究竟需要哪些能量。外顯的症狀是內裡情緒紛擾的線索。除了觀察身心的變化之外，測量身體能量的技巧對於保健方式的選擇也很有助益。

「能量測試」可以用來評估身體的能量狀態，找到能量流中出現干擾的位置，甚至能夠得到非常精確的資訊。舉例來說，像是肝經能量耗盡，腎經能量過剩，或是第三脈輪反應遲鈍。你也可以用能量測試來檢查療法（西方或另類均可）是否有效，或至少檢測出療法對身體能量的影響。

能量測試源自於應用肌肉動力學這個領域，專門術語稱之爲「肌肉測試」。應用肌肉動力學是在1960年代由整脊師喬治·古德哈特（George Goodheart）所發明。古德哈特發現了肌肉、器官和身體經絡或稱「精微能量通道」之間有所關連。身體的14條經絡上分布了至少670個穴位。針灸穴位（或按摩指壓穴位）的位置會影響該條經絡的能量流。古德哈特透過肌肉動力學（研究肌肉與身體動作之肌肉協調）可以檢測並分析其中的關係。肌肉動力學家發展了肌肉測試的方法，根據肌肉的相對力量與可動範圍來評估身體的每一條肌肉。

古德哈特認爲，因爲每一條肌肉都與某條經絡相對應，健康的肌肉若是發生無力或可動範圍變小的狀況，就代表該條肌肉的經絡或能量流可能受損。進一步推論，那麼透過這條受損經絡接收能量的器官也可能會被影響。應用肌肉動力學是連結傳統中醫與西方文化的橋樑，同時對於許多當代的能量療法有非常深遠的影響，包括我自己在內。運用的方法非常多樣，包括輕觸、按摩和敲打特定穴位，來矯正肌肉測試後判定受損的經絡能量流。

現在有越來越多的科學證據顯示能量測試的眞實性，能量測試的方法不但是科學，也兼具藝術的特質。不同的治療師會有不同的測試方法，就算是教授同一種方法，或是進行能量測試的研究分析，也會發展出許多不同版本與差異，甚至常常會充滿矛盾。

我在《能量醫療》中詳述了能量測試的方法，也在課堂上介紹給成千上萬的學員。雖然說研究顯示，不管是能量測試的新手，還是極具經驗的治療師，做出來的結果可能差異不大，但我仍舊會告誡大家，想要精通這個方法，希望能夠控制所有的變項，並得出可信的測試結果的話，還是需要大量的練習。舉例來說，大腦就是一個會影響測試正確性的因素。雖然只是產生某個想法，能量就會因此改變。譬如你現在很想吃聖代，這個想法進入你的能量場，接著測試經絡的能量流，出來的結果會是你心中想望的聖代味道，而不是糖分對能量場的影響。若你不知如何控制大腦想法所產生的影響，那麼測試出來的可能是你的渴望與期盼，而非眞實的情況。

我重新修改了《能量醫療》中能量測試的方法，置於本書的附錄部分。放在附錄是因爲這次我不想太仰賴能量測試。它的確是個很方便的技巧，在生活的許多領域中也相當方便應用。但一開始最好還是接受老師面對面地訓練，或是諮詢專業治療師。因爲這個技巧很不幸地遭受了太多毫無道理的誤用，有時候甚至變成花俏的炫技而已。不過能量測試的應用範圍還是非常廣大，很多醫師會來找我討論棘手的個案，請我幫忙判斷正確的藥物種類與用量，甚至有好幾次我曾經進到手術房裡幫忙處理敏感的麻醉問題。

本書規劃的方式其實不需要使用能量測試，不過有些部分配合能量測試會比較方便，不管是自學或是請合格的治療師幫忙都可以。要讓「看不到」能量的人能夠在運作身體能量時，像是看得到一樣，那麼能量測試就是我所知道最有效的方法。在決定要怎麼運用能量療法並評估它的效果時，這是一項很方便的工具。因此我鼓勵大家參考附錄中的步驟來學習這項技巧。

還有，這項技巧除了進行評估之外，還有另一個很大的功能，那就是可以與我們生活的能量世界進行同調，就算你對能量測試還不很熟練，依然可以嘗試看看。我們自身的能量若是協調的，就更能與生活連結，而能量測試提供了一個方法可以驗證自己所經驗到的內在與外在能量。這也爲你開啓了通往其他層次的道路。在與能量領域同調時，會感受到自己的存在其實有著更遠大的目的。不管是想要獲得日常保健的答案，或是探究宇宙的奧祕，能量測試都會是你生活應用的好夥伴。如果你已經學會能量測試，或是現在直接跳到附錄去研究，那麼在接下來的章節中，就有機會運用這個技巧做一些額外的實驗。

身體的活力交叉模式

我們的能量必須能在身體裡自由交叉流動。這種稱爲凱爾特網的交叉模式，對於維持能量和身體的健康來說非常重要。我有兩名課堂學員都是男護理師，一位來自巴西，一位來自尼泊爾。他們在我解說凱爾特網的時候，立刻發現自己接觸過這個能量系統。他們一位在燒燙傷病房，一位在普通病房，兩人工作的醫院都要求他們定期幫病人進行「凱爾特網」，雖然在醫院裡不是這個名稱。

凱爾特網就和經絡、脈輪與氣場一樣，是體內的一個獨立能量系統，也是維持身體交叉模式的一種方法。做爲能量系統的時候，凱爾特網連結了其他所有的能量系統，讓這些系統能夠互相共鳴，將身體的能量場編織串連起來，形成一個完整的能量結構。而做爲能量技巧時，凱爾特網連結了身體所有的能量，讓能量流在一個單一網路中運行，不管是碰觸到哪一條能量流，整個系統都會產生回應共鳴。

因此，凱爾特網是能量系統也是能量技巧，它將身體所有的能量系統都集合在一起，成爲一個緊密連接的溝通網路，讓資訊能夠輕鬆地傳送到應該去的地方。這讓身體的各個能量系統能夠互助和諧地運作（相對於凱爾特網技巧的能量系統）。凱爾特網活躍運作起來的時候，身體會感受到一股力量，彷彿充飽了電一般，能量也開始震動。我認識好幾位能量治療師都能夠聽到個案的凱爾特網震動的聲音，尤其當個案的健康狀況良好，模式特別清晰的時候。他們說聽起來就像音樂的和聲一樣。

每個人都擁有獨特的能量，但凱爾特網的構造卻都相同。凱爾特網將大腦兩個半球的能量帶到另一側的身體，範圍最大的那一圈是從頭到腳橫跨的8字形，或說是無限的符號。像是蛇杖標誌的蜿蜒交錯，瑜伽傳統中左右脈成S型交叉七次，或是其他系統則強調能量沿著脊椎盤旋而上，這些其實都是凱爾特網，也就是一連串的8字型沿著軀體環繞七次。這種模式從頭頂、臉部、軀體、腿部到雙腳，全身上下都可以找得到。這些交錯纏繞的能量還可以小到在細胞中編織這個原始的模式。事實上，每一條由雙股螺旋組成的DNA，很可能就是凱爾特網這個能量系統的原型。每次看到人體複雜的能量精巧地交織成生氣勃勃的網路，我就深感敬畏。而此處的討論只是以管窺天而已。凱爾特網中充滿明亮的光所形成的螺旋、圓圈與8字型，能夠連接並強化其他能量，甚至會包覆在身體需要修補或額外支撐的部分。我在〈西藏能量圈與凱爾特網〉一文中，對於這些神奇的自然幾何圖形有所討論，文章可以從 www.energymed.org/hbank/hand-outs/tibetan_energy_ring.htm 下載。

除了凱爾特網運動外，還有另外三種技巧可以在身體的交叉模式上直接作用：同手同腳、韻律8以及吊橋。因爲凱爾特網運動能夠「將所有系統交織在一起」，所以我先說明這些技巧，好讓凱爾特網運動能把你希望能量身體包含的系統編織進去。針對這三種技巧，我會告訴大家如何判別自己需不需要。不過，不論你需要與否，做做這些運動也沒什麼不好，就像所有好的運動一樣，這些技巧基本上都有益身體。讓這幾個模式變得順暢之後，再用凱爾特網運動來維持能量流通，因爲凱爾特網能夠強化全部九個能量系統之間的連結。

同手同腳運動（時間：約4分鐘）

當你心情沮喪、筋疲力竭，或是生病，還有明明是小毛病但復原卻很慢的時候，能量流動就會呈現同側模式。身體這麼做是爲了保留資源，能量系統選擇暫時犧牲原本能發揮最佳效能的交叉模式。然而，很多時候同側模式會變成一種習慣。根據評估顯示，能量以同側模式運行時，人體只剩不到50%的復原能力。因此尤其在生病、沮喪，或只是覺得「失去能量」時，讓能量從同側模式回復成交叉模式，是能量療法的首要之務。

在正常情況下，不管是從最小細胞內的能量，或是右腦控制身體左側和左腦控制身體右側的通道，凱爾特網的力量會讓能量持續以交叉方式流動。從這種大型模式的層面來看，如果能量在軀體中直上直下而非交叉運行，那麼身體就是處於同側模式。雖然不算罕見，不過這不是什麼好現象。如果能量無法交叉流動，表示身體的活力也就不是那麼充沛，無法清晰地思考，也無法迅速復原。

同手同腳運動大概會花上4分鐘來進行。大多數人馬上就能感覺到效果，發現自己活力重現，思考清晰。但是這樣的效果能夠持續多久，端看掌管健康的能量狀態以及身體所建立的能量模式。如果能量已經有很長一段時間都呈現同側模式，或是能量耗損太過，那麼就必須一天至少做兩到三次的同手同腳來重新建立交叉模式的習慣。

你怎麼知道同手同腳對自己有益呢？最簡單的方法就是直接做做看，然後感覺一下。有很多可以主觀感覺到的徵兆。譬如之前提過，如果左右交叉你覺得很難，或是不同側的手腳無法協調，或是才開始做左右交叉就老是搞混、感覺很累，那麼你的能量便可能是以同側模式在運行。這樣的話，用自然的左右交叉方式行走踏步，對你的能量流來說剛好是一種逆行的運動。其他明顯的狀況是，如果覺得沮喪、疲憊，生病一直沒有起色，運動無法提振精神（包含能量日常運動），或是對你應該有效的治療（西方或另類）沒有反應，這時同手同腳應該會對你有幫助。

能量測試也可以檢驗出你的能量是否處於同側模式。因此，若你已經從附錄或其他地方習得能量測試的方法，現在就可以試試看。首先需要兩人一組，你們可以互相測試對方的能量。方法如下：

1. 在紙上畫一個大X，另一張紙上則畫兩條平行線。
2. 請你看著X，讓同伴幫你測試能量。
3. 換成看著平行線，再次測試能量。

如果你的能量正常是以交叉方式運行的話，X會與交叉流動的能量同調，測試結果會是強。平行線會暫時阻礙能量流動，因此測試結果是弱。但如果你的能量是以同側方式運行，那麼結果則會相反。X會讓你弱化，平行線會讓你強化。

爲了讓能量恢復爲交叉流動，同手同腳一開始是順著體內能量的流動方式，而不是直接與同側流動的能量衝突。之後再運用左右交叉運動來引導能量進行交叉流動。這兩種運動反覆交替，可以讓交叉模式趨於穩定。同手同腳的做法如下：

1. 請從敲打或按摩俞府穴開始（第60頁，敲三處的第一組敲打點），然後進行「碰觸星辰」的全身伸展。
2. 接著進行同手同腳，抬起右臂和右腳，然後換成左臂和左腳，大約抬12次（見圖2-12）。可以站著、坐著或躺著進行均可。
3. 接著像左右交叉那樣原地踏步，抬起右臂和左腳，然後是左臂和右腳（見圖2-6）。坐著和躺著也可以做，動作稍微調整一下即可。
4. 進行左右交叉12次的抬手抬腳後，回到同手同腳運動（抬起同側的手腳）約12次。
5. 再停下來，回到一般的左右交叉（抬起對側的手腳）約12次。

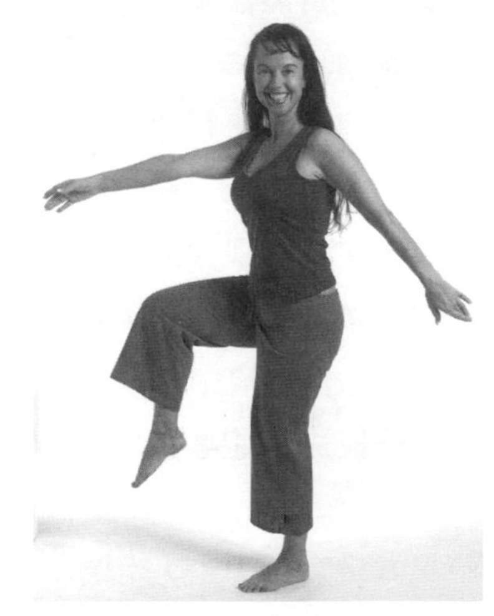

圖2-12　同手同腳運動

6. 整個流程重複三次。
7. 最後多做一組12次一般的左右交叉，然後同樣按摩刺激俞府穴做爲結束。

韻律8（時間：約1分鐘）

同手同腳所調整的是凱爾特網裡的大範圍模式，而韻律8則是可以將所有的能量，不管是包圍在身體外側，或是最小的單一細胞，通通都變成交叉模式。如果你覺得無法放鬆，日常小事不順，或者單純就是不太舒服的感覺，韻律8可以讓你變得很開心，而且絕對能讓能量提振起來。假如能搭配讓自己擺動的音樂，會更好玩。

1. 雙手下垂，擺動身體，重心從一邊換到另一邊，並隨著音樂節奏，或假裝自己正跟著音樂起舞。
2. 接著讓手臂隨著身體擺動。從一邊晃到另一邊的時候，你會發現雙臂和身體都會自然擺動出8字型。打開手臂讓擺動幅度大起來。
3. 雙手前伸，往右邊高舉，順著圓弧落下，接著往左邊高舉，再順著圓弧落下。手落到腰部時，開始往對側舉起，讓身體也隨著手臂擺動。這個動作比較像是自由舞動，不一定要有固定的模式（見圖2-13）。

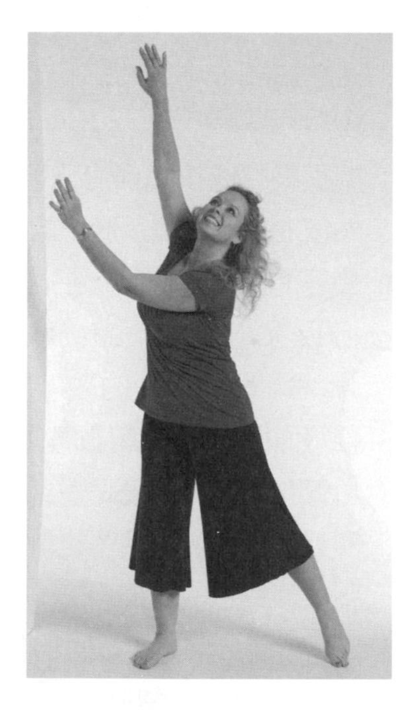

圖2-13　韻律8

做幾次韻律8就能讓左右腦之間的溝通更爲順暢。這個技巧也被用於「教育肌肉動力學」，它應用了能量療法，用來幫助有讀寫障礙及其他學習障礙的孩童。某些研究顯示，用粉筆在黑板上畫韻律8，以及搭配全身進行韻律8的律動，可以改善孩童學習障礙的情形。

吊橋（時間：30-60秒鐘）

另一種讓身體能量交叉流動的方式，是以交叉模式來拉長伸展你的脊椎。如果你覺得肌肉緊繃或身體柔軟度不夠，這項運動能讓你活力重現。

1. 兩腳打開得比肩膀稍寬一點之後，站好。
2. 膝蓋微彎，雙手放在大腿上，手臂撐直。然後做幾個深呼吸。這個姿勢就像是坐在一張透明椅子上一樣。
3. 頭往前傾，臀部往後坐，調整足部位置，讓膝蓋位於腳踝正上方，背部打直。這就是所謂的吊橋。
4. 緩緩地將一邊的肩膀往另一側膝蓋下壓（見圖2-14）。接著換另一邊肩膀也重複這個動作。這是一種交叉運動。你會感覺到背部的橫向伸展。這個伸展動作可以做好幾次。
5. 最後雙臂下垂，以極慢的速度起身，直到完全站直。

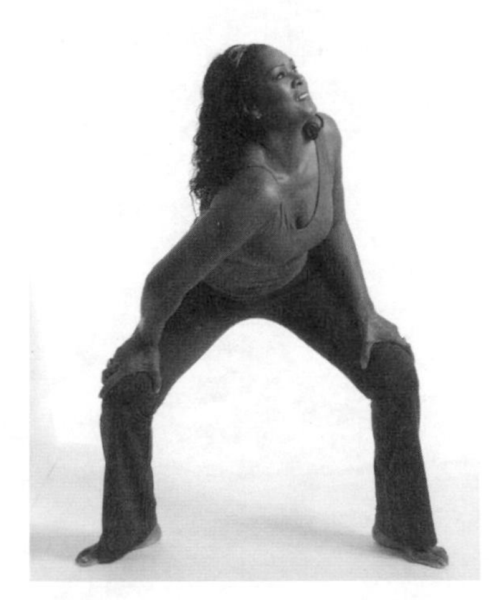
圖2-14　吊橋

用凱爾特網強化氣場並交叉能量（時間：約1分鐘）

氣場是由身體散發出的多層能量，會與地球的環境交互影響。氣場本身就是一種包圍在身體周圍的保護層，可以過濾掉你所遇到的許多能量，並將你所需要的能量吸引進來。氣場的健康狀況會反映出身體的狀態，同樣的，身體的健康狀況也會反映出氣場的狀態。

當你感覺快樂開心、精神奕奕、充滿魅力時，你的氣場便會遍布整個空間。當你感覺悲傷難過、失望沮喪、陰暗憂鬱時，你的氣場會在你身上崩潰，形成一種能量的外殼將你與世界隔絕。有時候感覺周圍入侵的能量太多時，我會張開手掌，抵在我的氣場內層，非常緩慢地往外推出去。如果我的速度夠慢，還可以感覺到推出時的氣場壓力。如果你發現自己在這個世界上找不到自己的空間，或是覺得悲傷、渺小、崩潰，可以試試看這個方法。先想像自己被像是蛋殼一樣的能量包覆，然後緩慢地吐氣，並從大概距離身體5公分的地方往外推出去。實際去做會比想像的還要容易。你的手掌可能會感受到一股襲來的能量。總之，這麼做可以讓你擁有更多呼吸的空間，不管是能

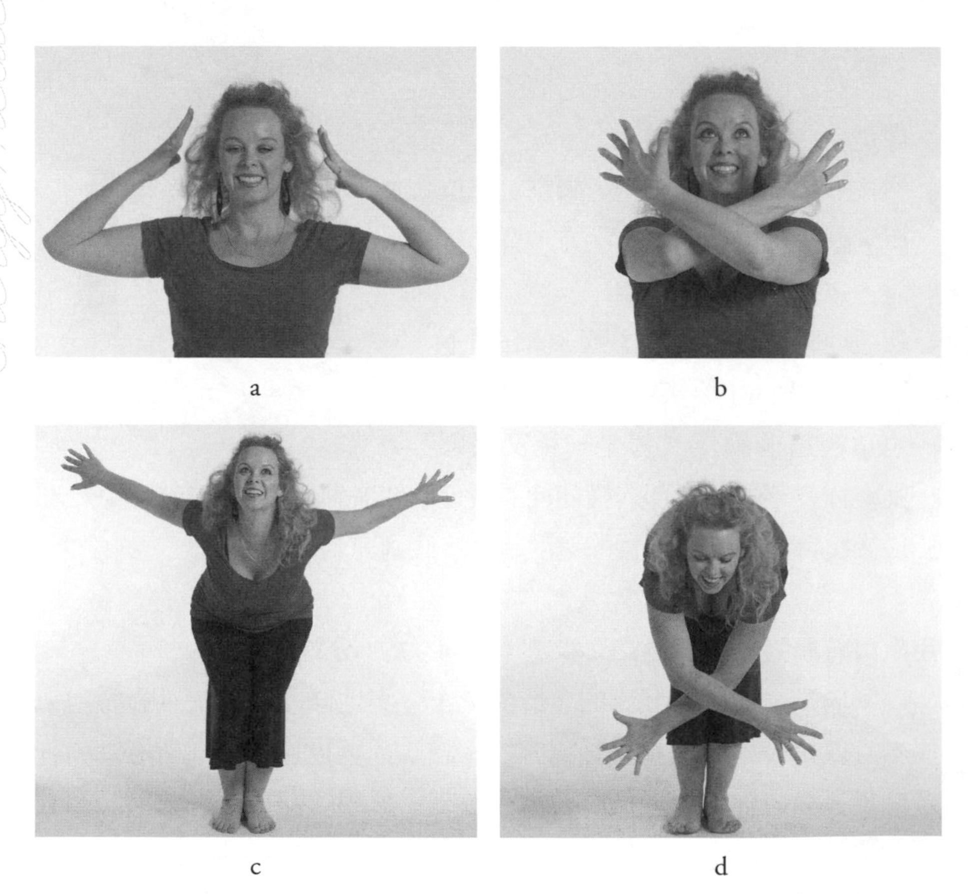

圖2-15　凱爾特網

量層面或心理層面。

凱爾特網運動是讓體內的能量交叉運行，也幫助氣場變得強壯而健康。當這兩個能量系統維持良好並協同合作時，我們的整體健康狀態就獲得極大的保護。凱爾特網的做法如下：

1. 站直站挺，雙手貼在大腿上。整套運動的呼吸必須緩慢而深沉，鼻子吸氣，嘴巴吐氣。
2. 手臂往外畫圈後回到胸前呈合手祈禱姿。
3. 摩擦雙手，甩一甩，掌心相對，感受手掌之間的能量。如果沒有任何感覺也不要緊，持續進行能量療法，感知就會變強。
4. 再次摩擦雙手，甩一甩，手掌放在兩耳旁，距離約十公分，深呼吸（見圖2-15a），吐氣。
5. 接下來吸氣的時候，將雙手靠攏到交叉狀。
6. 吐氣時手臂交叉（見圖2-15b），然後雙臂往外甩出（見圖2-15c）。
7. 再重覆一次，手臂再次交叉胸前，往外甩出。
8. 再做第三次，但這次甩出前先彎腰，將手臂交叉在腿部前方（見圖2-15d）。
9. 保持彎腰姿勢，手臂從腳踝的位置往外甩出。
10. 膝蓋微彎，手掌朝上置於身體前方，捧起能量。站起身，抬起手臂，將能量往身體前方、兩側與後方潑灑出去。

重新設定身心的深層能量模式

我們的能量會依照慣性流動。就像流水會形成河道，每天重複的能量模式也會刻下痕跡。這些痕跡即使已經不再需要或不再有用，仍然很難去除。你的祖先如果是在食物稀少又不均衡的饑荒時出生，她的身體可能就會把原本要長成肌肉的蛋白質轉化成脂肪儲存起來。等到饑荒結束，食物充足了，控制新陳代謝的能量系統卻還在儲存不必要的脂肪。不管是掌控心靈或掌控身體的能量都是這樣的機制。所以你在饑荒時出生的祖先可能很貪吃，但祖先的弟妹在饑荒結束四年後才出生的話，可能就不會有這個特質。

不過幸好這些影響我們身心的深層能量習慣還是有可能改變。蓋瑞・克瑞格（Gary Craig）、大衛和我合著了一本關於這個主題的書《能量心理學的承諾》（*The Promise of Energy Psychology*），很多人將運用之後的神奇效果回饋給我們（見蓋瑞的網站，www.emofree.com），不過現在不討論這個主題。由於西方醫學開始逐漸接受身心連結這樣的概念，許多健康治療師會好心地希望大家改變自己的態度、信念或自我概念，就像換雙鞋子那樣簡單。可是很多時候，他們雖然知道有可用的工具，卻沒有提供給大家。雖然我也相信意圖擁有強大的力量，但叫你直接改變深植於能量系統中的信念或其他心靈模式，那只會讓你除了一開始就陷入自我挫敗的心靈模式外，更因此找到另一個不喜歡自己的理由。你覺得自己無法掙脫黑暗的房間，你覺得自己不可能脫離憂鬱的狀態，或是擺脫對香菸的渴望，或得不到某個不可能愛你的人的愛。然而，轉移自己的能量的確可以創造一個新的內在氣場，擁有新的感覺與思考方式。

我在這裡提供三個強大的技巧，大家可以自行試驗或與本書中的其他方法搭配。甩出去／拉上拉鍊／連結、顳部敲打和經絡能量敲打這些方法，可以結合專注的意圖，並將心靈慣性的能量轉換成你所希望的模式。

甩出去／拉上拉鍊／連結（時間：1-2分鐘）

當你正在煩惱、生氣，或只是因爲無法改變生活模式而感到沮喪時，試著同理這樣的感覺，然後：

1. 站直，把手臂置於身體前方，手肘微彎，握拳，拳心朝上，深呼吸

（見圖2-16）。

2. 手臂甩向身後，到極限處後盪回前方，高舉一分鐘。
3. 手臂往上伸，拳心相對，猛力向下向後甩，手掌用力張開。讓情緒隨著吐氣一同流洩，並喊出聲音來，可以是「呼」或是其他自然發出的聲音。
4. 重複幾次，會感覺很舒服。最後一次手臂放下時要和緩，並同時吐氣。將身體站直站挺，深呼吸。
5. 在這個放空而舒暢的時刻，想個簡單的肯定句，是你希望自己成爲的狀態。「我很冷靜、很平和。」「我覺得強壯而有自信。」「我是個有力量、有影響力的人。」這類型的肯定句要使用第一人稱和現在式，才會有已經實現的感覺。
6. 一邊做下述的改良版拉上拉鍊，一邊緩慢而從容地說出肯定句，將語句深植於自己的身心：雙手放在恥骨，深吸一口氣，一邊說出肯定句，一邊慢慢地沿著身體中心線移動雙手至下唇爲止。重複三次。
7. 最後用連結這個動作來鎖住：鼻子吸氣，嘴巴吐氣，將一手的中指置於鼻樑上方的眉心，另一手的中指置於肚臍，手指輕按在皮膚上（見圖2-11），向裡壓、向上微勾，停住約15秒。

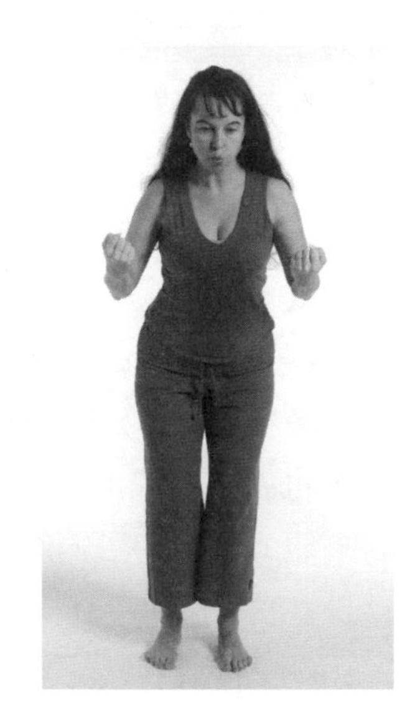

圖2-16　甩出去

顳部敲打（時間：約1分鐘）

在中國古代，顳部敲打是用來控制疼痛，但現在已經證實這個方法能夠有效地戒除舊有的壞習慣，並同時建立希望養成的好習慣。敲打顳骨是從太陽穴開始，沿著耳廓到耳朵後方。在敲打的時候會暫時阻隔其他感官的接收，讓大腦更能專心學習。這個動作還能放鬆三焦，也就是負責生理慣性養成的能量系統。這會讓你更容易建立新習慣。

在1970年代，應用肌肉動力學的創始人喬治·古德哈特發現，沿著顳骨和蝶骨間的顱縫敲打，可以暫時改變感官接收的過濾機制。如果在敲打的時候進行自我暗示或是唸出肯定句，大腦會特別能接受這個句子的陳述。顳部敲打是運用大腦皮層左右半球的不同來進行。對大部分人來說，大腦左半球通常比右半球要來得多疑而具批判性。否定句會與左半球的功能較爲相近且容易接受。所以敲打時，否定句會進入左半腦。同樣地，因爲右半腦容易接受肯定句，正面的話語就會在敲打時進入右半腦。有些左撇子會剛好相反，你可以藉由能量測試來檢驗自己的情況。如果一邊敲打左側，一邊唸出否定句時，測試結果爲強，那麼依照接下來說明的做法即可。如果測試結果爲弱，那麼就把做法中的「左」改成「右」，「右」改成「左」。

首先確定自己想要改變的習慣、態度、自然的情緒反應，或健康狀況。用一個單一的句子來描述你希望產生的改變，用現在式的肯定句，也就是假設改變已經實現。不是已經發生的現實，而是你希望將來能成眞的句子。例如你可以說：「在壓力下我還是很冷靜、很專注。」試著把句子寫出來會比較容易。

然後換個說法，意思還是一樣，但用否定的詞彙（「不是」、「沒有」、「永不」、「不會」、「無法」等）。因此「冷靜專注」這個句子可以用否定的方式陳述成「在壓力下我不會再感到緊繃。」請注意，語句的意思仍然保持正面，雖然使用的是負面的詞彙。其他例子像是「我的飲食均衡健康」，負面詞彙的陳述爲「我不會因爲焦慮而暴飲暴食」。「我的指甲長得很漂亮、很健康」，負面詞彙的陳述爲「我不會再咬指甲」。

1. 以太陽穴爲起點，用左手中間的三根手指，從前往後敲打頭部左側（見圖2-17）。按照敲打節奏唸出負面詞彙版本的肯定句。敲打的力道要紮實而有彈性。從前往後敲打約五次，每一次都要唸出你的句子。
2. 右側也進行同樣的動作，換成右手敲打，但這次要唸出正面詞彙版本的肯定句。
3. 每天重複這個方法數次。敲打並唸出肯定句的次數越多，對於神經系統及慣性能量場的效果就會越迅速而強烈。

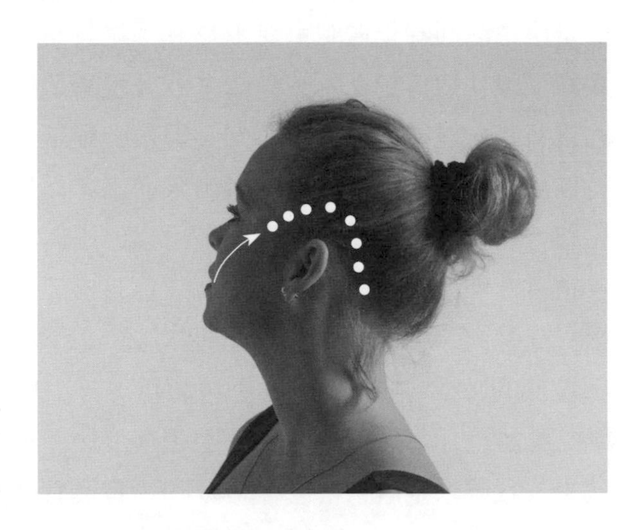

圖2-17　顳部敲打

顳部敲打結合了幾項有力的元素，包括重複、自我暗示，以及神經學的程式重建。這個方法影響到的不只有大腦，還有每一條經絡。因此，你的意圖所包含的訊息會傳達到身體的每個系統中。這是一個沒有侵略性的簡單技巧，能夠改變許多無法單靠意志力來克服的模式。

我們的身體和情緒所遭遇的問題，通常會極爲相似，而且互相反映。有時候器官的運作方式會直接反映出我們平常的行事作風。以我自己爲例，有時候我很難與人劃分界線，以我的工作性質來看，這會是一個很嚴重的問題。就在幾年前，有一陣子我很容易受到感染生病，就好像是負責保護身體不受感染的胸腺在模仿我的待人處事一樣。我開始敲打頭部左側並唸道：「我的胸腺不會再讓外來者侵略我的系統。」然後敲打右側並唸道：「我的胸腺堅守防線，將外來者驅逐於外。」之後，我的感染現象不但減少了，我與人劃分界線的能力也增加了。顱部敲打很棒的一點在於，透過將自身的意圖簡化成兩個短短的句子，有時候我們可以藉此一窺身心靈之間複雜難解關係的關鍵所在。

顱部敲打是讓生活回歸正途的重要工具。不過我想透過幾個失敗的案例，讓大家明瞭比較清楚正確的做法。我發現顱部敲打之所以失效，通常是因爲肯定句說得不對。肯定句必須是一種讓你覺得很舒服的語言。有時候就只是用最簡單的辭彙寫出來而已，而且用字必須與你的價值觀相符，也要與你的感覺一致。不可以口不對心，也不能是否定原始需求的話語。

有一位想要減重5公斤的女性採用了這個方法，反而重了9公斤。因爲敲打顱部左側的時候，她說：「我不再超重了。」敲打右側的時候說：「我會減到70公斤。」這兩個句子聽起來沒什麼不對，但敲打卻產生了反效果。我要求她觀察自己在敲打時，有沒有好好地跟著唸出的肯定句在思考，還是分心想其他事情，或是腦海浮現出別的影像。結果發現每次她在敲打的時候，心裡都想著：「喔！天啊！我有夠大隻的，我永遠都會這麼大隻吧！最後我一定會跟『胖』姑婆蘇菲看起來一樣。」她每天都敲打五次，結果眞的生效了！她的想法和心中的影像所做出的自我暗示，遠比精心雕琢的肯定句要來得強烈。不過，後來她還是減了不少體重，因爲敲打左側時唸的是：「我沒有遺傳蘇菲姑婆的肥胖基因。」敲打右側時唸的是：「我的身體可以變得輕盈窈窕。」

一名男性在一家公司工作二十四年後面臨被汰換的危機，公司提供經費讓他回學校進修一年。第一學期過了五週，他有好幾科期中考的成績都只達到丙和丁，這樣的結果讓他無法重回公司任職。他很用功，可是發現自己需要長時間讀書時無法專心。由於聽說我曾幫助許多擁有學習障礙的人，因此前來找我諮商。我覺得他沒有學習障礙，不過我的確感覺到，他在近二十五年的時間都從事與人相關的工作，因此慣性能量場對需要內在專注思考的學習沒有任何興趣。我跟他說明這個狀況，並教導他如何使用顳部敲打來改變影響學習能力的慣性能量場後，他積極地進行這個運動。但一週後，他感到相當絕望，因爲雖然完全按照我的方法去執行，也花了非常多的時間，但是學習習慣卻沒有任何改變。

他告訴我敲打時所陳述的肯定句內容，我也檢視他敲打的過程。肯定句聽起來沒什麼問題，但是他的能量對句子的反應並不好。我向他解釋道，肯定句必須是他自己聽起來有感覺的句子。接著我發現原來他六歲時才來到美國，英語並不是他的母語。因此，我讓他回去再做一週的敲打，但這次改用母語來說相同的肯定句，結果他的閱讀和專注的能力都有了明顯的改善。

另一位朋友在咳嗽超過一年都無法痊癒的情況下，決定要戒菸。我教她顳部敲打的方法。她在敲打左側時說的是：「我不再抽菸了。」敲打右側時則說：「我很喜歡自己不抽菸的樣子。」結果她的煙癮居然比以前更凶，她覺得好悲慘。由於不明白爲何敲打反而加劇了煙癮，這讓她非常焦慮。但敲打確實產生了功效，雖然和希望的結果背道而馳。她相信這個技巧一定有用，於是決定要找出敲打正確的使用方法。她發現自己的焦慮應該是問題的主要關鍵。因爲當她說「我不再抽菸了」的時候，就會開始焦慮，原來抽菸可說是她用來放鬆的主要憑藉。憑著直覺，她改用了新的句子。敲打左側時會說：「焦慮不會讓我想要抽菸。」敲打右側時則說：「我現在只有爲了想要更健康、更開心才會抽菸。」焦慮神奇地消失了，煙癮也從每天一包降成每週三支。她持續了好幾個月，偶爾來一支的菸變成了一種咒語，一種冥想的行為。咳嗽也因此痊癒。最後她終於完全戒菸了。

就和許多能量療法的技巧一樣，顳部敲打不能只是隨便按表操課，其實還有許多細節需要注意。接下來整理一些值得牢記的注意事項，讓顳部敲打的肯定句更為有效：（一）敲打左側時的肯定句要使用一個否定詞彙，敲打右側時的肯定句則只能使用正面詞彙；（二）句子要和你平常講話與思考的模式相符；（三）在唸出肯定句時，要專注於句子的用詞與意義；（四）肯定句不能讓你違背核心價值或更基本的需求。

我知道顳部敲打可以處理的問題範圍很廣泛，包括戒菸、戒酒、暴食，還有抓撓強迫症。這個方法幫助有這些症狀的人重建信心、樂觀與自尊，也幫助他們刺激身體的免疫系統、對抗嚴重疾病，減重時改善新陳代謝，練習新動作時增強身體協調。另外，在抑制腫瘤、改善濕疹與降低血壓方面有也有所成效。

請挑選一項你想要改變的行為、情緒或生理狀況做為目標。敲打左耳周圍時，唸出負面詞彙版本的肯定句，敲打右耳周圍時，唸出正面詞彙版本的肯定句。要檢驗肯定句是否與自己的能量同調，可以一手敲打並唸出肯定句，另一手請同伴幫你做能量測試。每天進行顳部敲打並唸出肯定句四到五次，持續至少一週。對於那些根深柢固的習慣，我曾看過需要花上30天才開始有所改變的例子。或許你存疑，那麼請嘗試後再下定論嘍。

經絡能量敲打（時間：約2分鐘）

當我們一邊想著自己某個生理狀況，一邊敲打對應的穴位，似乎可以迅速改變造成問題的神經迴路。使用這樣的方法來改善生理問題已經有越來越多的案例了，這種稱為能量心理學的方法很容易學習，而且我們已經著有專書討論，所以本書不再對其優點特別著墨。不過在此，我還是想讓大家知道一個很值得學習、有效又簡單的技巧。

當我們刺激分布在不同經絡通道的不同穴位時，可以啓動經絡系統的運行。就像敲打腎經可以刺激防衛系統，敲打經絡讓能量流動，就能讓身心獲得新的活力，因此帶來意想不到的好處。經絡敲打對免疫系統可說是好處多多，有時候甚至在解決其他主要問題時，順帶修正一些身體上的小毛病。另外也能夠減輕焦慮並增強整體健康。這是一種全方位的介入技巧，而且做起來很簡單。

如果你在敲打時能專注於某個問題，還能產生額外的效果。因爲專注於想要解決的問題，會讓身體去面對與這個問題相關的壓力反應。而同時又啓動經絡系統的話，便能夠中和壓力反應，因此當下次遇到同樣問題時，很多時候不會再引發相同的壓力。如果你覺得煩悶、憂心，或只是想振作精神，都可以做做經絡敲打。

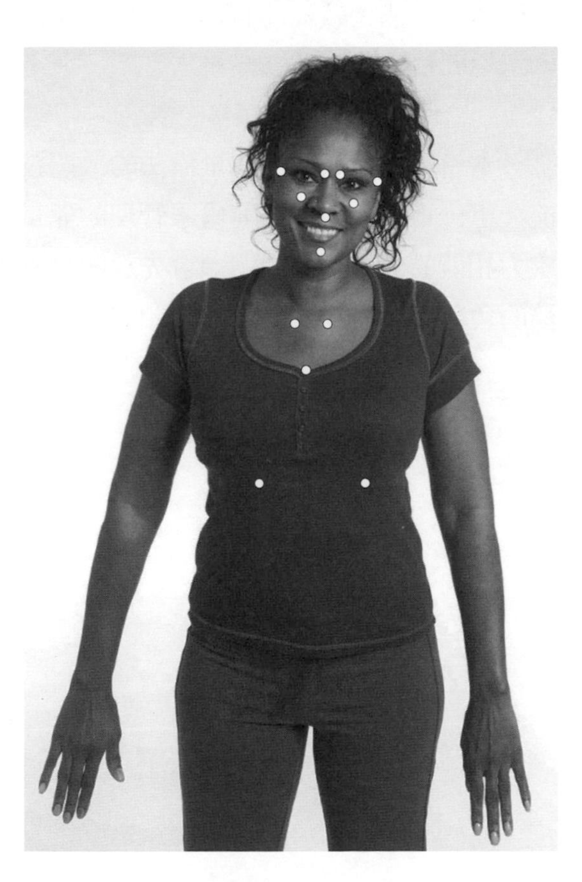

圖2-18　經絡能量敲打

1. 雙手大拇指按在頭部兩側太陽穴的位置，其他的手指彎曲，指尖立在前額中央，緩慢地往兩旁施力拉開，延展前額的皮膚讓血液流動，同時深呼吸。
2. 利用一次深層深呼吸的同時，敲打下列的每一個穴位。敲打要迅速紮實，但當然不要太大力，以免讓自己受傷或瘀青：

a. 眉頭的位置。

b. 眼尾外側的位置。

c. 用全部的手指敲打太陽穴，然後繞耳廓一圈敲打到耳朵後面，重複敲打三、四次。

d. 顴骨上端，眼睛下方的位置。

e. 人中（上唇和鼻子中間）的位置。

f. 下唇和下巴中間的位置。

g. 按照俞府穴、胸骨和腎臟點的順序敲三處（第60至63頁）。

h. 大腿外側，膝蓋和臀部的中間點位置（手臂下垂，中指內彎就可以開始敲打）。

本章介紹的是基礎能量療法的入門技巧，主要在增強身體的能量流。下一章將介紹針對荷爾蒙管理的能量技巧，尤其是與免疫系統和壓力相關的部分。不過開頭會先說明荷爾蒙的化學機制，在健康中扮演的角色，以及醫療政治文化如何影響一般人對荷爾蒙的理解。

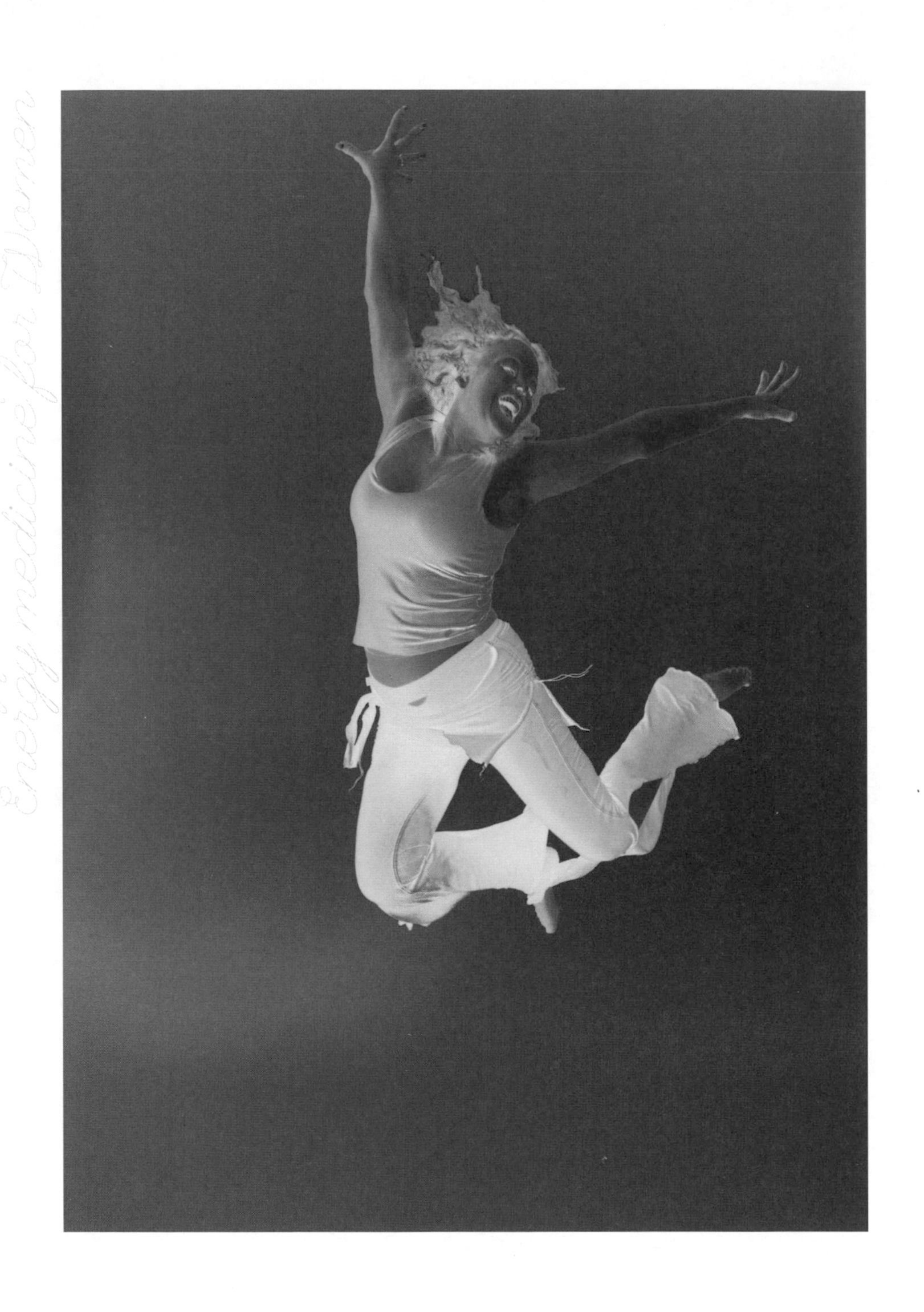

3

了解妳的好朋友：荷爾蒙

荷爾蒙
比指紋更特殊！
比大腿更難處理！
比治療師更厲害！
我認識的每一位女性都希望能享有體力、活力與生命力。
她們想要保持在尖峰的健康狀態，擁有光采動人的肌膚和豐厚亮麗的秀髮。
她們也想要讓自己永保青春活力，同時還能思考清晰，記憶明確。
這就是荷爾蒙大展身手的時候。

——蘇珊・拉克醫師（Susan Lark），
《荷爾蒙革命》（*Hormone Revolution*）作者

荷爾蒙就像樂器一樣，演奏出我們的生命。

——琳西・柏克森（D. Lindsey Berkson），
《荷爾蒙的騙術》（*Hormone Deception*）作者

大腦不是人類智慧唯一的來源。如果妳把自己整個身體當作是一個充滿奇妙智慧的巨型大腦，那麼就相當接近眞相了。荷爾蒙是每分每秒都在努力讓身體適應環境的化學傳遞物質。如果能以理解與智慧的心來影響荷爾蒙的分泌，那麼妳就擁有強大能力，能夠適應一個與我們身體所處的環境非常不同的世界。

身體的訊號系統

要能以理解與智慧的心讓荷爾蒙運作起來，能量療法是一項主要的關鍵。身體是由精微能量場所編織的格狀網路，它除了會影響妳的生理狀態，身體內能量的流動也會直接影響荷爾蒙的產生。這個明顯的事實讓妳能夠透過某些方法掌控自己的健康與情緒。在其他的文化中，這些方法發展已久，但在我們的文化中還是不爲人知。荷爾蒙會傳導訊息，讓妳的器官、組織和細胞活動像樂團一樣協同演奏。荷爾蒙掌管了人體功能的各個層面，從消化到繁殖，從思想到行爲。荷爾蒙忙碌的在細胞之間穿梭，提供每秒幾百萬上下的資訊。但是荷爾蒙必須提供正確的資訊，身心的所有面向才能夠平衡協調地運作。如果荷爾蒙系統開始失常，妳的生活可能就會突然陷入病痛、絕望與悲慘之中。在荷爾蒙的干擾被修正後，健康和情緒才會復原。

本書中最重要的兩個觀念如下：

1. 絕大部分女性所面對的健康問題，荷爾蒙失調不是主因就是遠因。
2. 我們可以使用方便易學的能量技巧來影響荷爾蒙分泌，改善自己的健康、幸福與活力。

有關女性荷爾蒙的許多層面，至今對醫學界來說都還是個謎。荷爾蒙的生化結構已經解析得很清楚了，但遇到個人差異的關鍵問題時，西方醫學與科學卻難以突破。同樣的症狀、同樣的用藥，對某一位女性或許幫助很大，但對另一位可能完全無效，而對第三位可能還會產生比原本症狀更糟糕的副作用。再加上各種嚴謹的研究報告對荷爾蒙替代療法的危險性，以及其他許多女性生化機制的運作，有著截然不同的看法。這對醫學界來說極不光彩，也加深了世人對荷爾蒙是「汝之蜜糖、彼之砒霜」的印象。

沒有一體適用這回事！

能量療法的一大優勢，在於可以根據獨特的能量和個人的需求來設計方法。如果只因爲症狀相同而持續給予兩個不同的人相同的用藥或其他治療，這樣其實不是正確的醫療做法。我們每個人的基因、個性和能量都不一樣，因此在進行身心保健方面的判斷時，不應該一概而論或是採用某種特定療法，只因爲研究成果顯示對某個百分比以上的人有效。妳值得更好的對待，而且在第二章已經討論過身體能量與想要採用的療法能否適配的評估方法。如果要決定任何關於身心保健的方法，都必須考慮到個人差異才可說是完備。

我對此有深深的體會，因爲我的身體就是打破所有規則。讓大部分人感覺比較舒服的醫療程序，反而會讓我惡化。1974年的夏天，我參與了多利安．帕斯克威茲醫師（Dr. Dorian Paskowitz）的實驗，他是職業衝浪選手，也是醫生，當時任職於聖地牙哥北方的帕洛瑪學院。學校有一塊種植了各式蔬菜與香草的園圃，我們這二十幾個參與實驗的受試者，整整一個月只吃自己從園裡摘採的植物，完全不煮，新鮮生吃。其他大部分受試者都變瘦了，而且覺得自己變得更有活力，思考更清晰。我雖然每週固定幾次強烈運動，吃得也不比別人多，卻重了6公斤，而且覺得精神很差。

帕斯克威茲醫師被難倒了。他原本是想證明新鮮的自然飲食對每個人來說都是健康有益的（他對於傳統智慧的反動口號是：「吃死掉的食物怎麼可能讓妳充滿生命力呢？」），但我卻不符合他的理論。爲什麼？他對於自然飲食的熱情讓我由衷佩服，我也希望實驗能夠順利。既然我沒有違反規則，沒有在半夜偷吃垃圾食物，我的基因也和其他人沒有明顯不同，為什麼我的反應會這麼不一樣？

經過許多年，我終於明白這個謎底的答案：荷爾蒙。我的荷爾蒙的確打破所有規則。有一次我因為暈倒被送到醫院，而醫生的治療反而差點讓我致命。我的經前症候群就我所知也是最嚴重的症狀，是黃體激素太低、雌激素太高造成的結果，而在有機飲食店裡找到的所有療法，只會讓我的問題更加嚴重。沒有醫生能夠解釋為什麼我的甲狀腺機能波動不停。我的荷爾蒙分泌完全不符合西方醫學的模式。不過，也因為我的內分泌系統很詭異，所以我才花費大量心血研究，甚至能因此寫作、教學。但在我十幾歲，甚至到三十幾歲的時候，我卻對這個寶貴資訊一無所知。

用能量療法處理荷爾蒙的混亂

我的個案泰莉莎有四個小孩，雖然有時候覺得養育這麼多小小孩相當疲憊，但她很享受當媽媽的感覺。然而，就好像被時鐘設定了一樣，大概每個月會有一週，她會非常痛恨媽媽這個角色，而且討厭當媽媽的自己。生理期來的前七天，小孩只要有一點點不對，甚至什麼都沒做，她就會朝著他們尖叫怒吼，或是縮回床上哭泣而不管小孩的需求，整天籠罩在絕望萎靡的黑暗陰鬱之中。

然後，如同按照時鐘的設定，等到生理期來了，她的心情就會慢慢好轉，自信與能力也回復了，接下來的三週完全是一帆風順，雖然還是會對經前症候群發作的那段時間抱持著一絲罪惡感，也害怕下次經前症候群的到來。

泰莉莎向我諮詢，希望我能幫助她度過每個月的嚴苛考驗，但不清楚會有什麼效果。諮詢的日子剛好就是她經前症候群開始的時候。我發現她身體裡的每個系統都受到了能量干擾。泰莉莎某條主要經絡的能量太多，而有幾條的能量則是太少。要修正這種失衡現象其實不須花很多時間，所以我可以慢慢進行測試，在引導某股能量流動之後，詢問她有沒有任何感覺。她的身體隨著一條條通道平衡後慢慢放鬆了，而且心情馬上就轉好。

我教了她幾個運動，讓她回家後能夠維持這個新的平衡狀態。她每天都按照指示去做，直到生理期來臨。因此這段原本會讓她飽受折磨的日子，這次卻出奇地平靜，她完全沒有感覺到月經前應該會有的憂鬱或情緒波動。她以為自己已經痊癒了。但是當下一個週期到來，她忘了持續運動，於是訝異地發現自己再度陷入月經前的黑暗深淵。泰莉莎很快地又來找我。這次的療程很簡單，我們採用跟上一次一樣的方法，但特別強調回家後每個月都一定要記得練習。她開始體認到自己的生理週期有著自然的韻律，也發現在月經來臨前，自己心情很好的時候，做起能量療法會特別輕鬆，好讓她在生理期到來之前能夠不要那麼狂暴不安。這大大地改變了她的生活。兩年後，我很高興聽到她開始在我們當地的社區診所，教導其他女性如何處理她們的經前症候群問題。

荷爾蒙的運作

如果妳把自己身體裡的每個細胞都當成一座能夠上演上千齣戲的劇場，荷爾蒙就是負責幕啓幕落的人員。某種荷爾蒙可能是從遙遠的一端過來，升起幕簾，啓動免疫系統，或是管理新陳代謝。戲演完了之後，另一種荷爾蒙過來落幕，負責演戲的化學物質暫時休息，直到下次幕簾再度升起。荷爾蒙是細胞產生的一種分子，能夠對其他的細胞、組織和器官下達指令。每一種荷爾蒙會下達一項特定的指令，升起或落下特定的簾幕，與幾百萬種其他的荷爾蒙合作，讓我們產生性欲、開始熱潮紅，或是讓乳房變大為懷孕做準備。

曾經我們以為是由大腦和神經系統負責控制的許多程序，現在已確認是由荷爾蒙分泌來掌控。荷爾蒙其實是一個活躍的社群，由幾兆個看起來各自獨立、能力強大的決定者共同組成，而不是一個由上而下的溝通系統。荷爾蒙的運作具有三種不同的距離：（一）在細胞中產生，負責該細胞與鄰近細胞的活動；（二）透過導管進行短程運輸後，產生作用；（三）由內分泌腺體產生，透過血液傳輸，來控制距離可能很遠的細胞與器官的活動。能量場在此扮演傳播訊號的重要角色，讓這個龐大社群裡的決定者能夠協調合作。

要知道荷爾蒙的力量究竟有多強，其實有點難。負責調整生理週期、影響性欲與準備懷孕的雌激素，在妳三十歲左右的生育年齡內持續分泌的量，根據估算，可能比一顆橄欖還輕。但只要一點點就能夠讓青春期女孩的身體變成一個女人。所以荷爾蒙是非常強效的藥。

如果將身體產生某些特定荷爾蒙的能力去除的話，可能會造成人體虛弱、疾病，甚至死亡。就算是非常細微的失衡狀況，也可能造成一定範圍的嚴重疾病。在1950年代，大家都才剛意識到荷爾蒙對於人體功能有著重要影響的時候，瑞特克里夫醫師（J. D. Ratcliff）就分析了荷爾蒙的多樣功能與產生荷爾蒙的腺體。他發現：「神奇的內分泌腺體其實對我們每個動作都有影響。例如張開眼瞼，需要荷爾蒙確認血糖足以支持肌肉活動。手指割傷，荷爾蒙會幫忙消炎並抵禦外來感染。荷爾蒙其實是人類與動物之間的公分母。有些小牌電影明星的性荷爾蒙和鯨魚的一樣。有些職業拳擊手的腦下垂體分泌與老鼠相同。」

只要不是單細胞生物，任何植物和動物都會分泌荷爾蒙，因爲這樣細胞之間才能溝通。其實幾乎所有的人類器官與組織都會分泌荷爾蒙，但我們最熟悉的還是內分泌系統所釋放的，包括腎上腺、下視丘、卵巢、胰腺、副甲狀腺、松果腺、腦下垂體、睪丸、甲狀腺和胸腺。這些腺體加起來總共才幾公斤重，但他們對於人體功能卻具有決定性的影響。瑞特克里夫這麼說：「這麼一點點組織卻像是人體的最高行政機關……是負責人體化學作用最重要的大師。」內分泌腺體直接將荷爾蒙傳導物質釋放到血液中，任務清楚，目的地明確。單一種荷爾蒙的作用可以是刺激或壓抑成長，啓動或抑制免疫系統，管理新陳代謝，爲某種活動進行準備（例如打鬥、逃走或交配），或是掌控階段性的生理轉變（例如青春期、生育期、更年期）。

大部分人都不覺得荷爾蒙具有型塑大腦的力量。我們認爲大腦是遺傳而來，擁有的能力和限制都是天生且發展相對固定。但生活經驗其實是會改變大腦的生理結構，學習則會發展出新的神經。我們的大腦持續在進行組合發展，而且根據蒙娜麗莎·舒茲（Mona Lisa Shulz）醫師的說法，我們的荷爾蒙甚至會「型塑左腦和右腦處理感覺與思考的方式」。身爲神經心理學家和直覺與能量醫療專家，舒茲在著作《新女性大腦》（*The New Feminine Brain*）中提出了突破性的看法，解釋了大腦是如何適應環境，因此我們的腦和我們祖母的腦就是不一樣。而且我們現在正處於「新女性大腦」的革命風潮上，我們的深層直覺，以及女性大腦皮質的獨特迴路，以及左右腦半球間的連結比男人更多，這些都讓我們占有優勢。舒茲告訴我們，了解自己的荷爾蒙可以幫助大腦發展出新的可能性。在此同時，如果還能了解管理荷爾蒙的能量，那就更有助益。

能量對荷爾蒙下達指示

只要極微量的荷爾蒙，就能夠產生極大的效果。因爲荷爾蒙是激發身體能量的催化劑（「荷爾蒙」一詞源自於希臘文的 hormon，意思是「我很激動」或是「蓄勢待發」）。荷爾蒙和能量是透過相互回饋的迴路在交互影響。荷爾蒙會告訴妳的細胞、組織、器官與裡面包含的能量該做些什麼，身體的能量也會告訴荷爾蒙該怎麼辦。我們會在接下來的章節中學到如何引導能量，將型塑人生旅程的荷爾蒙管理得更好。

能量療法是一門藝術，也是科學。透過運用能量與化學間的關係，可以促進我們的健康、活力與幸福。這個公式的重點不單只是能量或化學，而是兩者兼顧。當身體的化學改變（例如每月的生理期），能量也跟著變化。而能量的變化同樣也會造成化學的改變。這在我執業的過程中一再受到證實。簡單的能量介入通常可以在女性荷爾蒙的數值上測得變化，表示身體恢復平衡。雖然我尚未看到任何正式報告，不過我和許多常常進行檢驗測試的護理師同事過。我常請他們在治療前先檢測一次，治療後再檢測一次。能量治療前後的改變通常會在白血球、血糖、甲狀腺機能與雌激素的數值上顯現出來。

編造的迷思：大自然的運作是錯誤的方式？

在科學與醫學的領域中，對荷爾蒙常有許多誤解。因為深植於文化中的傳統說法常常會貶低女性身體與心理的明顯特質，這些資訊的誤導造成大多數女性無法完全了解自己身體的運作。如果妳的身體跟我一樣，與一般規則大相逕庭，那麼知道如何介入與管理自身的荷爾蒙就變得非常重要，否則會完全束手無策。但即使妳的荷爾蒙運作「正常」，如果能對荷爾蒙有所了解，妳就能擁有強大的能力去管理自己的情緒、健康和生命力。因此，正確的資訊非常重要。

1963年有一篇文章，作者是紐約的婦科醫師羅伯．威爾森（Robert A. Wilson）和他的護理師太太塞爾瑪（Thelma），開頭寫道：「我們現在必須面對一個難以啓齒的眞相，那就是所有過了更年期的女性等於是被去勢。」這篇文章刊載在《美國老年醫學協會期刊》（the American Geriatrics Society）上，三年後威爾森醫師撰寫了《永恆的女性》（*Feminine Forever*）一書，這本暢銷書的內容也在全國各地的雜誌和報紙中進行連載或被摘述。威爾森認為更年期是一種「不足症」，和糖尿病差不多。威爾森說，更年期的雌激素衰退會導致「嚴重的生命力耗損」。在這個過程中，更年期不但偷走了女性的健康，也帶走了她的陰性特質與性欲，讓人變得虛弱而沮喪，或至少產生「像牛一樣乏味的感覺」。他說，更年期後的女性「只是存在，而非活著」，「透過一層灰色的紗」在看世界，日子過得「像失去大部分生命價値、柔順無害的動物」。

這種說法在一向很尊重年長女性的其他幾千個文化中都還沒被接受，但美國人卻相信了。威爾森的解決方法是讓已經無法製造荷爾蒙的更年期女性服用雌激素藥丸，還成立了私人基金推動雌激素療法（製藥業出資一百三十萬美金）。《波士頓環球報》後來報導，「荷爾蒙替代療法藥丸」很快地「就像彩色糖果一樣，充斥在從東岸到西岸所有中年婦女的藥品櫃中。這些藥丸容易取得，服用方便，彷彿是冒險家德萊昂（Ponce de Leon）尋找的青春之泉具象化成爲藥品那樣吸引人，能夠讓更年期與更年期後的女性變得年輕有活力，反應靈敏思考迅速，皮膚柔嫩有彈性。」

1993年，有越來越多的科學研究支持這項療法的發展，包括了具有公信力的醫學期刊《刺胳針》（*The Lancet*）和《美國醫學協會期刊》（*JAMA*）刊載的許多報告。他們認爲荷爾蒙替代療法能夠讓更年期與更年期後的婦女增強記憶力，並降低乳癌、生殖器官癌症、心臟病、中風，以及骨質疏鬆的風險。但許多女性在開始荷爾蒙替代療法後幾個月內就停止，因爲副作用太多，包括沮喪、情緒起伏、陰道出血、疲倦、頭痛、血壓增高、胸痛、靜脈曲張、水腫、膀胱無力、變胖等。到了2002年，較大型且較精密的研究結果顯示，只剩減緩骨質疏鬆這一項依然成立。同年，NIH美國國家衛生研究院研究了16,608名女性，在JAMA上發表結果，顯示採用荷爾蒙替代療法五年，乳癌風險增加26%，中風41%，心臟病29%。後續研究顯示荷爾蒙替代療法會讓失智症風險增爲兩倍。

科學為什麼會錯得這麼離譜？

《波士頓環球報》的專題「荷爾蒙療法的崛起與沒落：科學迷了路，女性認了栽」提出：「荷爾蒙替代療法彗星般的崛起與流星般的墜落，可在大型醫療疏失的歷史上留下一筆。證據薄弱的科學，聳動的鼓吹言論，醫師的從眾心理，女性對於更年期重新定義的期待，也就是從原本無可避免的『生活改變』，轉成能夠加以控制的情況，這些都在在加速了整個過程。」

是的，女性得認栽。許多早期研究是立基於古老且有時不太可靠的醫療紀錄，通常並未記載藥物的效果，甚至是明確的處方。而另一個錯誤則是沒有追查個人差異。同樣的症狀可能是由很多不同的原因造成。舉例來說，妳的雌激素可能分泌不足，妳的鄰居可能雌激素過剩，但是症狀跟妳一樣。妳們兩人採用相同的處方，只因爲研究顯示有一定比例的人用了這個療法後狀況改善了，這樣根本就不對。

威爾森的改革，想要拯救婦女脫離所謂更年期「悲劇」的狀態，其實有一大部分是製藥業在背後支撐。總之，如果更年期被視爲自然現象而非疾病，那麼製造針對這種「疾病」用藥的產業來說，世界上就會有千百萬名女性一直都屬於未開發市場。威爾森主張更年期是需要治療的疾病，剛好是製藥業的最佳宣傳，更因此打開了「世界上最廣大的商業市場」。更年期是每個小女孩未來都會經歷的過程。萊絲莉．肯頓在《力量的道路》（*Passage to Power*）這本關於更年期的經典著作中指出，製藥商「每年都會花一筆錢想要說服政府、醫師和社會大眾……使用他們的產品是讓女性」能夠對抗更年期這個可怕疾病的「唯一選擇」。

科學現在做對了嗎？醫療政治

對於科學研究的錯綜複雜與政治角力，妳也許關心，也許不在乎。但如果妳就醫時，描述了自己的症狀，然後拿到了美國在這一年所開出的三十億張處方中的其中一張，那麼妳最好還是要關心一下。就算不是拿自己的命，仍是拿自己的健康與科學研究的正確性下賭注。每年有超過10萬人因爲按照醫囑服藥死亡。妳不可能只是盯著那些藥丸，就會知道這些藥究竟對妳獨特的身體所產生的獨特症狀有沒有幫助，或者指示的用量究竟是太輕還是太重，或者這些藥會不會造成一些意外的副作用。在醫生開出處方前，妳必須仰賴研究結果來回答這些基本問題。

科學研究在我們的文化中被認為是眞理的支柱，是可以信賴的知識。我們接收到的許多資訊都想說服我們去購買或相信某位專業人士的推薦，所以科學有其客觀的權威。是這樣嗎？用俗話的套路來說，喜歡吃香腸又相信科學研究結果的人，應該會覺得兩相衝突吧。並不是說基礎的科學方法不屬於人類最偉大的成就之一，它當然的確是的！可是政治與經濟的尾巴正要著醫療保健研究這隻狗團團轉。每年開出三十億張藥單，就看這隻神聖的小狗意欲如何，當然會產生激烈的暗鬥。

波士頓女性健康編撰小組（Boston Women's Health Book Collective）（以《妳的身體，妳自己》[*Our Bodies, Ourselves*] 一書聞名）簡述了這場過去三十年來在醫學研究界發生的「安靜而激烈的轉變」。1970年前，政府主導了大部分的大型臨床研究。而現在備受尊崇的醫學期刊，像是JAMA、《新英格蘭醫學期刊》（*New England Journal of Medicine*）和《刺胳針》，刊載的臨床試驗報告中有四分之三是由製藥公司贊助。1991年的時候，製藥公司的研究至少還有80%委託給大學，因此有著各種不同的文獻與平衡觀點來支撐研究者進行獨立而客觀的研究。但到了2000年，有三分之二的研究都是在營利的研究中心進行。

妳可能會想：「那又怎樣！」研究就是研究。發表在知名期刊上，就應該禁得起科學標準的檢驗吧。嗯，妳可以再多想一下。受雇於公司企業的科學家知道許多方法可以得出公司希望看到的數據。其中一種很常見的伎倆就是，如果這個研究結果看起來不是製藥公司想讓全世界知道的，那麼計劃就會被停止，而製藥公司不喜歡的結果就不會被公布。還有另一種欺騙手法是，在測試給老人吃的藥安不安全時，會找年輕健康的受試者來實驗，因為副作用在他們身上比較不明顯，而且比較不可能正在服用與實驗藥相衝突的其他藥物。女性健康編撰小組做出結論：「透過控制研究實驗的設計、受試者的挑選標準、數據的分析，和篩選可以公布的結果，製藥公司塑造了所謂的醫療知識。」

但這些技術問題眞的會造成那麼大的不同嗎？在2003年，有兩個不同的研究針對這個問題進行了調查，分別在JAMA和《英國醫學期刊》（*British Medical Journal*）上發表。猜猜結果如何？如果研究是由販賣該實驗產品的公司贊助，比起沒有受到贊助的研究者做出來的結果，得出正面數據的可能性會是6到4倍。JAMA還有另一篇後續研究，發現這種不名譽的扭曲即使是在最有公信力的期刊上也會出現，而且甚至更加嚴重。在最有威望的研究中，受到產品公司贊助的研究得到正面數據的可能性，是客觀研究者實驗同樣產品的3倍。然而，這些不公正的研究在醫學期刊上發表時，並沒有用霓虹看板標示出「不公正的資料」或「警告，衛生署長認為妳接下來讀的是一篇胡說八道」。這些研究反而會成為醫生在考量藥物對病情是否有幫助，或會不會造成人體傷害時的參考。而且這個現象並沒有因為實驗研究越來越腐敗而停止。女性健康編撰小組告訴我們，原本應該要保護保健消費者權益的組織，越來越走向妥協的道路：

- 臨床診療的指導原則是由專家組成的委員會制定，但這些專家很可能與相關藥物或其他產品的製造公司有著積極的經濟連結。
- 大約70%的醫師進修醫療課程都是由製藥商或其他醫療產品廠商買單。
- 「客觀的」醫學期刊需要的收入，來自藥品廣告以及出售加印的已發表文章給企業，讓他們去發送給醫生。

- 負責新藥審核與藥品安全監督的美國食品藥物管理局（FDA），有超過一半的資金是來自製藥公司。

簡而言之，資金收入已經逐漸變成保健產業新的「客觀」標準。

妳最近有拿處方箋去買藥，然後發現怎麼變貴了嗎？美國每年可是開出三十億張這樣的藥單呢。因爲研究結果對這些藥是否安全有效與否，不太有自信，所以讓這些藥持續被開出的成本其實超乎妳的想像。根據國會調查員的統計，花在藥品行銷的金額，從1997年的110億美金，一躍變成2005年的近300億美金。領頭的製藥公司的利潤通常會是《財富》雜誌裡其他五百強產業的三到四倍。

至於自然療法，由於製藥公司只能從可以申請專利的產品獲取利潤，但使用天然植物的製劑無法申請專利，因此像是合成黃體素（黃體製劑）就發展出廣大的市場。和天然黃體素相比，黃體製劑效果較差而且副作用較多，但可以申請專利。天然黃體素無法申請專利，所以醫療產業就不會宣傳或推廣。妳，還有妳的醫生，也就比較不了解天然黃體素（接下來的章節會深入探討黃體素），同時妳的醫生也就更不可能向妳介紹能量療法。畢竟製藥公司還沒找到替能量申請專利的方法。被隱藏的資訊、誤導的資訊，還有互相矛盾的資訊並不僅限於荷爾蒙替代療法，還延伸至西方醫學如何處理女性健康問題的其他領域，例如乳房X光、骨質疏鬆症，或是經前症候群。總之，由製藥商、研究者和政府立法人員所形成的複雜網絡，他們製造出來的資訊不見得是眞正對妳有益。

大部分我認識的醫生都在抱怨，他們的專業被社會與經濟力量的網絡所控制，完全不顧病人的福祉。透過醫療保健宣傳產業稍微譴責抱怨其實不會造成什麼影響。然而我必須承認，我要說的並不是因爲系統中存在著這麼一點組織的不公，所以有時明明可以採用比較自然的療法，醫生還是開了處方箋，累積出一年三十億張的藥單。也不是要說每年有10萬到30萬人遵照醫囑服藥而死，他們應該要受到更好的保護。而是，因爲這本書在教妳自助，所以我必須舉出科學的可笑之處讓妳保持警覺。不要讓妳對自己身體和需求的感知與疑慮，這麼容易就被權威的意見打敗。不管資訊如何矛盾、宣傳多麼誘人，妳都能夠對抗這類訊息的催眠。成爲自己身體能量實驗室的首席科學家，能夠讓妳透過觀察各種療法對能量系統造成的細微效果，評估是否對疾病有所幫助。同時也可以預測這些治療對妳的身體會造成哪些長期影響。

讓我們落入陷阱的迷思

除了影響我們健康選擇的醫療迷思之外，還有另一種更私人層面的迷思也影響了我們。我們生活在一個崇尚年輕美麗的文化中，智慧、同情心和才能三者加總還不如年輕美麗獲得的地位與資源。我們所在的文化讓我們持續遭受媒體傳播的「完美女人」形象所攻擊（與比較）：高挑、纖細，比身高比例至少少上20%的體重，看起來很少會超過25歲，皮膚上所有的瑕疵都被淡化了。我們的文化讓能幹的女性輸掉了性騷擾的案件，被排名前十的會計師事務所拒絕成爲合夥人，因爲「她走路、講話和穿著的樣子應該要學習更女性化一點」。我們生活在一個妳完全明瞭我在說什麼的文化之中。

當蒂娜第一次來到我的辦公室時，看起來生命力消耗殆盡，不但筋疲力竭又沮喪低落。在蒂娜五十出頭的時候，她花了大把時間精心打扮、取悅男人，做盡每一件自己「應該」要做到的事，好博取他人歡心。但現在似乎一切為時已晚。三個男人因為更年輕的女人而離開她。蒂娜很生氣，她明明「所有的事都做對」，服從所有的規則，為了他人犧牲自己的需求，進行膠原蛋白療程，但沒有一件事能讓她得到自己想要的。她不夠漂亮、不夠瘦，現在還不夠年輕。而這些都不可能改變。更年期的到來更是壓死駱駝的最後一根稻草。蒂娜覺得情況只會越變越糟。她發現再也無法逃避從來沒有為自己而活的事實。她的直覺與生命力已經屈服於……於什麼？在我的辦公室裡，她列出了一長串的健康問題，包括甲狀腺機能亢進、腎上腺疲勞、更年期症狀、慢性疲勞、憂鬱沮喪，以及自殺的念頭。

這些生理疾病很明顯是與情緒問題相關。我直接從與這些生理症狀相關的能量失衡開始治療。如果一輩子都在否定自己合理的需求，會讓妳的能量嚴重混淆。蒂娜的生命力（尤其是腎經的主要能量流）已經消耗到一種危險的程度。在生命力經過滋養，足以有力地在體內流動後，她開始感覺到自己獲得一種能夠面對世界的新活力。能量開始流動，她的意識也開始流動。蒂娜這輩子第一次感覺到沒有迎合別人的時候，也不會感覺被孤立，而且第一次有機會能夠照顧自己。光是這點就讓她開心無比。另外，腎經還負責管理恐懼。所以她發現自己擁有了新的勇氣，做自己而不怕被拒絕。現在她的內心已經能夠自在綻放，不再渴望或尋求他人的認可。

蒂娜的故事並不罕見。爲了符合大多數傳統中的美麗標準，年輕女性還是將生命力浪擲在現實生活中無法達成的完美形象上。在今日的美國，花在化妝品上的金錢比花在教育或社會服務要多得多。每分鐘會賣出2,055罐保養品和1,484條口紅。每週都有幾萬名女性心甘情願地把自己的身體交到手術台上，好變成與上天對抗的美麗形象。女人付出大把鈔票想要變瘦、變美、變年輕，但發現醫美通常無法帶來更多眞正的自尊自重，只會造成意想不到的麻煩，而且通常反映出一個普遍的悲傷事實，那就是缺乏自我肯定。蘇珊．維德（Susan Weed）說，女性在成年後，必須面對一個重大而孤獨的挑戰，那就是「必須修正自己對美麗的看法，讓標準也適用於老女人」。我們的文化傳統對美麗與年紀的看法深深影響女性的自我概念，因此很難讓我們的思考超脫「美麗迷思」的主張。這不但會影響到妳對自己的感覺，妳會怎麼對待自己的外貌，也會影響到妳維護自身健康的方式。我在斐濟的經驗讓我對這一點有了更深的認識。1970年代中期，我住在斐濟，沒有人比那裡的居民更快樂了。斐濟的女性健美豐滿而開朗。一直到1995年斐濟才引進電視。結果短短三年間，11%的斐濟女孩開始跟電視裡那些苗條的女演員和模特兒比較身材，然後得了暴食症，鎮日反覆催吐。

我們文化裡對於美麗與體重的病態標準，在其他文化取得能與我們接觸的科技後，就侵蝕了對方的文化。這實在不太美妙。如果我們擁有一個和國防部相同權力與資源的心靈健康部，我們的社會就能夠明確而有力地告訴年輕女孩，要怎麼珍惜與欣賞自己的身體，因爲那是一份自然獨特的禮物。但現在我們創造了強大的產業，強迫女孩用負面的想法與好萊塢和麥迪遜大道所塑造出來的那些遙不可及的理想形象比較。我們也用那些形象來催眠男人，然後沒有人是贏家。

克莉絲汀．諾瑟普醫師（Christiane Northrup, M.D.）認爲，社會上「貶低」眞實的女性身體，加上文化傳統的「男優於女，少優於老」，爲羅伯．威爾森的仇女活動提供了肥沃的發展基礎：「我們現在可以透過藥品得到更好的生活，在生育年齡服用避孕藥，更年期時服用雌激素，無法無天的女性生理機制就能夠得到控制。」

身爲女人，我們相信了醫療產業所說，更年期恐怖的救贖來自雌激素替代療法。我們持續服用雌激素，雖然有越來越多證據顯示，雌激素造成的問題遠比可以控制的更年期症狀來得可怕多了。在我們接受這種訊息的背後，其實還有一連串其他文化迷思在影響我們所有人。我們以爲自然的韻律與循環應該是要加以對抗與控制，而不是珍惜與崇敬。

儀式與知識如何讓我們重新獲得力量

在我們的文化中，從小女孩轉變成女人的重要過程，並不像堅信禮、受戒禮，或婚禮那樣會舉辦儀式慶祝。在我們的人生中，當我們還只是小女孩的時候，需要人引導、教養並確定我們即將發生哪些事，未來會走向哪裡，這些事情究竟代表什麼意義，可是我們實際能獲得的幫助極少，除非我們擁有非常優秀的父母。但即使是非常有智慧的父母，要憑空創造一個儀式也不是那麼容易，畢竟我們的生活文化就是對銜接小女孩和女人之間的過程，感到模稜兩可而且困惑。

不過我剛好處於一個轉變的時代。女性集體覺醒，想要驕傲地慶祝自己的身分，也許這是幾千年來的第一次，從父權還沒變成主要的社會力量前開始。我們想爲自己的女兒舉辦慶祝儀式。我們發現了身爲女人的意義，希望將這些最甜蜜的啓發傳遞給下一代。

女性解放運動所代表的意識，對我們某些人來說就像花朵綻放一樣。我們潛藏的力量、創意和潛力都透過最刺激的方式重新挖掘出來。盲目接受女性角色的鐘擺，像是當個全職媽媽、要迎合丈夫、準時煮好晚餐、不要造成麻煩等等，開始遠離了。（我還記得有張保險桿貼紙印了我們對於女性在社會中的「地位」所產生的新覺醒：「順服的女性無法創造歷史。」）

這個風潮也讓我們熱烈探討了該如何爲年輕女孩的初潮舉辦慶祝儀式。我個人感到很興奮，希望能眞正好好慶祝這個偉大的過程，讓我的女兒知道這項身體的轉變是值得慶賀的美事。但我們沒有可以模仿的對象，只能想像如果爸媽當時能幫我們慶祝的話，將會有多開心。我們沒有任何靈感，反而只有七年級時的記憶，所有女生列隊前往觀看生理期影片的景象。

在我的記憶中，我們排成一直線前往播放影片的教室，途中經過那些對著我們指指點點、嘲笑戲弄的男生。不知道為什麼他們都知道。有些女生感到很丟臉，甚至哭了起來。然後我們看了一部愚蠢的影片，裡面描寫的都是最狹隘的事實，而且讓我們都很害怕。

所有的老師都很難為情，也不知道該怎麼開口跟我們解釋。麥當諾老師年紀比較輕，可是從她二十四年的經驗中，也只能給出這樣的建議與見識：「記得這件事就好：妳完全可以決定不要懷孕。男生管不住自己，所以妳絕對不可以『親熱』。如果懷孕了，那妳就無法參加畢業舞會，而且會被送走，自己一個人去生小孩。」生理期當時還被許多母親視為「詛咒」，同時也會提出相同的可怕警告，要小心別懷孕。那個時候還沒有出現避孕藥。

女性解放運動投入了巨大的精神與努力，希望改變這一切，讓女性生理期這件事能夠攤在陽光下。我們想讓以後的女孩兒對於生理期的到來充滿喜悅與期待。雖然當時的社會並不會為年輕女孩的初潮舉辦任何儀式，但我是一定會做的。

很不幸，我當時的丈夫早我一步。當時兩個女兒甚至都還沒約會過。他決定要自己來跟她們「討論」這件事。我馬上覺得很擔心：「雷伊，你確定自己知道要說什麼嗎？」雷伊比我大12歲，等於是我前面一代的人，他當然不可能參加女性解放運動。可是他向我保證他完全知道該說些什麼，然後就說了。事實上，他說的那些話，可算是我後來決定在女兒還沒完全長成青少年前就和他離婚的主要原因。在那次談話中，雷伊冷靜而堅定地告訴女兒說：「如果妳們懷孕了，就不要回家了。」討論就此結束。

但是，輪到我的時候，我也沒有為其他父母立下什麼值得學習的典範。丹蒂的初潮來得比我預期的早。她才11歲，我就發現這天悄悄到來。我笨拙地渴望讓她的初潮美麗地來臨，所以我親暱地抱著她，告訴她即將長大成熟，及背後所代表的意義。我不知道自己做錯了什麼，但她聽了以後滿臉驚懼，接著哭了起來。她啜泣著說：「我好想死！」我一直夢想著，要讓她感覺這件事情完美無缺、美麗無比，因此當下無法接受她的反應。我打了她一巴掌，就像看到夢遊的人正朝窗臺走去會做出的反應。這是我第一次，也是唯一一次打她。後來我們又一次深談，想要修復這個被我搞砸的寶貴時刻，我才知道她是不希望失去自己的童年。她以為我說的長大是一種黑白分明、一刀兩斷的事情。那天早上她還是個可以玩耍遊戲的小女孩，如今她懷疑自己不再是小女孩，也不再能玩樂了，難道自己必須立刻穿上成年女性的鞋子。但她自覺仍是個小女孩，而且她的心也還不想前往我似乎正要引導她前去的方向。

我們所有人對於自己的天性與生活中的位置都需要營造有深度的儀式與活動。而醫療則需要對我們的身體和有些虛幻的身體能量發展出適切的程序。雖然到目前為止尚未出現。但妳可以試著去做。就如同著名的心理治療師、女性團體帶領者茱迪絲・杜爾克（Judith Duerk）所說：

> 這樣對妳是不是會有所不同呢？如果，在妳初潮來臨的那天，母親送妳一束花，帶妳去餐廳吃午餐，然後妳們兩人到珠寶店和父親會合。妳在珠寶店穿了耳洞，父親買給妳第一副耳環，接著妳和幾個朋友、還有妳母親的朋友一起去挑選妳的第一支口紅。抑或，妳在初潮來的那一天是第一次進婦女會所（Women's Lodge），學習一切關於女性的知識與智慧。這麼做會讓妳的生活產生怎樣的不同呢？

與荷爾蒙相關的能量療法

洶湧的化學之舞決定了人體是否能健康安泰，其中最重要的就是三種荷爾蒙之間適當的交互作用：胰島素、腎上腺素與皮質醇。因爲壓力、汙染和飲食問題已經變成現代生活的一部分，這三種荷爾蒙似乎都有過度分泌的趨勢。黛安娜·史瓦茲班醫師（Diana Schwarzbein）指出，營養與生活習慣如果能完整規畫後並進行改變，「就可以讓主要荷爾蒙降低回到平衡狀態」。而只要能夠平衡幾種重要的荷爾蒙，「就能夠平衡所有的荷爾蒙」。

有三種方法可以促進胰島素、腎上腺素和皮質醇呈現最佳效能，那就是適當的飲食、適當的運動，以及透過像是五分鐘能量日常運動（第55頁）這樣的練習來增強能量系統。雖然能量療法在三種主要荷爾蒙失衡的時候，可以從不同層面進行改善，但本書最主要的重心是放在荷爾蒙對女性身體造成的影響，以及進入奇幻神妙的經期、生育期、懷孕期與更年期的過程。不過，既然稱爲三焦的能量系統掌管了腎上腺素與皮質醇的分泌，同時聯合脾經，還會影響胰島素的分泌，所以本章接下來的部分就會把重點放在三焦的管理。

三焦

三焦是人體裡功能最多卻也最不被了解的能量系統之一。下視丘被認爲是最主要的腺體，因爲負責呼吸、心率、體溫、血壓和荷爾蒙分泌的管理，但下視丘是和三焦一起執行所有的功能。三焦是這個演化過程的成功範例，保護妳的生命，就像地方警察局和消防隊負責妳的安全一樣。三焦掌管身體最重要的三個機制：

1. 免疫系統
2. 面對威脅產生緊急反應（戰鬥、脫逃或僵住）
3. 養成生理和行爲習慣，以便管理壓力或威脅的能力

三焦的能量有兩種流動方式。一種是沿著三焦經流動，另一種是

能夠隨時跳脫三焦經，立刻前往身體需要三焦幫助的地方。這種自然的超連結能力是奇經八脈的特質（見第40頁）。三焦同時具有經絡與奇經八脈的功能，而且三焦的最高指導原則就是不論是多險惡的狀態下都能讓妳活下來。

只要想到免疫系統的神奇設計（能夠認知並防禦具有威脅性的侵入者），以及戰或逃的應急反應（無須思考的保命反射動作），就應該要對負責管理這兩大生存模式的力量感激涕零，這絕對是演化過程中最偉大成就之一。然而，在這偉大的演化成就當中唯一的美中不足，就是免疫系統和應急反應最能夠適應的是一個已經不復存在的世界。三焦的應對策略其實對於生存在老祖宗的原始時代比較有幫助。

腎上腺疲乏：二十一世紀的壓力症候群

雖然擁有的生活品質越來越高，自我實現的機會也越來越多，但我們其實是生活在一個被稱爲「歷史上最焦慮的世紀」。我們每天都必須面對超載的壓力與資訊，這是在我們這個年紀時的曾祖父母輩無法想像的。原本眾人的世界觀與社會位置即使隔代也變化不大，但現在每十年就面臨一次大翻盤，因此我們的安全感也隨著這個過程變得越來越低。一位兒童心理學家告訴我，現在孩童平均的焦慮程度，比幾十年前有心理疾病的孩童還要嚴重。某個研究指出，這些沒有處理好的壓力，造成癌症與心臟病的風險其實比抽菸還高。

腎上腺疲乏被稱爲「二十一世紀的壓力症候群」。腎上腺是兩顆胡桃大小的腺體，位於腎臟的上方，會自行分泌或幫助分泌150多種重要荷爾蒙，影響身體裡每一項重要的生理程序，包含三種「主要」荷爾蒙的其中兩種，也就是腎上腺和皮質醇的分泌。兩種荷爾蒙都與身體如何處理壓力有關。皮質醇還有增強免疫系統功能的效用。

三焦與腎上腺素：

三焦掌管的是腎上腺，負責製造腎上腺素和皮質醇，對於外來入侵無時無刻都在保持警戒。不管是面對外在威脅的應急反應，或是身體攝取到食物、水或空氣中的陌生物質所產生的免疫反應，都是由三焦來啓動。在食物、水和空氣都還算純淨，以及外來威脅僅限於肉食動物攻擊或食物缺乏危機的年代，三焦能夠發揮絕妙的效用。但如今，免疫系統必須要檢測食物中所包含的幾萬種人工化學物質，根據演化的清單，已經分辨不出這些是否熟悉、安全，所以必須自行決定要不要啓動會消耗很多生物能量的免疫系統來驅逐這些物質。三焦還要分辨哪些是眞正的威脅，哪些是現代生活的壓力、不需要全盤啓動戰或逃的生存反應。半夜時分，妳正文思泉湧地敲打著鍵盤，撰寫下週需要的演講稿，但還來不及儲存前，電腦當機了。這當然是一種壓力，但這和劍齒虎走進我們祖先的洞穴、那種危及生存的緊急反應絕對有所不同。

這些假警報所造成的生理與心理消耗，以無形的方式實實在在地榨乾了妳的生命力。應急反應所產生的生理機能改變，包括有：心跳變成兩倍或三倍，血壓增高，冠狀動脈擴張，呼吸急促，肌肉緊張，腎上腺素、去甲腎上腺素、皮質醇、催產素和加壓素分泌到血液中，胃酸增加，肝臟釋放葡萄糖，基礎代謝率增加，前腦和消化道的血流減少、肌肉和身體的血流增加，瞳孔放大、視力變好，而不屬於戰鬥或逃走的系統，例如免疫、消化和生殖系統通通關掉。如果每次電腦當機，和朋友吵架，老公下班晚回家，女兒罵髒話，身體都要做出這些反應的話，那麼花費的成本也太高了。但這些並非最緊急的事件卻和劍齒虎走進洞穴一樣，會引發相同的迴路和生理反應。這就是我說的身體適應演化的方向，其實是一個不復存在的世界。

壓力反應症候群除了生理的症狀外，還有心理的症狀。例如認知與洞察的能力會顯著降低，其他關於邏輯的思考也是。我們會因爲壓力而出現依賴直覺或習慣的行爲模式，因而無法針對問題提出有創意的解決辦法。除此之外，不滿或憤怒通常會伴隨並增強戰鬥反應的出現，恐懼或驚慌則是伴隨並增強脫逃的反應。歇斯底里、崩潰和麻木則是在啓動戰鬥或脫逃反應後，硬去壓抑或去平撫而產生的結果。

身體除了立即發生的消耗外，如果壓力反應一再出現，生理方面可能會導致免疫和自律神經系統失調。症狀包含易受感染、自體免疫疾病、慢性焦慮、慢性疲勞，還有憂鬱。而身體製造腎上腺素與皮質醇這兩大荷爾蒙的能力也會減損。

重新訓練三焦

簡而言之，我們目前所生活的世界，容易讓三焦過度反應，而很多的健康問題是起因於這個演化的轉變，或至少因此變得惡化了。好消息是，妳還是可以重新訓練三焦，讓三焦的反應不要如此過度。這其實也是能量療法所帶來的最重要的禮物之一。

舉例來說，當壓力（不管是哪一種）讓妳的身體產生戰鬥或逃跑的應急反應，這時80%的血液會離開妳的前腦，湧進妳的手臂和胸膛準備戰鬥，或是集中到妳的腿部以備逃走，這整個原始的化學作用洶湧而至，讓妳爲了可能是虛擬的狀態做好準備。因此，有一個稱爲「壓力溶解」（又稱「三焦按壓」）的簡單能量技巧，可以讓妳在面臨壓力或威脅時打斷整個身體的程序。請先將手指的指腹輕輕置於前額，大拇指置於太陽穴（見圖3-1），雙手平穩地放置好但不要施加壓力，持續1至2分鐘。另一種方式是輕輕把一隻手掌置於前額，另一隻手掌放在腦後，脖子的上方。兩種方式都可以啓動神經血管點，讓血液循環回到腦部，讓妳脫離壓力反應的狀態。在進行壓力溶解時要配合深呼吸。這個姿勢和應急反應模式在生理上剛好相

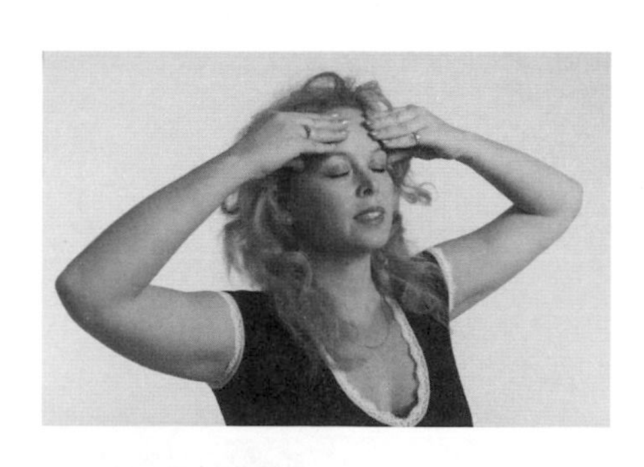

圖3-1　壓力溶解

反。多做個幾分鐘，戰鬥或脫逃的應急反應就能平撫下來。

在緊急狀況下與三焦共同合作

在我撰寫這一章的時候，剛好有個機會讓我使用這個技巧，還有其他與三焦相關的方法，因此有著深刻的體會。我們到墨西哥的下加利福尼亞州去僻靜寫作，一天傍晚，我一個人開車正要轉進一家賣場，目睹了一幅可怕的景象。一輛巴士撞到了一名年輕女子，巴士的一顆後輪整個壓在她的骨盆、臀部和大腿上。我是第一台開進現場的車，因此立刻把車停到路邊，跳下車，直接走到傷者身旁。巴士司機看起來也嚇壞了，看到我走過去，他口裡說著：「不行、不行。」一邊做手勢要我不要去碰她。我當然知道那是害怕沒有受過訓練的人可能會讓她傷得更嚴重。我不會講西班牙文，不過我聽到自己口中迸出「Yo soy doctor」（我是醫生）這幾個字。每個在巴士上的人，還有剛好來到現場的人已清出了一塊空間讓我陪伴著她。時間停止了，一切看起來非常超現實。傷者已經意識不清。我看到她的生命力正逐漸遠離。她的氣場已經完全潰散進身體裡，能量從腳部不斷流失。我努力想找出可以讓她活下去的方法，壓在她身上的輪胎反而變得比較不重要。我在她的右側，於是立刻開始輕觸她的三焦點，好穩定她的能量，讓她脫離休克狀態。這些點身體的兩側都有。我對最靠近我們的一名大概13歲的墨西哥男孩招了招手，要他輕觸傷者身體左側的三焦點。他迅速地模仿起我的動作，我們就隔著輪胎忙碌起來。

三焦安靜法（時間：20秒）

三焦能量從無名指的指尖開始，往上流到脖子，繞過耳朵，最後來到太陽穴。我們可以用手掌的電磁能量，透過讓部分通路逆流的方法，迅速安定過度活躍的三焦能量。步驟如下：

1. 將手指置於前額，做一次深呼吸，一樣是以鼻子吸氣，嘴巴吐氣（見圖3-2a）。
2. 再次深深吸氣，慢慢將手指滑到耳朵，撫平皮膚並稍稍施加壓力（見圖3-2b）。
3. 吐氣時，手指滑到耳後，順著頸後兩邊往下按壓，最後來到妳的肩膀。
4. 手指按住肩膀，覺得準備好的時候，用力扣住肩膀上方，然後把手指滑到胸口，一隻手疊在另一隻手上面（見圖3-2c）。這是心輪的位置，能夠帶領妳回到自身的家。
5. 維持這個姿勢，做幾個深呼吸。

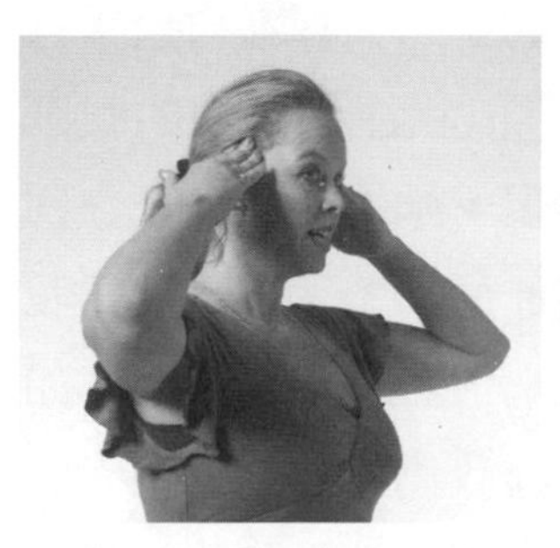

a

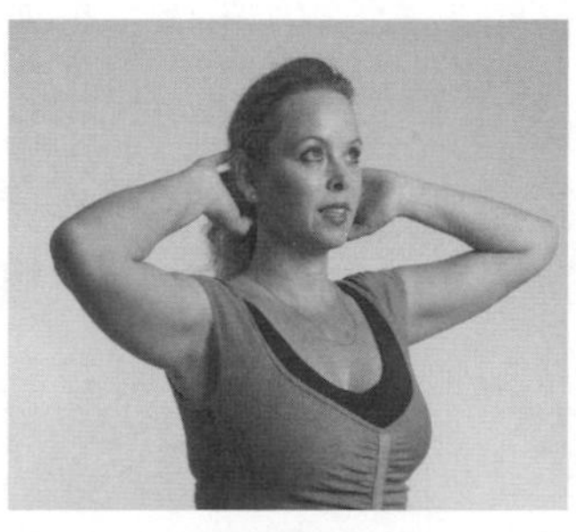

b

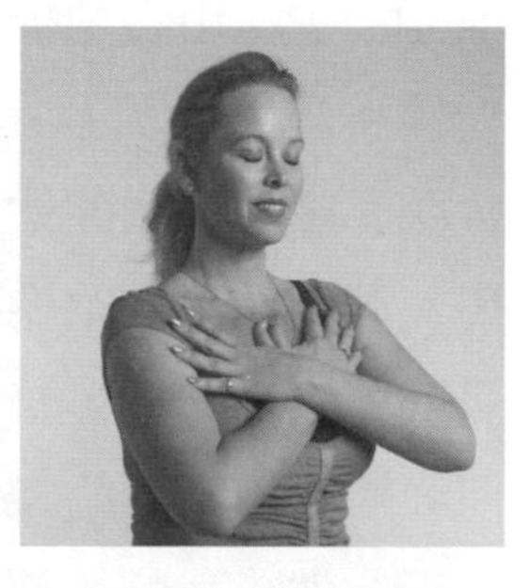

c

圖3-2　三焦安靜法

三焦敲打（時間：約1分鐘，或依需求而定）

　　這是一個很厲害的「鎮靜」技巧，可以在恐懼的時候使用。簡單、迅速又有效，能夠輸送出脈衝，關掉恐懼或壓力反應。

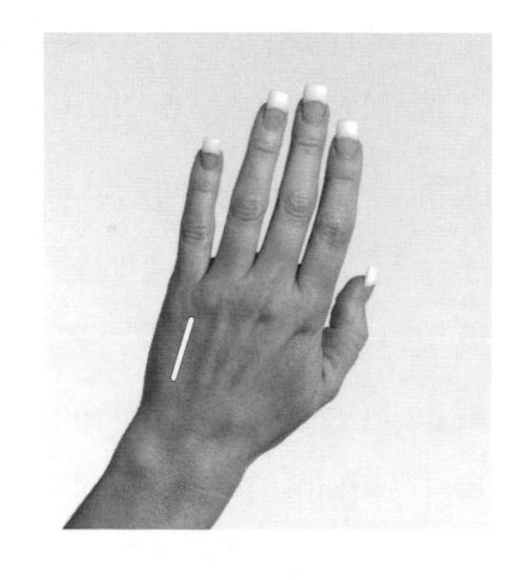

圖3-3　三焦敲打

1. 將要被敲打的手置於胸口中央。
2. 用另一隻手敲打無名指和小指中間的凹槽，從指節上方開始（往手腕的方向過去)。用力敲打約10次，記得深呼吸（見圖3-3)。

3. 停下來，深呼吸一次。

4. 再敲打約30次。

5. 換手，重複以上動作。

我和男孩一直輕觸著傷者的三焦點，直到我感覺她似乎開始脫離休克狀態。當時我的行爲幾乎是身體的自發反應，現在回想才發現，將對方穩定下來，讓她脫離休克狀態，其實是最重要的第一步。這樣才能輪到其他三焦點，支撐她的生命力，讓不斷從她身上流失的能量重新在體內流動起來，好好地保住她的性命。我想，第一組三焦點我們大概輕觸了三分鐘，才感覺到可以進入第二組三焦點。我們坐在地上，手指用力地按壓這些點，彷彿我們把她的生命力握在自己手裡一樣。墨西哥男孩堅定平穩地執行他的工作，但我注意到他的眼眶含淚。終於，我開始感覺手底下有一股力量浮現，她的生命力正在回復。等到跡象開始穩定（第二組的點我們大概進行了3至4分鐘)，我覺得應該輪到神經血管點了（做法載於第113頁)。我向男孩示範了如何輕觸心經末端的穴位，請他負責這個部分，盡我們所能幫助傷者的心臟。然後我開始輕觸她前額的神經血管點。神經血管點除了可以打斷應急反應（當然在這裡並不適用)，還能夠穩定血液循環系統，幫助平衡全身的血液流動。

就在這時候，一輛救護車載著兩名救護人員來了。巴士司機馬上向他們解釋我是醫生。他們過來想要接手，但我覺得繼續穩定傷者的血流非常重要。我向救護人員示意，希望他們讓我繼續，他們同意了。總之，我用幾個我知道的西班牙文單字，他們用他們能夠理解的英文，讓我解釋了男孩正在輕觸穩定心臟的穴位，而我正在輕觸可以幫助血液循環與內出血的穴位。於是救護人員轉而進行把巴士從傷者身上移開的工作。大概有五個人簡短地與司機討論。因爲輪胎直接壓在傷者身上，他們必須決定巴士要前進或是倒車。我感覺到如果巴士前進的話，會傷及更多的內臟，所以我示意他們倒車。但是巴士再次移動，可能會導致傷者再度休克，爲了讓她能穩定下來，所以必須再加強神經血管點的碰觸。此時傷者的前額抽動了一下，她張開眼睛看著我，然後又閉上眼。我向救護人員和司機示意，現在可以移動巴士了。我繼續輕觸前額的那些點，這台32人座的巴士倒車，輪胎終於離開了她的骨盆、左臀和左腿。幾乎就在同時，她被抬上擔架，送進救護車急速開走。巴士司機則緊緊地抱住我。

我自己也有點受到驚嚇。我回到車上大哭。然後我輕觸了自己的神經血管點，持續深呼吸，直到覺得可以繼續開車爲止。第二天早上，我回到賣場詢問傷者被送往哪家醫院。我來到這家醫院，一名英語不太好的女性知道我要找的傷者是誰，於是她找了醫生來跟我打招呼。當時救護人員應該是跟醫生描述了這個神祕的金髮外國女人所做的奇怪舉動。醫生笑著握住我的手，用流利的英語說：「妳在車禍中救了瑪麗亞一命，奇蹟發生了，不知道爲什麼她的血液凝固，讓內出血停止了。這跟妳做的事情有關嗎？也許就是這樣救了她一命。妳到底做了什麼？」我把手指放在他的額頭上，然後說：「我做了這個。」這時是我第一次看到人可以從感激的表情，如此迅速地瞬間變成困惑的樣子。

與三焦合作的方法

希望妳永遠都不需要在這麼極端的狀況下使用這些技巧，不過當妳面對某些危險而產生過度恐懼，或是生活中引發任何壓力反應時，還是可以運用技巧來平復。在這些時刻，使用一個或多個本書所介紹的三焦技巧，可以直接下令三焦不要分泌不需要的腎上腺素或皮質醇。妳除了與三焦合作，訓練它對現代生活的壓力作出更適當的反應外，也在實質上讓三焦演化得更好。如果妳經常練習這些方法，譬如在進行能量日常運動時順便做一做，就能免於遭受現在很普遍的三焦過度活躍的問題，也不用擔心腎上腺素、皮質醇和胰島素這些管理體內其他大部分荷爾蒙的激素因此發生狀況。前面已經介紹過兩個技巧，也就是經絡能量敲打（第86頁）和壓力溶解（第113頁有相當詳盡的解說）。平衡三焦的方法，除了三焦安靜法、三焦敲打，這裡再提供另外兩種：

擁抱三焦 / 脾經

這個舒服的姿勢可以同時鎮靜三焦並啓動脾經。在生氣或需要舒緩時都可以做：

1. 用左手抱住右臂，大概是手肘上方的位置。
2. 右手抱住身體左側，右臂橫跨胸部下方。
3. 維持這個姿勢，深呼吸至少三次。
4. 換邊重複。

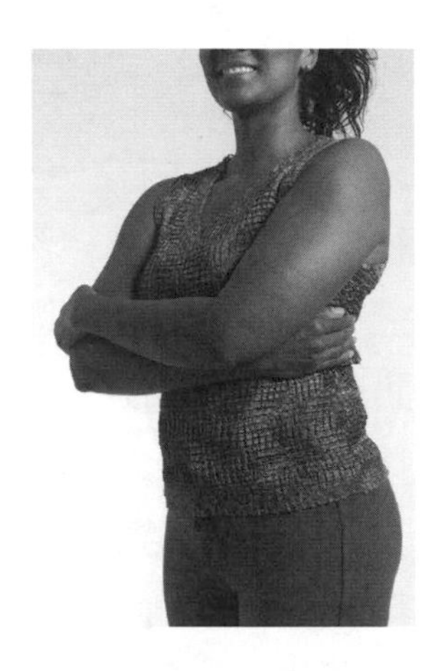

圖3-4　擁抱三焦 / 脾經

輕觸三焦鎮定點（時間：6分鐘）

輕觸某幾組穴位，可以補足耗損的能量（稱為「增強點」），或釋放堵塞停滯的能量（「鎮定點」）。增強點是透過增加能量來強化經絡。鎮定點則是透過釋放過多能量來強化經絡。在充滿壓力的現代文化中，三焦幾乎無時無刻都是處於過載狀態。鎮定三焦不只能夠讓功能發揮得更好，也可以防止三焦不要消耗其他經絡的能量。輕觸鎮定點的效果和進行舒緩、敲打、擁抱三焦一樣，只是影響更為深層。你一定要在非常舒服的姿勢下輕觸這些點。輕觸穴位來鎮定或增強經絡，可說是本書介紹的所有程序中最耗時的一種。但我對於輕觸穴位的效果非常滿意，我的學員和個案也是。而且在進行這個方法時不需要太專心，可以在看電視、聊天或泡澡放鬆時做一做。鎮定三焦經的方法如下（本書增強或鎮定經絡的方法中所提到的數字，例如「胃經36」，指的是穴位的名稱）：

1. 將一手的中指放在足三里（胃經36），同時另一手中指放在天井穴（三焦10，見圖3-5a），身體任一側均可。
2. 輕觸約2分鐘。
3. 換邊重複。
4. 將一手的手指放在足通谷（膀胱經66），另一手的手指放在液門穴（三焦2，見圖3-5b），輕觸約1分鐘。
5. 換邊重複。

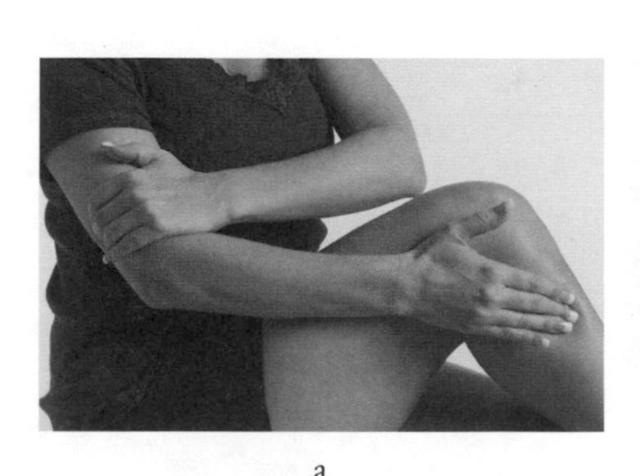

a

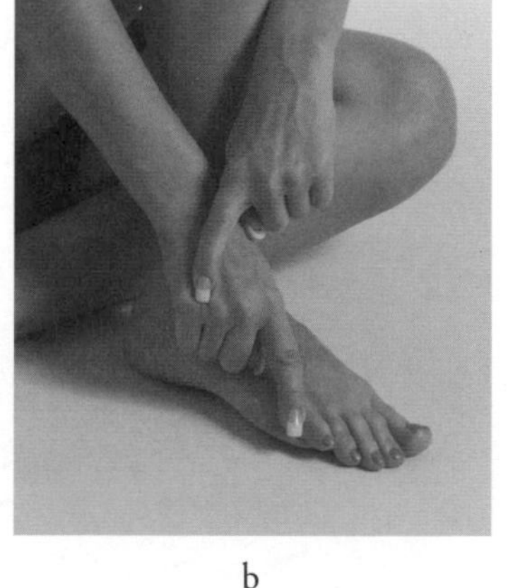

b

圖3-5　三焦鎮定點

能量療法能夠讓妳用新的角度去認識自己的身體，並使用自然且非常有效的方式照顧自己。在檢視了文化中某些扭曲且隱藏危機的醫療迷思後，本章介紹了幾個管理身體主要荷爾蒙的方法，尤其對於處理日常生活壓力特別有助益。接下來幾章，我們會學到如何運用能量療法處理其他女性特有的生理問題，例如經前症候群、性欲、生殖、懷孕和停經。妳可以學會結合能量測試與能量介入方法，幫助自己和醫生了解妳的身體需要的天然荷爾蒙，或是其他補充物的種類與份量。能量療法其實不一定能取代最好的醫學治療，但能量療法可以讓醫學治療更細緻，而且不單單只是透過化學作用介入。若了解自己身體的能量，未來在接受醫療時，更能適切地成爲醫生的合夥人，一起讓身體復原得更有效率。

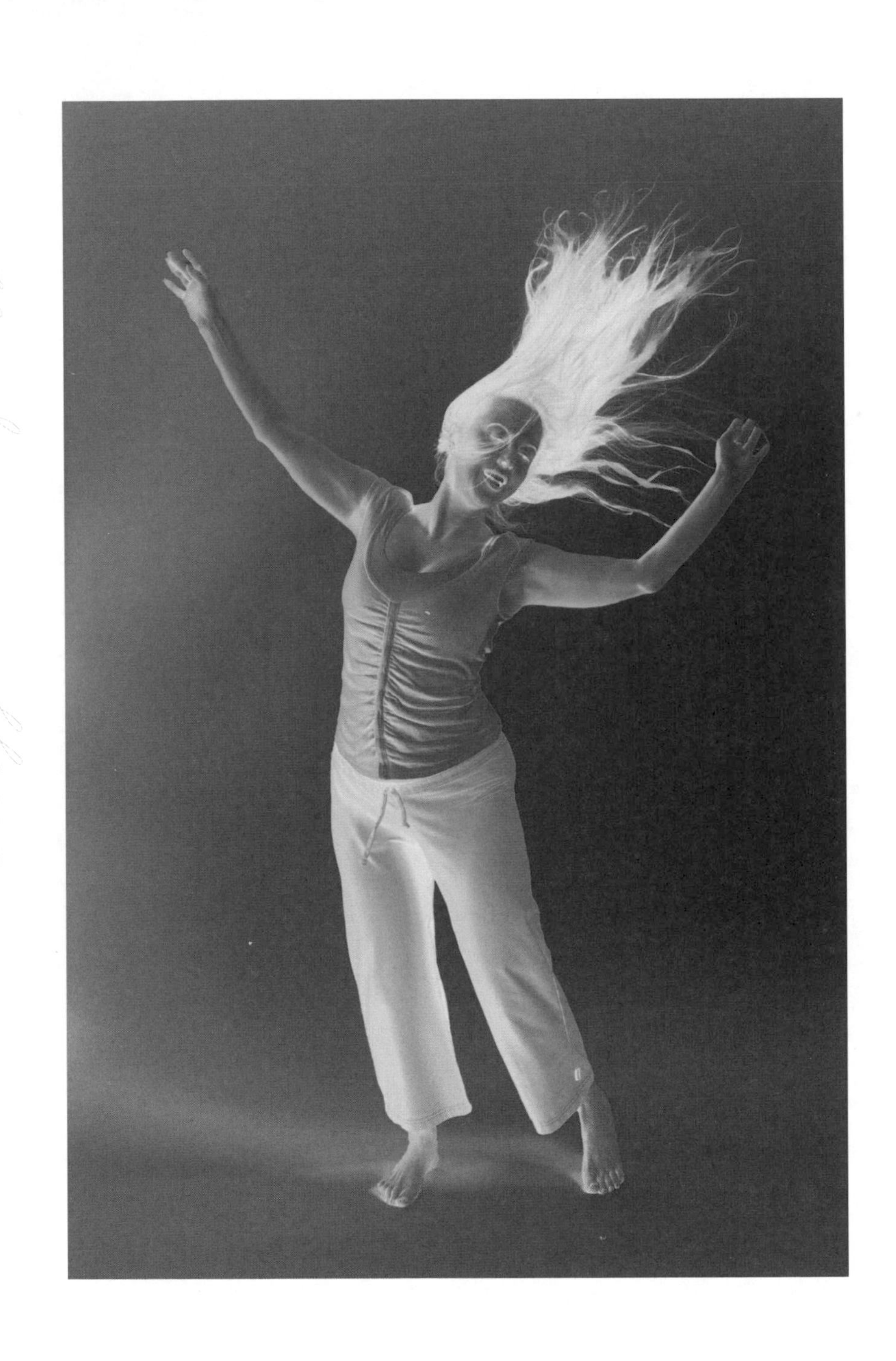

4
改善經期不適的技巧

與週期性的自然韻律同調，讚美女性力量的來源，讓我們重獲生理週期的智慧。

——克莉絲汀·諾瑟普醫師，《女性的身體，女性的智慧》（*Women's Bodies, Women's Wisdom*）

經前症候群大概影響了60%的美國女性。這是可以用醫療診斷出來的失調症，極為嚴重的經前症候群會讓女性感到理性受到攻擊。除了生理症狀外，對許多女性來說，還是一場與內在深處的力量搏鬥的角力，彷彿靈魂掙扎著要從裂口迸出來，但身體失調的生化震盪硬是把靈魂擠壓回去。我們的文化還不知道要如何幫助我們面對這樣的挑戰。所以，調理身體的能量不但能夠讓妳馬上明顯感覺好轉，也可以引導身體的化學作用，使得每月循環一次的旅程變得比較像是女性靈魂的冒險，而不是女性身體的戰鬥。

本章會先討論女性週期化學、情緒與能量的動力學，然後提供一些整個月都能進行的方法，讓妳在經期來臨前的階段可以舒服一點。再來是一些能量療法的技巧，在一發現經前症候群的攻擊訊號時就可以使用。此外，我還設計了一套經前模組運動，在進行能量日常運動時可以順便一起做，讓妳的身體能夠調和這些經期前發生的化學變化。另外，還有一些特別的能量技巧，可以舒緩伴隨經前症候群出現的生理不適與情緒起伏。最後則是荷爾蒙與其他補充物的能量測試，好讓能量療法使用起來更爲精準有效。

經前症候群是一種症候群嗎？

在英文裡，歇斯底里（hysteria）和子宮（uterus）的字源相同（古希臘文的 hystera 是子宮的意思）。許多女性情緒的變動很激烈，或是情緒起伏和月經有關係，造成像是歇斯底里這樣（或是更糟）的字眼，被用來形容因爲每個月荷爾蒙失調所產生的極端行爲。從焦慮到沮喪，從凶惡到軟弱，從反應過度到麻木不仁，這樣的情緒擺盪常被認爲是經前症候群的症狀。除了每個人不同的激烈情緒起伏，經期前也可能伴隨明顯的生理變化，例如鼓脹、水腫、疲倦、便秘和皮膚問題。

然而，與自然週期的漲退同調，其實是女性力量的深度來源。但因爲醫學賦予了這個自然過程一個名字叫做「經前症候群」，所以這個週期的地位就急遽下降，變成一種需要治療的病理名稱。我們逐漸遠離了接受自我、了解自然的安排以及長久傳承的智慧，只能眼睜睜看著醫療產業重新打造所謂的現實。首先，「經前症候群」這個名詞對每位女性都有了獨特的意義。有些女性從來都沒有經驗過。有些女性的經前症候群則占了每個月大部分的時間。有些女性似乎是因爲黃體素過低造成，所以補充黃體素就能大幅降低每個月會面臨的不愉快症狀，有些女性補充黃體素仍無法改變每個月的痛苦。經前症候群是個單一名詞，卻包含了許多不同的荷爾蒙現象。

然而對於有症狀的女性來說，經前症候群可能擁有一種有創造力的正面修復功能。就像薩滿治療儀式中，使用神聖植物打開前往聖靈世界的通道，經前症候群改變了身體的化學作用，清出一條明顯是通往靈魂領域的道路。經前症候群釋放了內在世界的深層力量，但是釋放的方式通常會讓女性覺得太過猛烈，像是直接讓她們面對通常只存在於死亡世界的偉大力量。只把經前症候群看成是醫學疾病的話，那就失去至少一半的樂趣。部落文化知道月經來臨前的那幾天非常神聖，必須加以榮耀與崇敬，在習俗上要進行淨化奉獻，例如設置讓經期女性隔離休息的「月亮小屋」（moon hut）。

不過認識我的人都知道，我對經前症候群在精神方面擁有的潛能，並不特別覺得浪漫或是覺得很感傷。我知道經前症候群有黑暗的一面，也有光明的一面。它黑暗的那面簡直就是糟透了。

月經週期：兩種荷爾蒙的交互作用

看起來錯綜複雜的女性月經生化作用，其實是大自然最精巧的設計之一。每天當妳從事吃飯睡覺、工作購物、遊樂戀愛，還有帶小孩等等的日常作息時，妳的身體正忙著排練最古老、最神奇的慶典。從出生就存在於卵巢的兩百多萬顆還沒成熟的卵子中，有一顆被挑中成爲女王候選人，走在輸卵管這條伸展台上，一路遊行來到生育的宮殿，也就是子宮。如果妳準備好回應自然的催促呼喚，這顆卵子就會遇見幾千萬名追求者，從其中挑選最強壯健康的一名，結合成爲人類繁衍任務中最新的成就。

女王候選人大概只有一天的時間來評選追求者。超過一天，候選人就會被回收（也許是因爲髮型不夠好？），然後就要準備選出新的女王候選人。大自然看起來很殘酷，不過她只想給妳最好的。而且妳猜怎麼樣？遊行的繁複舞台指令，大部分都是由兩種化學傳遞物質來下達。是的，沒錯，就是雌激素和黃體素。

當然其實還有其他化學傳遞物質在其中作用。整個週期的開始，是下視丘通知腦下垂體將濾泡促進激素（FSH）、還有其他與排卵相關的荷爾蒙分泌至血液中。濾泡是卵巢中儲存未成熟卵子的小囊袋。腦下垂體分泌的荷爾蒙會提醒存有已經準備好要成熟的卵子（一日女王比賽的優勝者）的那個濾泡，該上場了！

女王候選人挺胸走向麥克風，濾泡裂開，卵子獲得自由。同時，卵巢的血流增加，韌帶收縮，將卵巢拉近輸卵管，爲女王候選人走上伸展台的旅程鋪路。不過濾泡的工作還沒完成。濾泡現在可不只是個空巢囊，而是繼續幫助排出的卵子。濾泡迅速繁殖新的細胞，變成卵巢中最大的細胞團，稱爲黃體，然後製造雌激素和黃體素讓這場遊行熱鬧起來。

雌激素引導身體爲這短短旅程中可能會迫不及待出現的小寶貝，在伸展台盡頭準備一個舒適的育嬰室。此時子宮壁增厚，讓育嬰室能夠保護接下來要急遽成長的新生命。接下來，黃體素讓子宮內的腺體分泌出能穩定子宮壁表面（子宮內膜）的物質。同時，雌激素也幫忙追求者改變子宮頸黏液的濃度，好讓追求者能輕鬆通過黏稠的子宮頸。「負有繁衍使命」的子宮頸引導精子來到輸卵管（結合的慶典會在此舉行），並盡力讓精子能夠活到女王候選人出現的那一刻。

但如果經過這麼多準備，到了週期要結束時，沒有追求者通過考驗，或是他們根本沒來，黃體素就知道自己成爲祖父母的機會已經過去，於是停止分泌雌激素和黃體素到子宮。沒有了荷爾蒙的幫助，子宮壁的血管開始收縮痙攣，子宮內膜剝落，經血將一切沖刷乾淨，新的週期又重新展開。

不意外地，這場身體內部的皇室生死劇當然會對妳的情緒造成影響。即使妳對於女王和追求者的狀況可能比較遲鈍，但卻不太容易忽略負責這場遊行的荷爾蒙。對某些女性來說，每個月的荷爾蒙變化都很劇烈，有些女性的荷爾蒙變化幅度則相對較小。有些女性在神經結構上對最微弱的荷爾蒙變化也會有非常強烈的反應，有些女性即使起伏震盪得厲害也沒有感覺。雌激素與黃體素的變化也會產生神經傳導物質，尤其是對於情緒有極大影響的血清素和 γ - 胺基丁酸（GABA）。如果荷爾蒙升降太快，腎上腺會過勞，於是開始分泌不正常分量的壓力荷爾蒙皮質醇，讓整個內分泌系統緊張起來，就更難達到荷爾蒙平衡，因爲雌激素和黃體素告訴細胞趕快繁殖。而如果卵子沒有受精，子宮內不需要孕育胎兒，子宮內膜會因爲酵素作用而液化，無用的子宮內膜剝落，當月的經血則開始流出。這個過程跟整個身體都有關聯，甚至連骨骼都會被雌激素和黃體素所影響。要處理這碗不斷變動成分的神啓式生化湯是可能的嗎？接下來我要分享我的經驗。

每月來訪的荷爾蒙地獄

當我靜下心來沉思，會發現自己身上許多的健康問題，其實都是在訓練我成爲治療師的必要過程。對於「受傷的治療師」這個概念，也就是可怕的疾病和傷口建構了治療師的專業，我相當有共鳴。多發性硬化症、肺結核、心臟病、惡性腫瘤和哮喘都曾經成爲我的私人教練。不過撇開這些疾病，很少人會因爲他們生命的經歷，就有辦法寫出一本關於荷爾蒙問題的書。

我的初潮是十歲時來臨，因爲還很小，我的媽媽還沒來得及跟我「聊」這件事。當時內褲被鮮血染紅，我嚇呆了。我以爲自己一定是做了什麼可怕的壞事，但心裡一點線索也沒有。我實在不知道該怎麼辦，就把內褲藏在閣樓，不讓別人看到。最主要的是我不希望媽媽害怕。但媽媽總是知道小孩在隱瞞什麼，很快就發現了那些內褲。媽媽看到我的時候，用明瞭而同理的口氣喊了一聲：「喔，唐娜！」喔！媽媽，謝謝妳！

從那時候開始，每個月，也就是生理期來的前兩天，我會嚴重腹痛、背痛、鼠蹊疼痛，認知和情緒反應也劇烈上下起伏。生理期來的前一天，我的腰腹和大腿根部又脹又緊又痛，讓我幾乎站不起來。

這些經驗完全是生理症狀。有著嚴重經前症候群的女性，事實上會經歷像是藥物戒斷一樣的過程，生理期來臨前的那幾天，體內天然產生的鴉片肽會急速下滑。我的感覺就像有人把我往下拽到地上，讓我趴倒在地。我完全無法控制。我的腿有如千斤重，平常讓我充滿活力的化學作用完全衰弱到極點。來自他人與環境的能量不但傷害我的身體，也傷害我的心理。

就在生理期快要來的某一天，我的精神會變得很好，整晚熬夜都沒問題，感覺什麼事都難不倒我。家裡打掃得一塵不染，郵件都處理好，文件也一一歸檔，雜物整理得整齊劃一。我充滿了喜悅與能量，沒有事會累倒我。然後，就在我生理期要開始前，會覺得身體像鉛塊那樣重，整個被拖垮，必須好好休息。有時候我的確會因此被擊倒，陷入很長的昏睡狀態。我總覺得這好像是古老的冬眠反應。我的身體這個時候需要進行重大的內在運作，重新調整一千個細微項目來穩定自己，將過去一個月爲了懷孕所作的準備丟棄，進入一個新的週期。

如果我沒有在經期前到「月亮小屋」進行內在僻靜，大衛會這麼描述經前症候群的我：「就像《化身博士》（Strange Case of Dr. Jekyll and Mr. Hyde）那樣，前一晚我的枕邊人還是傑奇太太，隔天早上起來就變成海德太太。我所認識最開朗快樂的人，變成一個苦不堪言的靈魂。所以當然她會覺得自己有責任幫助所有她遇到的可憐靈魂，治療他們的痛苦。過去一個月所發生的任何小小錯誤，都被放在顯微鏡下放大幾十倍，而且沒有結束的時候。雖然說這台顯微鏡很公平，不管是我犯的錯還是她自己犯的錯，都一視同仁。安慰她的話語則被當成是我永遠無法了解她的證據。她變得極端痛苦，而我平常擅長的反應，就是說理與修復，反而讓事情更發不可收拾。就像電影《今天暫時停止》（Groundhog Day）的劇情一樣，每一次新的週期仍然重複相同的狀況，我禁不住問我自己，心理學家的訓練究竟有沒有幫助，讓我能有一丁點機會改善問題？」大衛，我得要說，問題無法改善，我比你痛苦多了。

在我第一次懷孕的時候，雖然當時我還沒有聯想到，但是荷爾蒙的角色其實變得更爲明確。每個月的生理和情緒都不再焦躁不安了。

而且是我這輩子第一次不需要留意自己的體重，彷彿是我的新陳代謝允許我能和一般人一樣處理食物的消化吸收。在此之前，我可以禁食好幾天但一公斤也沒少，似乎只要聞到廚房的香味就會變胖。但現在我可以盡情的吃喝，而且除了讓肚子裡的寶寶長大，我自己還會變瘦。整個孕期我連半公斤的體重也沒增加！胃口和精神都比懷孕前更好。我的身體和精神都喜歡懷孕。在女兒譚雅健康出生後，我發現自己比剛懷孕時還要輕10公斤。

現在我知道女人在懷孕時會分泌大量黃體素，這是爲了讓子宮內壁增厚，能夠好好保護胎兒。黃體素後來變成我的選擇用藥。黃體素濃度提高算是我喜歡懷孕的原因之一。我也喜歡當媽媽。但是，我的黃體素分泌終究會回到原本的濃度，經前症候群再度成爲我的噩夢。譚雅出生後，因爲荷爾蒙造成的腹痛與週期性起伏，又無情地回來了，而且還伴隨著扭曲現實的危險想法。我們家不在一樓，有時候在我這個年輕媽媽做的小小白日夢裡，會以爲如果我把譚雅丟下樓是完全合情合理。小寶寶連著提籃一起丟到欄杆外，她會緩緩地降落到一樓，然後我走下樓，抱起舒服地躺在提籃裡的譚雅，開始美好的一天。還好，我心裡有一個小小的聲音說服自己，這不是個好主意。我說自己必須對抗這樣的衝動，其實並不誇張。而且我也懷疑，有多少母親會因爲產後無法分辨幻想和現實因而坐牢。這和想要傷害寶寶或是產後憂鬱無關，反而比較像是一種暫時無法分辨幻想和現實的狀況。

後來我又懷了第二個女兒丹蒂。我和上次一樣愉快開心，充滿活力、歡笑和好心情。沒有生理期。沒有扭曲的思想。沒有痛苦。但生產後，魔法的消失就和開始的時候一樣突然。我得努力克制自己，不然會很想生個15到20個小孩，這樣我這一生就可以盡可能享受懷孕的喜悅。

一年年過去，我在生理期來臨前一週的敏感症狀越來越嚴重。每次月經來臨前，我開始感覺到驚慌。要是我那時排了個案治療或是必須上課教學，該怎麼辦？我是個非常正面、擁有很多能量的人。但只要經前症候群開始了，不管是生理化學上、能量上和情緒上就馬上垮掉。每個月的這個時候，任何人的能量都會把我的迴路炸掉，特別討厭的就是那些積極外向的人，那種原本大家都喜歡相處的特質。我必須強迫自己回應他人的安慰或需求，但是我的身體和靈魂都想把自己封印起來，這實在很難過。不過我還是試著與他們連結。

我沒有看過任何人的經前症候群像我一樣嚴重。有一次，一位我最要好的朋友非常火大，因爲我在一個很不方便的時刻「失控」了。她大吼：「妳不能爲自己做出來的事情負責嗎？」我想了一會兒，然後以清新、深奧而富有洞見的確定語氣回答道：「不行，我絕對沒有辦法負責！」連我自己都不知道自己什麼時候會爆炸。我可能上一刻還很正常，甚至很開心、很平靜，然後某件事惹到了我，我就會像瘋了一樣，發現自己在尖叫或大哭。如果我有辦法到「月亮小屋」去僻靜，當然可以躲掉那些會惹惱我的事情。但是照顧孩子和工作就讓我忙得不可開交，根本很難去僻靜，所以我常常是處在無能爲力的狀態。

我的經前症候群實在不屬於政治正確的狀態。女性居然會有這麼嚴重的經前症候群，眞不是個好消息。甚至我的婦科女醫生希望我不要跟別人分享我的症狀。她說：「唐娜，我想我不會拿妳來舉例，告訴大家女性的經前症候群可能會嚴重到這個地步。畢竟我們希望女性有一天能當總統。」當時女性正逐漸在社會上取得權力，而如果有經前症候群的女性無法掌控她自身的狀況，就不能論及管理國家大事了。她們不希望女性表露出每個月都會發生的判斷失誤以及深層心理掙扎。她們覺得經前症候群給了女性重重的一擊。社會上已經有玻璃天花板的存在，她們不希望有任何狀況使得這個天花板變得更矮。但我的看法剛好相反，我覺得這正是國家需要的特質，領導者每個月都要退回自我的內在與自己的靈魂對抗。

當時每次月經快要到來時，我都嚇得半死，愛我的親人朋友也一樣。但我的個案剛好相反，他們開心極了。和我住同個地區的人會在行事曆上標註我生理期來臨前的日期，然後想辦法在那時候預約療程。我本來就很不容易與人劃分界線，而人際界線在我經前期間可以說是根本不存在。因爲我無法不去感覺眼前的這個人到底發生了什麼事，或是保留自己的生命力不要付出。我知道他們的痛苦，他們疾病的走向，還有他們自己的傷悲。我與他們感同身受，而且我希望能幫助他們的同理心和欲望，簡直超出了理性範圍。但爲什麼大家會努力想在我經前期間預約療程？因爲那時的我完全是個靈媒。我接收到他們的所有訊息都異常正確。看來無法與人劃分界線其實也是有好處。

但對我來說，在經前期間工作其實非常痛苦，會讓我的荷爾蒙震盪得更厲害。在這個時刻，我原本應該要退回到自我的內在，與這個世界暫時隔離，但卻由於我的敏感度此時變得異常敏銳，甚至必須和我感受到痛苦的案主見到面才可以，不論要花上多少精神或時間。這樣的狀況對個案沒有壞處。但這原本是需要閉關，是個自我療癒、深層內省，覺察平常被我疏忽的事物的時刻。「治療師要療癒自己」，是我遵守了一輩子的概念，在我經前症候群的時候卻完全變成一片空白。

缺點中的優點

但是現在，驚奇的事情發生了。我愛經前症候群！當然不是在經前症候群發作的時候。但我喜愛經前症候群結束的時刻，還有，我回想這一切過程的現在。除開經前症候群那些可怕的症狀，如果我傾聽我的靈魂與身體，就會發現缺點中藏有優點。我很珍惜每個月都會有這種無法控制的力量擊中我，讓我知道要謙卑，讓我每個月都有機會走在精神的道路上。我的靈魂在向我祈求。這不是我的人格，也不是心理的騙局或化學失衡。我在與自己最深層的力量角力。我最眞的本性正從荷爾蒙扭曲的現實縫隙中偷看一切。這是一份很棒的禮物，即使包裝看起來很嚇人。

我的身體要我往內在深入的堅持並不容易拒絕。而且要從內在浮出來與人互動，讓我變得非常痛苦而且不對勁。正面能量此時感覺起來很負面。我對於所有無法控制的事物感到焦慮而恐懼，尤其是我自己的情緒。我覺得自己就像從電梯井道墜落下去一樣，不知道會掉到何處。

但是沒有地方可以逃。女性靈魂的智慧不允許。整個月的其他時候我可以忽略或否認的嚴重眞相，現在在我心中無限放大，通常以負面的諷刺手法呈現。從外向擁抱世界的一端，來到內向深層自我的一端，就和從光明擺盪到黑暗是一樣的極端。浸潤在靈魂的黑夜之後，我轉化重生回來了。雖然有如經歷了地獄一般，但至少我不用花上好幾千塊美金才能進行這樣的成年禮。只要我好好地擁抱這個過程，遠離塵世，在「月亮小屋」裡僻靜，就能變成更好的人回來。每個月開始從內在往上回到現實的時候，我知道我有所改變，因爲接觸到了深奧的眞相與更寬廣的觀點。這趟旅程有點像冥想內觀，不過是由類固醇激素造成的。我對於系統化的冥想練習其實感覺有點矛盾，因爲那跟我的身體把我拉到內在深處的方法有些類似。在發現冥想也能夠帶人來到這幽微深處時，我想也許對男人或經前症候群不這麼激烈的女人來說，這算是一個優雅的替代方式。

雖然生理期讓我擺盪到另一端，但我其實一直充滿感謝，因爲這讓我了解了原本並不期待能夠擁有的樣貌與生活。除了更新每個月生理上的排卵週期，我們還需要經前症候群來使我們與生活中心深層力量的連結獲得更新。然而，我們的文化並不支持女性在生理期時按照自己的韻律生活，我們無法跟隨靈魂的召喚，而且想要「表現正常」地留在現實世界的這個行爲，會讓經前症候群因此加重，甚至有時會使得我們更加虛弱。

能夠好好寶貝自己的週期，珍惜生理期帶領我們前往的內在深處，這樣的女性才能發展出情緒豐富、充滿直觀的智慧。她會對自己私人的內在韻律與格局較大的生活韻律更爲敏感，進而了解自己的身體、能量和荷爾蒙運行的方式。每個月她都被迫臣服，因此學會擁抱臣服的特質。我覺得自己最大的福報是，我的靈魂堅持我必須在清醒的狀態下與之連結。我無法忽略，所以必須學習臣服於靈魂的召喚。而大衛在我們家後院幫我蓋了一座「月亮小屋」（有瓦斯、頂級的席夢思床墊和立體聲音響，這樣可以算嗎？）後，我內在衝動的智慧獲得了更進一步的支撐。

經前症候群除了會使勁把我拉離中心外，對我還有吐眞劑的功效。平常我可以否認、壓抑或裝作沒看到的事物，突然都會在我內在生命的螢幕上放大顯現，而且聲調尖銳，情緒鮮明。整個月裡想掩蓋住的感覺、不在乎的眞實或忽略掉的不公，全部都呈現在我的臉上，血淋淋地！我無法忍受任何一個謊言，或是傲慢自大，或是有人輕視別人。我不會再過濾自己外顯的模樣。平常可以接受的一些可笑行爲，現在都變得無法忍受。平常覺得不恰當的感覺，現在也沒有方法能夠壓抑。我也無法搭配別人的行程做事。而且我根本不知道每個月經前症候群這樣鬧，我的婚姻怎麼還能夠存續。經前症候群是大自然設計來讓妳在每個月的某幾天好好認眞檢視自己的生活，而只有極少數的人事物能夠忍受這樣的檢視（順便說明，大衛幫我蓋了「月亮小屋」，眞正的理由是爲了要自保！）。

女性體內一直都有一種基本的生命力在運作。在我們有生育能力的時候，每個月都會進入這個空間進行深度探索。這個週期不但非常私人，也非常宏觀。生理期之前和生理期當中，我們經歷的生理旅程可說是十分神奇，但經前症候群更是一個通往神聖空間的通道與門戶，是與自我和靈魂非常親密的神聖旅程。

經前症候群來臨時，我的夢通常會變得清晰有力。有時候，日正當中的我甚至無法分辨究竟是做了白日夢還是靈視發動了。以陰陽來說，這就是純粹的陰，絕對的女性。在我走到週期的另一頭時，我知道自己是個幸運的女人，能夠知道做一個純粹的女性是怎樣的滋味。沒有經前症候群的女性表面上看起來非常幸運，但我不禁私底下認為，錯過因為嚴重經前症候群而能體會到的神聖旅程，其實是很大的損失。在經期來臨之前的那幾天，我覺得我的演化非常迅速，我的靈魂所給予的指引，是在正常忙碌的日子裡不可能體會的。靈魂的聲音發出召喚，而我必須回應。經前症候群是智慧與力量的道路，但在一個缺乏「月亮小屋時間」的世界裡，經前症候群也是沮喪和絕望的道路。

尋找神奇藥丸

我開始在每個月頭腦清楚、神清氣爽的日子裡，實驗一些方法，盡可能幫助我度過那些具挑戰性的日子。醫生除了可以提供減輕頭痛和腹痛的藥物外，沒有其他方式可以治療經前症候群。這些對我的症狀都沒效。我去健康有機店尋找解決方案，店員幫我找了幾種不同的香草，應該是對經前症候群有幫助，但卻讓我的症狀越來越惡化。我後來才知道，這些植物裡的有效成分是天然雌激素。在1970年代普遍認為要增加雌激素濃度才能舒緩經前症候群。雖然對某些女性的腹痛有效，但通常對其他症狀無效，而且對某些女性來說，這反而會讓症狀惡化，因為她們的經前症候群是由於雌激素高過黃體素太多。製藥公司對天然物質沒有研究，因為無法取得專利。草藥公司雖然也是出於善意，但卻沒有太多正確資訊。

我想，我對本來能協助經前症候群或女性荷爾蒙問題的植物累積太多不佳的經驗了，所以有新品出來時，我變得不敢去嘗試。不過，當時還不懂能量測試的我，開始注意到我的身體會對架上不同的植物草藥出現不同的能量反應。我的能量會在對我沒好處的植物前面直接彈回來，感覺像是我的能量和那個植物的能量不想融合在一起。這就是我在學習能量測試之前使用的能量測試法。我會去感受植物的能量對我的影響，避免繼續購買和攝取會傷害我的成分。然後偶然的一天，有位我認識的墨西哥女性在嚼一種植物的根。我發現那種植物和她之間有著美麗的能量流動。我問她那是什麼。她說她覺得不太舒服時（「每個月的那個時候，」她坦承道），嚼這種植物對她的幫助很大。我也覺得這種植物的能量對我很好，所以當我問起何處可取得時，她很大方地切了一些給我。

後來我在經前症候群要開始時，也嚼起這種植物，原來是墨西哥山藥根，天然黃體素的含量非常高（我所知道的各種不同的山藥根中，墨西哥和西伯利亞山藥根的效果最好）。山藥根的效果對我來說就像魔藥一樣神奇，但相當難吃。所以我請附近的健康有機店幫我把山藥根磨成粉，這樣我就可以裝進膠囊直接用吞的，而不用嚐到山藥根的味道。我也開始調查我所認識有著經前症候群問題的女性，把山藥根放進她的能量場範圍，看看是否能讓能量變得好些。如果有改善，那她的經前症候群就與黃體素不足有關。很快地，我的朋友和個案都開始請有機店幫她們磨山藥根粉。因爲效果很好，有機店開始連絡廠商，詢問是否能提供墨西哥山藥根膠囊。那時候還沒有任何公司生產這項商品，不過索拉瑞（Solaray）的業務跟公司反應，於是公司決定要把山藥根膠囊加入產品線。索拉瑞後來提供了我一年份的膠囊，還寫信謝謝我的提案。

過了幾年，在1970年代後期，一名英國的醫師凱瑟琳．達頓（Kathryn Dalton）對被控具有衝動暴力行爲的女性囚犯進行研究。她懷疑這些女性是黃體素不足造成嚴重的經前症候群才因此失控。於是，在經期前讓她們服用黃體素補充物，情緒失衡和暴衝都消失了。每個人的狀況都非常明顯，還的確有幾名女性因而被釋放，前提是她們必須在規定的時間好好服用黃體素。

1987年，由於我的父親快要過世，這段時間我的情緒緊張，山藥根對我嚴重的經前症候群不太有用了。我想起凱瑟琳．達頓的研究，於是開始尋找純粹的天然黃體素。很幸運地，美國少數幾家有能力製造天然黃體素的製藥公司，有一家就位於我的家鄉，俄勒岡州的阿什蘭。大衛想提名公司老闆傑克・沙賓（Jack Sabin）成爲諾貝爾和平獎候選人。

然而，伴隨著狀況改善，鐘擺有點盪得太過頭了。我把黃體素看成是上帝賜給女性的禮物，以爲如果一點點就有改善，那更多會更好。於是當我在情緒有任何一點不對勁的時候，我就服用黃體素，結果讓我的子宮長得又大又厚。這就是黃體素的功能，滋養子宮好保護胎兒。因爲一開始沒有感覺，所以在我把黃體素過量和子宮的變化連結起來之前，問題已經變得一發不可收拾。醫生告訴我，我的子宮尺寸現在已經有懷孕兩個半月的大小，所以至今我還無法擺脫這個肚子。這告訴我們，一切都必須講求平衡。而能量測試的重大價值就在於此，能夠評估身體在任何時間點到底需要什麼。同時，我也發現文化的鐘擺也來到黃體素是萬靈藥的這一端。連值得信賴的醫療廠商也建議，無須評估自身天然黃體素 / 雌激素的平衡狀況，每個人都應該服用黃體素，而且他們建議的劑量，根據我的經驗，實在太多。

服用太多黃體素，同樣會讓黃體素與其他所有荷爾蒙濃度的比例失衡，然後進一步造成意想不到的結果。我屬於不容易沮喪的個性，通常是比較容易歇斯底里。但突然之間，一切都顚倒了。和黃體素相較，我的雌激素濃度變得太低，因此我變得死氣沉沉，這是以前沒有過的現象。於是我節制了黃體素的攝取，尤其是不要在經前症候群沒有發作的時候服用，才讓無精打采的狀況消失。簡而言之，黃體素這個萬靈藥還是有其限制。如果我用黃體素來控制我所有的情緒，除了傷害我的身體，最後也會傷害我的精神。

隨著時間流逝，我發現結合能量療法和黃體素的使用，會出現相輔相成的效果。經前症候群是一種荷爾蒙的化學失衡症狀，可以透過化學或能量來修正。同時也是一種能量失衡的症狀，同樣能夠透過這兩個方法改善。但是直接處理身體的能量不會出現妳不想要的副作用！而且還是可以製造出和服用荷爾蒙後相同的化學變化，讓妳擁有好心情。

就我而言，我在月經來臨前會突然變得歇斯底里。大部分女性都可以自我察覺一些徵兆，知道自己在化學、荷爾蒙或能量上失衡了，此時就適合採用能量介入方法來修正失衡現象。家人也可以幫忙，像是大衛很快就學會了。假如他看到我變得歇斯底里或焦慮或極端情緒化，他不會用嘲弄的口氣說：「喔，天啊，又到了一個月的那個時候了嗎？！！」他現在會溫柔地說：「好了，讓我來爲妳的三焦點服務。」這是急救的一種形式（當然也是爲了自保），能夠馬上讓我鎮靜下來。接下來就可以從事進一步的平衡與穩定。

經前症候群的生化作用非常複雜，如果採用能量的方法，會比利用化學反應來控制化學反應，要容易處理得多。雖然身體的能量和身體的生化作用一樣複雜，可是能夠作用在能量上的方法其實比較簡單。我看起來是這樣。

每月週期：許多能量的交互作用

每當有新的女性個案走進我的辦公室，我看到的除了和一般人看到的一樣之外，我還可以看到有一層光暈圍繞著她的身體，也就是在許多傳統治療上所說的氣場。如果這名女性身體健康，荷爾蒙平衡，那麼身體周圍的能量就會完整有力，而且覆蓋很大的範圍。如果這名女性經前症狀嚴重，氣場便會呈現瓦解狀態，縮在靠近身體的範圍小小一圈。原本應該可以與周圍環境交流融合的能量，看起來變得扁平壓迫。原本應該是一圈一圈漸層的氣場顏色，看起來變得骯髒混濁。流動起來也不平順。除了周圍的氣場，身體裡流動的能量也會在週期的不同時段改變成不同樣貌。

等到個案躺在診療床上讓我檢視她的能量，我便能看見能量流動的各種不同方式。情緒會透過能量顯現，不同的情緒顯現的方式也不同。沮喪的時候能量會下沉；驚慌的時候能量會上揚，有時候看起來像要爆炸一樣。如果這名女性很疲倦或是生病了，我會看到經絡能量逆流，脈輪（能量的漩渦）幾乎不會轉動，或是所有的能量都變得極爲低下。我也會看到需要釋放的堵塞狀態。在療程完成之前，我會希望看到經絡能量往前流動，脈輪轉動活躍，堵塞全部清除。

荷爾蒙失衡也會顯現在能量中。有著嚴重經前症候群的女性，她的能量通常會變得遲鈍。可能有些地方完全不流動，能量無法抵達原本的目的地。有時候能量會突然流動起來，或是改變方向，或是變得混亂，呈現一種因爲受到壓迫而隨時可能爆炸的狀態。

看到這些女性能量的狀態，讓我受到啓發。如果我們能讓能量回復平衡與和諧，就能改善經期來臨前的狀況。這時的能量當然不會像經前症候群沒有發作時那麼好，但至少不會潰散、壓迫或混濁，顏色的流動也會比較融合。能量的改變會調整荷爾蒙。能量可以引導化學作用！簡單的能量技巧就能讓荷爾蒙協調起來。

我使用的技巧都是簡單的身體活動，不需要看到能量流動就會產生效用。不管妳是否能看見能量，或甚至不論妳對這些技巧相信與否，都會有所助益。事實上，我的能量療法建構的核心前提，就是不需要看得見能量，也可以讓能量技巧有效。而且過去這30年來，我一次又一次見證了這項前提的存在。

處理經前症候群的能量技巧

五分鐘能量日常運動裡的任何一個技巧，都能做爲經前症候群發作時的急救，讓妳暫時舒服一點。如果妳發現自己突然崩潰了，可以尖叫，可以躲起來，也可以做做「連結」運動（第69頁）。如果妳感到很脆弱，但還是必須和其他人相處，可以做做「拉上拉鍊」（第68頁）。「敲三處」（第60頁）可以馬上幫妳充電。我很確定「韋恩・庫克姿勢」救了我的婚姻好幾次，在我打電話給律師前，讓我能回復神智、做回自己。這是我一直非常愛用的回復技巧。只要妳覺得有壓力或是快崩潰了，都可以使用。另一個非常寶貴的技巧是同手同腳運動（第71頁），可以在無法清楚思考，身體動作無法協調，或是發現自己不由自主地陷入沮喪（這通通都是能量變成同側流動的徵兆）的時候使用。如果能量無法從一側的腦半球交叉流動到另一側的身體，其實我也不知道還有什麼辦法可以解決。如果妳無法調適自己，如果其他方法似乎都沒有用，那麼這就是妳需要的運動。

處理經前症候群的能量療法可以分成下列幾種：（一）整個月都能擁有好的能量；（二）經前症候群剛出現時的鎮靜步驟；（三）將「經前症候群模組」加入能量日常運動；（四）處理身體不適與疼痛的技巧；（五）情緒崩潰時的急救；以及（六）荷爾蒙與其他補充物的能量測試。

1. 整個月都能擁有好的能量

能量習慣是能量已經建立好的流動方式，可能好、也可能壞。如果能在比較沒有壓力的日子導入正面的能量習慣，身體就能夠在壓力來臨時處理得更有效率。請記住第二章提到的這些原則：

- 伸展能夠擴張體內的空間，讓能量能以最自然的方式流動。
- 排毒能幫助身體能量健康流動。
- 健康的能量是以交叉模式進行流動。
- 每天固定做一組簡單的運動，就能激勵所有的能量系統，為器官、免疫系統與精神帶來更好的波動。

透過五分鐘能量日常運動，並依照需求搭配第二章提到的其他伸展或交叉運動，就能幫助身體建立健康的能量習慣，讓妳的每月週期能夠獲得更好的支持。除此之外，長期進行這些運動可以讓健康的能量習慣深植體內，這樣就是給予自己一份長久有效的禮物。

大部分女性天生就知道在經期來臨前，如果能安靜下來韜光養晦，感覺就會好過許多。臣服吧！不要安排不必要的社交活動。給自己一段月亮小屋的僻靜時光。讓生活盡量平靜簡單，同時做好準備。如果經前症候群發作很嚴重，自己要能迅速調整能量。下面的技巧會告訴妳該怎麼做。我建議妳在經前症候群還沒發作前，先熟悉這些技巧，需要運用時就不需花費太多力氣。如果妳能在比較平靜的時候先學會，那麼在需要的時候才會意識到並加以運用。

本章接下來會一一介紹這些技巧，而書中其他章節也會零星介紹一些方法，這些加起來會讓妳感覺每天要做很多運動。但重點是，這些技巧很有用，花的時間也不多，比起去散個步或是大多數人開車去健身房的時間要短。從這個角度看來，能量療癒的效率比較高。另外，這些運動做起來要比看書時感覺容易得多，而且只需要做其中一部分就會有效果。我會幫助妳挑選對妳最有用的運動。

把這本書當成指南，妳就能隨時擁有強大而簡單的工具來掌控自己的生活，能夠更為平靜、更為有效地處理生活中的挑戰。我希望妳能和我一起進行這趟旅程，給這些能量技巧一次公平的機會。先從第二章的日常運動開始，然後在經前症候群開始發作時，採取接下來這些重要的步驟。

2. 經前症候群剛發作時的鎮靜步驟

當妳感覺到不耐煩、昏昏欲睡、水腫或其他經前症候群徵兆時，空出一點時間，安排一個讓自己非常舒服的環境。我個人喜歡在浴缸或泡澡桶，身體浸泡在熱水裡，是我們最接近回到子宮的狀態。這能夠改變妳的能量場，讓身體更能接受安撫荷爾蒙的治療與能量運動。等妳覺得比較舒服一點了（放一些輕鬆舒緩的音樂可以增加效果），躺在浴缸裡完全放鬆，然後進行下面的動作：

A. 用舒緩技巧來鎮定三焦（時間：20秒）

這個技巧在前一章已經介紹過了。在妳緊張的時候，不管是因爲外在狀況或是身體問題，譬如經前症候群之類，都可以運用三焦相關的技巧。妳應該記得，三焦是用來喚起免疫與應急反應，並維持生存機制，讓妳能安全度過危機。但因爲這種演化其實是在適應一個不復存在的世界，所以多半會變成過度反應。在經前症候群期間，多多鎮定體內流動的三焦能量，其實很有幫助。因爲可以放鬆整個能量系統，釋放緊張，減少恐懼與焦慮。幸運的是，三焦安靜法（第114頁）能夠很迅速、很容易地鎮定三焦，有時候只要靠這個技巧就夠了。三焦敲打（第115頁）和擁抱三焦/脾經（第118頁）也同樣簡單有效。另一個更有效但會比較花時間的方法是輕觸三焦鎮定點（第118頁）。

B. 輕觸脾經增強點（時間：約5分鐘）

脾經和三焦經是以翹翹板的模式在交換能量。一旦三焦在經前症候群期間（或是其他任何時候）被啓動，就會活躍起來，將脾經的能量搶過去滋養自己。脾經因爲被榨乾了，所以免疫系統和適應環境的能力就會打折扣。脾經能量低下時，身體會強制妳慢下來。只要妳跟著慢下來，便能夠好好修復回到平衡狀態。在浴缸或是其他舒服的場所以放鬆的姿態讓自己平靜，然後舒緩三焦並增強脾經，告訴身體妳在調整自己、適應即將發生的每月轉化。妳是透過身體的母語，也就是能量，在與身體對話。這讓妳能夠在進入經期時回應身心靈的需求。增強脾經剛好也可以改善腿部的沉重、虛弱與疼痛，這通常也是經前症候群的症狀之一。

經絡增強的方式有好幾種。最強大的方法之一，就是輕觸能夠影響經絡的穴位。方法類似於前一章的鎖定三焦。只要把手指放在第一組穴位上幾分鐘，然後再輕觸第二組穴位。妳可以舒服地在浴缸裡、沙發上或是其他場所進行，這是個讓人感覺很享受，又能回到自我中心的冥想時間。我喜歡專心地放鬆，不過妳也可以一邊做其他的事情一邊放鬆。一邊輕觸穴位，一邊看電視、講電話、和朋友聊天，效果一樣好。甚至請朋友幫妳輕觸穴位也可以（可依據情況調整姿勢）。

增強脾經的方法，是同時將手指放在大都穴（脾經2）和少府穴（心經8）的位置，身體任一側均可，輕觸2分鐘（見圖4-1a）。可以用一手的中指按在少府穴上，另一手的中指按在大都穴上。然後換邊重複。第二組穴位（圖4-1b），則可用大拇指和食指同時輕觸大敦穴（肝經1）和隱白穴（脾經1）。雙腳的穴位可以同時進行。輕觸約1分鐘。

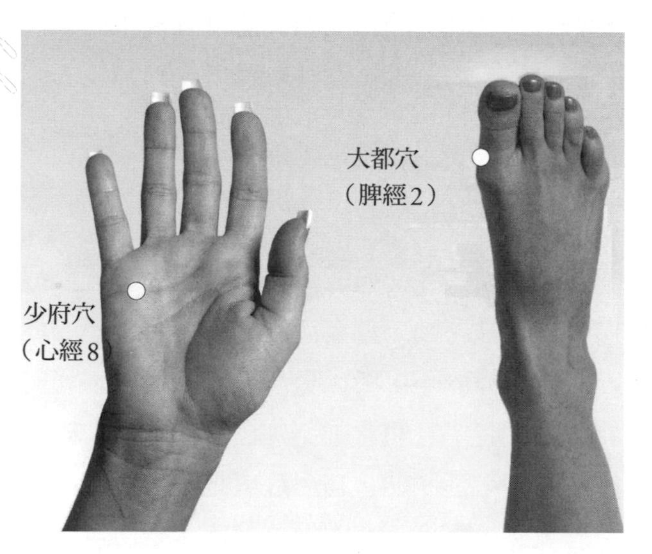

a

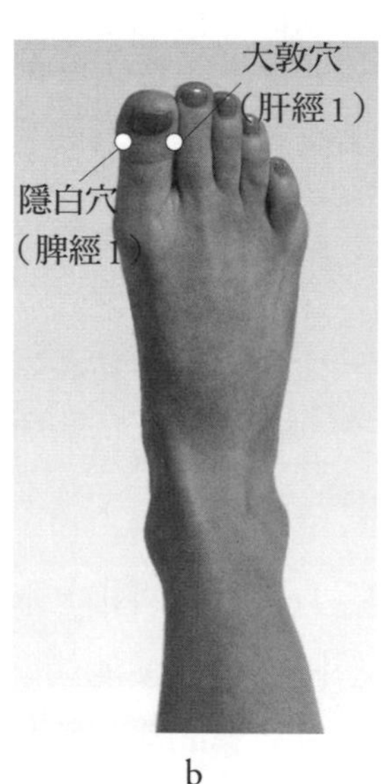

b

圖4-1　脾經增強點

3. 將「經前症候群模組」加入能量日常運動

要讓妳的能量在經前症候群期間保持共鳴，可以每天做兩次五分鐘能量日常運動，早上一次，下午或晚上一次，尤其發現自己精神不佳的時候。我會建議在日常運動中多增加下面幾個動作，在經前症候群發作期間、或是繼續做到生理期來了兩、三天之後。在淋巴按摩（第66頁）後直接進行下列五個動作，然後和平常一樣，以拉上拉鍊和連結來收操。

A. 連結天地（時間：約2分鐘）

這是一個古老的運動，許多文化中的女性一直以來都會運用這樣的技巧。見第52頁的步驟。

B. 三軸輕觸（時間：約30秒）

三軸輕觸是一個簡單迅速的技巧，能夠馬上讓妳獲得舒緩。這個動作能夠鎮靜平衡荷爾蒙，尤其有益於腦下垂體和下視丘：

1. 將一手的掌根置於前額，然後把中指放在頭頂。
2. 另一手的大拇指、食指和中指合攏，放在後腦勺略下方（凹下處的上方）（見圖4-2）
3. 持續三次深呼吸的時間。

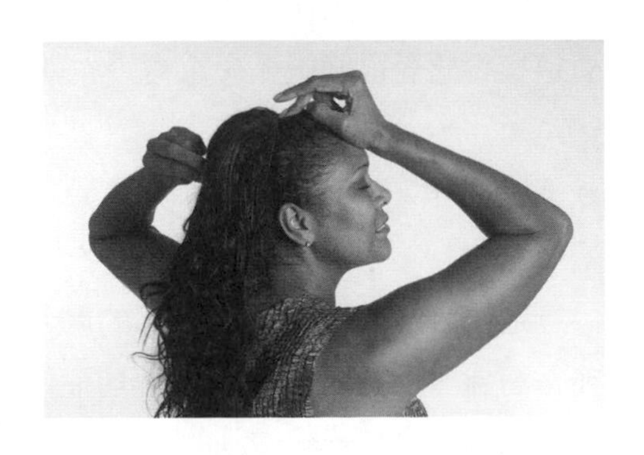

圖4-2　三軸輕觸

C. 腹部伸展（時間：約30秒）

我們的腹部以及裡面所有的器官，在經期來臨前可能會變得腫脹緊繃，干擾到能量的正常流動。腫脹的感覺就像是軀體中間有個堵塞的水壩一樣。腹部伸展可以打開這些空間，釋放部分壓力，讓新鮮能量能夠在此流動，緩和像是填鴨一般的不適感。

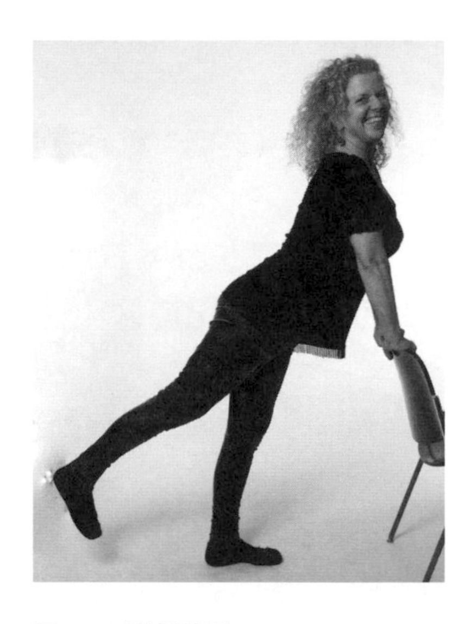
圖4-3　腹部伸展

1. 站在椅子或是其他差不多高度的家具後面，雙手撐在椅背或家具上方。手臂伸直。或是可以扶著大概與肩膀同高的家具邊緣，伸直手臂，站在與邊緣距離一個手臂遠的位置。
2. 往上看，伸展的時候脖子輕輕往後仰，右腿往後抬起，膝蓋打直。感覺一下脖子與腹部的伸展（見圖4-3）。
3. 回到中心。
4. 左腳重複同樣動作。
5. 這樣會感覺很舒服。想重複幾次就重複幾次。

D. 側邊伸展（時間：少於1分鐘）

這個動作也可以伸展腹部的韌帶，而且對心、肝、脾、膽的能量非常有益，因爲這些部位在經前症候群期間會承受許多壓力。和腹部伸展一樣，也有舒緩腫脹的功效。側邊伸展的做法如下：

1. 先站好，雙手放在腿兩邊，深呼吸。鼻子吸氣，嘴巴吐氣。
2. 深深吸氣的同時，兩手從下到旁往上畫一個圓弧。
3. 用左手抓住右腕，吐氣，用左手往上提拉右手臂，身體往左伸展（見圖4-4）。
4. 一邊吸氣、一邊重新站直。接著換另一邊重複。左右至少各做三次。
5. 最後，手高舉過頭，手掌朝外，往下畫圓回到開始的姿勢。

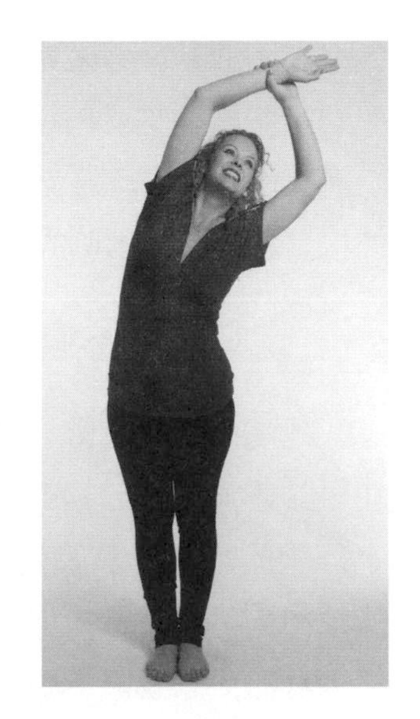

圖4-4　側邊伸展

E. 脾經沖掃與敲打（時間：少於1分鐘）

如果妳在經前症候群期間感到虛弱，大概就是需要增強脾經的時候。透過沖掃可以有效增強脾經，逆行一次，順行三次，很像是清潔過濾器那樣，讓停滯的能量再度暢通。妳可以用手輕快掃過經絡，或是將手隔空放在距離經絡幾公分遠的上方，仔細而緩慢地沿著經絡移動。照著圖4-5的經絡通道來進行。整個過程中，手的動作必須仔細而緩慢。沖掃與敲打脾經的做法如下：

1. 站好後，手掌伸直放在腰間兩側，手指朝下。
2. 深吸一口氣，手指往上走到腋下。
3. 吐氣，手往下來到身體兩側，手掌一樣伸直。走到腰部時，將手移到胯骨前方，繼續往大腿內側下去，手指打開，手掌伸直。
4. 往下來到踝骨，繼續沿著腳掌內側邊緣，從大腳趾掃出去。
5. 深吸一口氣，雙手沿著原路走回來。從腳掌內側邊緣的大腳趾開始，手掌伸直，沿著大小腿內側上來，移到胯骨上，沿著身體兩側上來到腋下，再往下來到胸廓底部。這個方向要再重複走兩次。

6. 敲打脾臟神經淋巴反射點，在乳房下方再往下一根肋骨，乳頭延伸過來的位置。一邊深呼吸，一邊敲打約10秒鐘（見圖2-5）。
7. 接著敲打身體兩側的脾穴10秒鐘（圖4-5）。

4. 處理身體不適與疼痛的技巧

經前症候群最常見的生理症狀就是水腫、胸部脹痛、腹痛、背痛和鼠蹊疼痛。對於抽筋和許多類型的疼痛，大家通常會直覺用手去揉不舒服的地方。其實這是有道理的。逆時針方向揉動會將破碎的能量抽出來，順時針方向揉動則是鎖定該處的能量。妳的手甚至不需要接觸身體，只要隔空幾公分放在不舒服的位置上面，以逆時針方向畫圓，看看是否能感覺到手把能量抽出身體。不時甩甩手，像是要把過多的能量丟到地上那樣。只要妳開始感覺比較舒服了，就可以改用順時針畫圓的方式來穩定舒服的感覺。

A. 胃經沖掃處理（時間：約1分鐘）

針對經前症候群的不適，還可以使用另一個不錯的技巧，叫做胃經沖掃。揉動畫圓是將能量從不舒服的地方抽出來，而逆向沖掃（走經絡的前半部分）則像是清理通道，讓造成經前症候群的能量流動起來。這個動作可以立刻放鬆胃部周圍的區域，因此自然可以舒緩腹痛或胃痛。此外胃經沖掃也可以平撫難過的情緒，尤其是心痛或其他情緒上的痛苦，因爲這些情緒對應的生理部位就是胃部或胸部。

就和沖掃脾經一樣，胃經也可以用手輕輕撫觸，或是隔空放在距離幾公分遠的經絡上方，仔細而緩慢地移動。一開始是逆向走胃經，用雙手沿著經絡正常流動的反方向來進行（見圖4-6）：

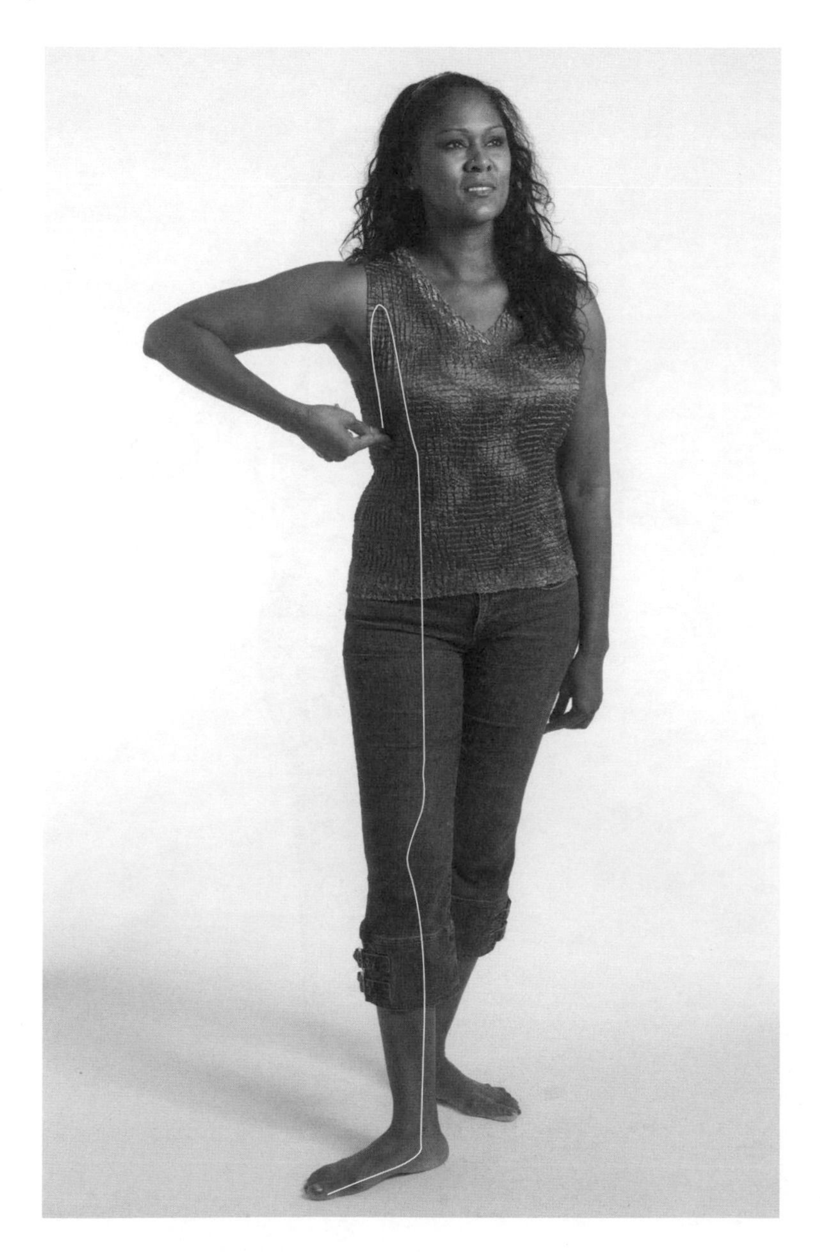

圖4-5　脾經沖掃與敲打

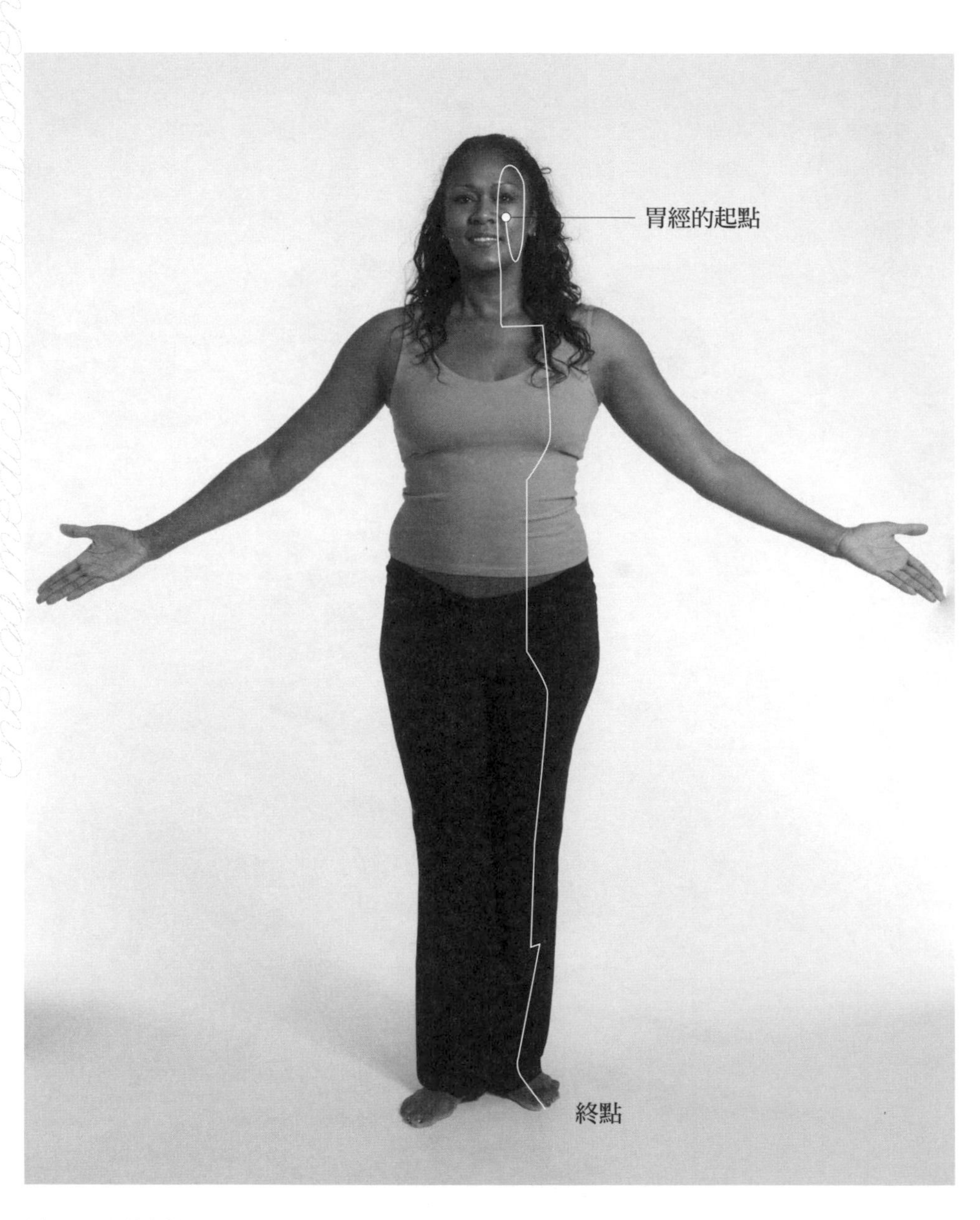

圖4-6　胃經沖掃

1. 從兩隻腳的第二腳趾開始，經過腳踝，稍微往大小腿外側的方向，往上來到身體。
2. 直接從身體正面繼續往上，經過卵巢，經過乳房，來到脖子，經過下頷骨，來到眼睛，來到髮際。
3. 畫個圓往下，沿著臉的輪廓來到下頷骨，再直接往上停在眼睛下方的穴位。
4. 甩掉手上的能量。依自己的感覺，逆向沖掃可以再重複一到兩次。
5. 現在以與剛才相反（正向）的方向走一次胃經（一樣見圖4-6）。
6. 正向沖掃總共進行三次。結束要記得甩掉手上的能量。

B. 針對不同類型經前症候群的額外處理方法

水腫：

我所知道最適合處理水腫的方法是腹部伸展和側邊伸展，建議兩者都加入日常運動中。任何可以伸展到胃部的動作，都能夠清理出空間讓能量流動。另外，也可以按摩一個叫做陰陵泉（脾經9）的穴位，位置在大腿內側，膝蓋內側，脛骨後的凹陷處（見圖4-7），以逆時針方向揉動約10秒鐘（把膝蓋骨當成鐘面），然後敲打5秒鐘。這是傳統治療水腫的方法，不過懷孕女性不適用。

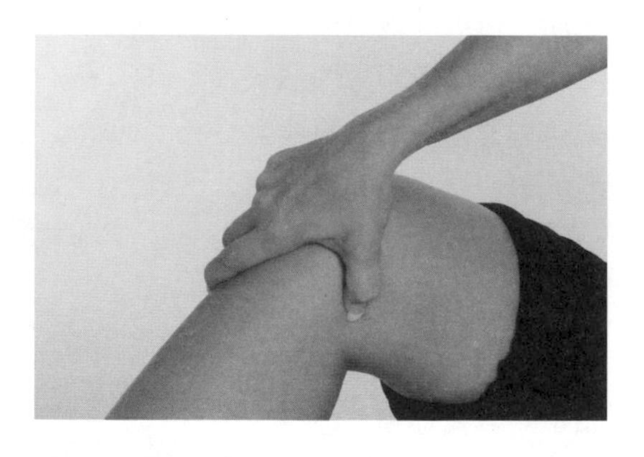

圖4-7　按摩陰陵泉

胸部脹痛：

經前症候群的疼痛與腫脹，是因爲荷爾蒙變化以致能量流動堵塞，造成過多的能量堆積，流動變得黏稠遲緩。胃經會經過乳房，往下來到腹部，並跨過卵巢。所以在月經來臨前，胃經通常會負擔過重，因爲要處理這些部位複雜的變化，而累積了過多的能量。如果胸部感覺腫脹或疼痛，釋放一些淤積的能量應該可以舒服一些。首先按照上述胃經沖掃的方式，進行一次逆向沖掃。鎮定下來的胃經可以讓以下部位獲得進一步緩解，例如腹痛、胸部脹痛，以及卵巢疼痛。鎮定經絡就像打開水龍頭一樣，排出淤積的能量，恢復健康的循環。鎮定胃經和其他與經前症候群相關經絡的技巧，會在討論完抽筋、背痛、鼠蹊疼痛、經期延遲和鎮定經絡後解釋。

腹痛：

鎮定胃經也可以改善腹痛。特別針對腹痛的技巧是按摩脾經的第四個穴位。先放鬆身體，將雙腳擺成可以同時按摩到的姿勢，同時按摩兩腳內側，位於腳趾和腳跟正中的點（公孫穴，脾經4，見圖4-8）。在骨頭上按壓，以逆時針方向揉動至少10秒鐘，最多可到1分鐘。然後敲打這兩個點，同時進行兩次深呼吸。另外，按摩中封穴（肝經4，同樣見圖4-8）可以釋放子宮的壓力，也對舒緩腹痛有幫助。同樣是以逆時針方向按摩、然後敲打，進行時要記得深呼吸。

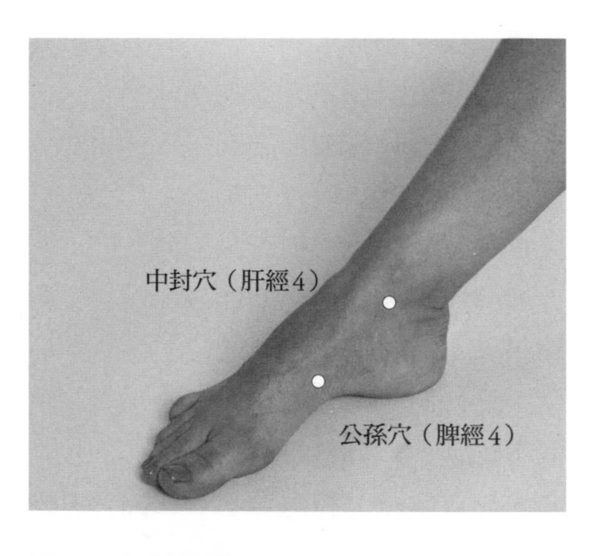

圖4-8　腹痛舒緩點

背痛：

能量療法舒緩疼痛的做法，是去處理產生疼痛的原因，而不是像「止痛藥」那樣，僅僅掩蓋住疼痛的表象。能量療法治療疼痛的技巧，不只是消除症狀，還會在身體能量的層面去修正疼痛的原因。即使背部原本沒有問題，經前症候群也可能會帶來疼痛，因爲這段期間，腎臟必須過濾更多的血液與荷爾蒙，工作量滿檔，壓力超載，造成這個部位產生疼痛。鎮定腎經能夠清除腎臟緊繃的能量，並帶來放鬆與舒緩。如果是上背痛加上腹痛，則可以鎮定小腸經，因爲這條經絡管理整個腹腔，相信會有幫助。除了緩解腹痛外，對背部緊張也有效。如果背痛是出現在腰部脊椎附近，則通常是大腸經的問題，鎮定大腸經可以獲得緩解。

鼠蹊疼痛：

在月經來臨前，子宮內壁會增厚，子宮重量會增加，這使得腰部的韌帶增加負擔，因爲要花更多力氣支撐子宮，但緊繃的韌帶會造成鼠蹊疼痛。最簡單的方法是躺下來，將手指置於鼠蹊部，也就是大腿和身體連結的地方。先將身體放鬆，讓手掌伸直。妳的手會傳送好的能量到子宮兩側的卵巢，以及因月經來臨前失去平衡而造成便秘的兩個瓣膜（迴盲腸瓣膜和直腸瓣膜）。維持這個姿勢兩分鐘。

另一個舒緩鼠蹊疼痛的方法是鎮定肝經。這條經絡控制身體韌帶的張力，而且肝臟本身的工作就是在排除釋放到系統中必須被清理的荷爾蒙。因此肝經在月經來臨前同樣也是工作超量。鎮定肝經（做法在第156頁）可以放鬆韌帶不必要的緊張，幫助系統重新穩定，讓肝臟處理已經發揮功能的荷爾蒙。

經期延遲：

透過放鬆臀部肌肉和整個骨盆區可以讓經期到來。萬一不確定是否懷孕，這麼做時只要鎮定控制循環系統、心包和臀部肌肉的經絡，也就是心包經，就不用擔心有流產風險。要讓這條經絡維持流動順暢的另一個重要理由，是因爲心包經和脾經、胃經及三焦經有著協同作用。

鎮定與經前症候群相關的經絡

許多與經前症候群相關的不適症狀，都是與能量過多相關，而不是能量不足。這似乎與我們的直覺相違背，因爲妳會感覺自己需要更多能量，不過需要能量也是事實。原理是這樣的：身體的某些部位如果累積了太多能量，正常的能量流動就會堵塞，造成疲倦與疼痛。某個地方能量過多的話，就會停止流動，那麼其他部位便得不到需要的能量。而爲什麼會有過多能量累積在同一個地方呢？是因爲如果一條經絡工作過度的話（例如經前症候群），經絡本身可能會過度補償，或是其他經絡爲了幫助這條經絡而給予更多的能量。

要讓堵塞的能量再次流動，有一種很有效的方法，就是去「鎮定」累積能量而阻塞的經絡通道。這會讓能量可以再次流動，並提供大量的舒緩放鬆，讓整個系統能夠回到平衡。每條經絡的技巧都類似，雖然需要鎮定的穴位不同。第三章中，我們學到了鎮定三焦的方法。同樣地，在鎮定經絡時，可以把手指放在指定的穴位輕觸幾分鐘（要確實地接觸，但不需要指壓或按摩），然後輕觸第二組穴位大約1分鐘。全部的時間大概會花上3至6分鐘，端看是否能同時輕觸身體兩側的穴位。輕觸時要確保舒服的姿勢，不要加重身體的負擔。與經前症候群生理症狀相關的經絡包括有胃經、小腸經、腎經、大腸經、肝經和心包經。前面章節對於個別經前症候群症狀的討論，已經告訴我們何時該鎮定哪條經絡。

鎮定胃經（胸部脹痛與腹痛；時間：約5分鐘）

可以按照圖表操作，輕觸一側的第一組穴位（圖 4-9a）2分鐘，然後進行另一側。另外，輕觸第二組穴位（圖 4-9b）約1分鐘。以下是詳細做法：

1. 用右手大拇指和中指輕觸右腳第二腳趾末端（包覆厲兌穴，胃經45）。
2. 同時用左手大拇指和食指輕觸右手食指末端，包覆商陽穴，大腸經1（見圖4-9a）。
3. 輕觸約2分鐘，確定身體姿勢不會僵硬。
4. 換邊重複。
5. 接下來，將雙腳擺到手可以同時摸到的舒服姿勢。
6. 用兩隻大拇指分別沿著第二和第三腳趾韌帶中間的凹陷往上，停在距離腳趾根約5公分的地方（陷谷穴，胃經43）。
7. 將兩手的食指放在第四腳趾韌帶上的足臨泣穴上（膽經41）（見圖4-9b）。
8. 輕觸約60秒鐘。

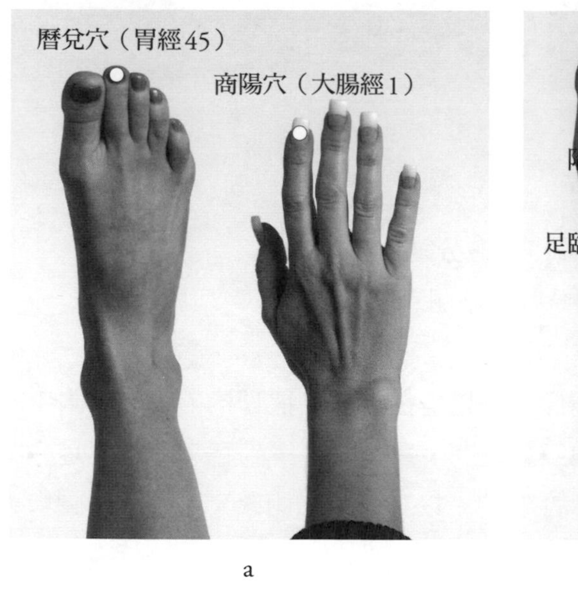

a

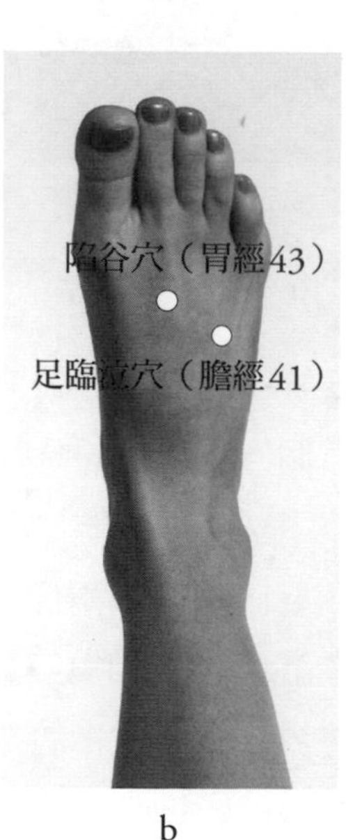

b

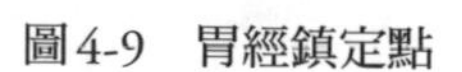

圖4-9　胃經鎮定點

鎮定小腸經（上背痛與腹痛；時間：6分鐘）

將一手的中指放在足三里（胃經36，膝蓋下距離一個手掌寬，第二腳趾延伸過來的位置），同時另一手的中指放在小海穴（小腸經8，手肘下距離約三橫指寬，小指延伸過來的位置），身體任何一側均可，輕觸約2分鐘（見圖4-10a）。然後換邊重複。接下來，把一手的中指放在前谷穴（小腸經2，小指外側，指根與手掌連結處），另一手的中指放在足通谷穴（膀胱經66，小腳趾根部外側凹陷處），輕觸約1分鐘（見圖4-10b）。換邊重複。

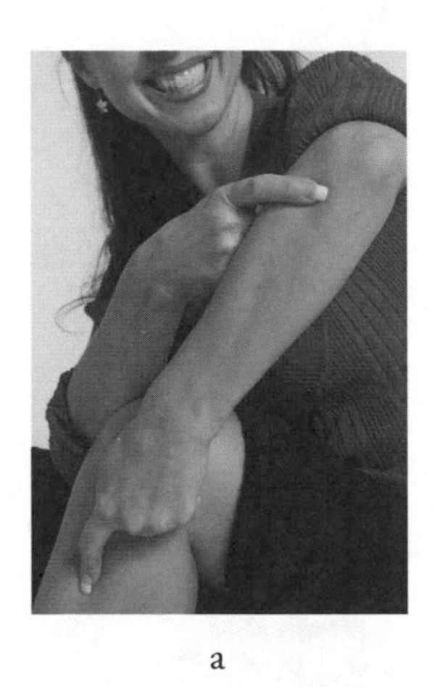

a

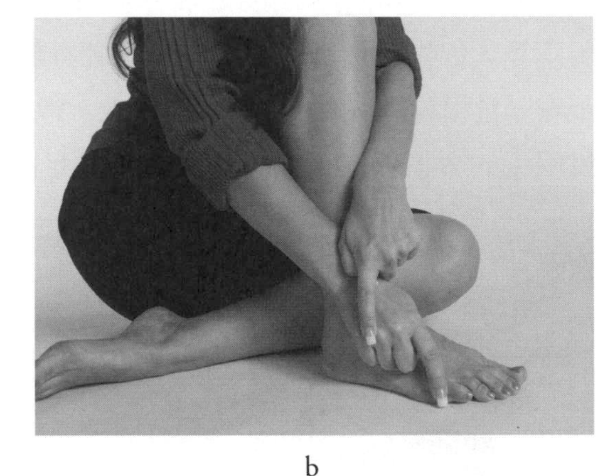

b

圖4-10　小腸經鎮定點

鎮定腎經（背痛；時間：約3分鐘）

這個方法可以同時輕觸兩側穴位。

1. 因為要同時輕觸兩側，可以坐在椅子上把腳抬上來。將兩手的中指放在腳底第二和第三腳趾間，然後順著滑到腳掌前端與足底凹陷處的邊界（湧泉穴，腎經1）。以左右手同側或交叉輕觸兩腳均可，只要舒服就好。
2. 同時將大拇指放在大腳趾靠近二腳趾那側的趾甲根部（大敦穴，肝

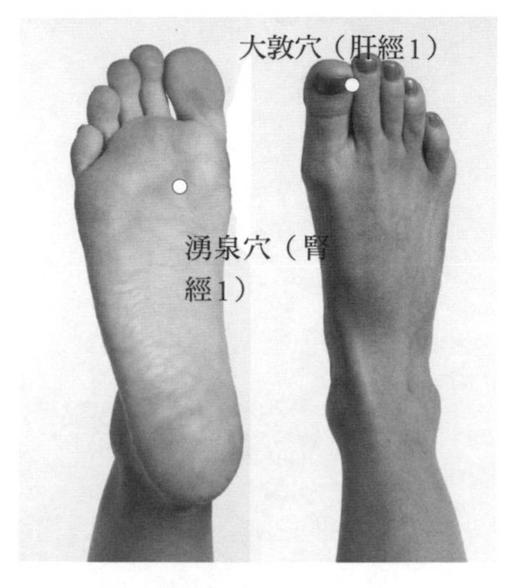

a

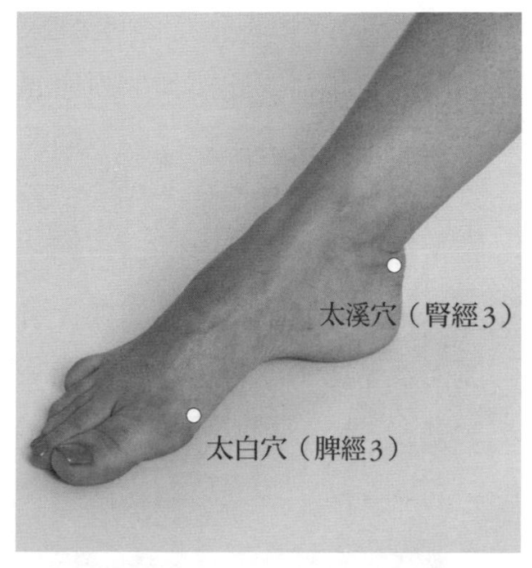

b

圖4-11　腎經鎮定點

經1）（見圖4-11a）。

3. 確認姿勢不會不舒服，輕觸約2分鐘。不過如果妳懷孕了，則只能輕觸約30秒鐘。
4. 將右手中指放在右腳大腳趾外側，然後滑過趾跟關節停在凹陷處（太白穴，脾經3）。左腳也是相對應的穴位。
5. 大拇指放在腳踝內側後方的凹陷處（太溪穴，腎經3）（見圖4-11b）。
6. 輕觸約60秒。

鎮定大腸經（下背痛；時間：約6分鐘）

圖4-12a標示的是第一組穴位，二間穴（大腸經2，食指根部內側）和足通谷（膀胱經66，小腳趾根部外側凹陷處）。兩側各輕觸約2分鐘。圖4-12b標示的是第二組穴位，陽溪穴（大腸經5，手腕上方，食指延伸過來的位置）和陽谷穴（小腸經5，手腕上方，小指延伸過來的位置）。兩側各輕觸約1分鐘。

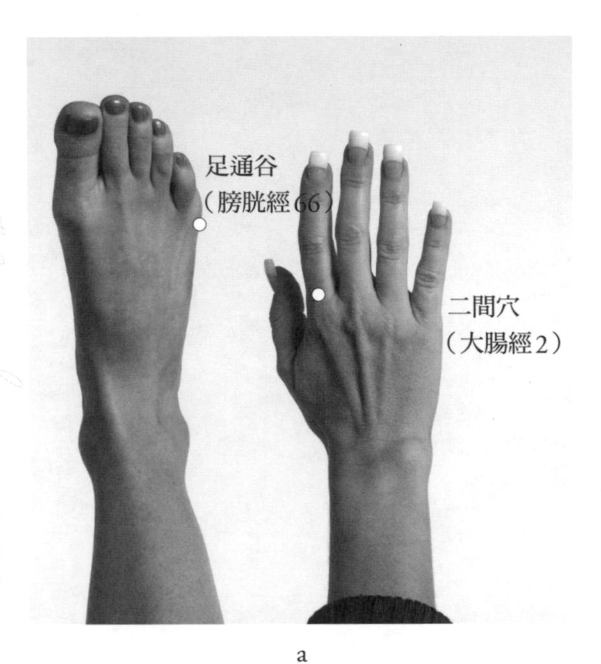

a

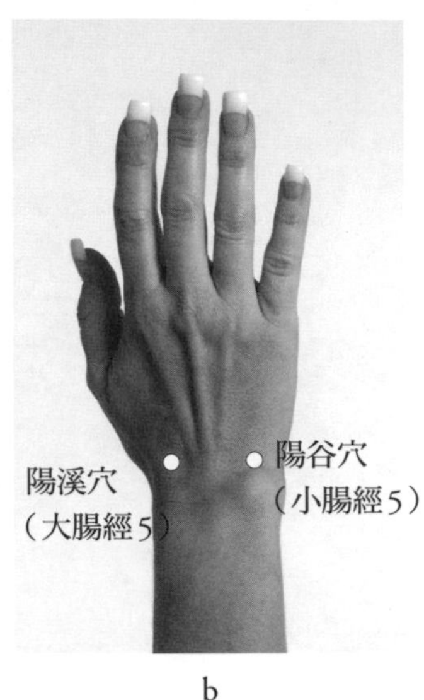

b

圖4-12　大腸經鎮定點

鎮定肝經（鼠蹊疼痛；時間：約6分鐘）

將一手的中指放在行間穴（肝經2），同時另一手的中指放在少府穴（心經8）（見圖4-13a），身體任何一側均可，輕觸約2分鐘。然後

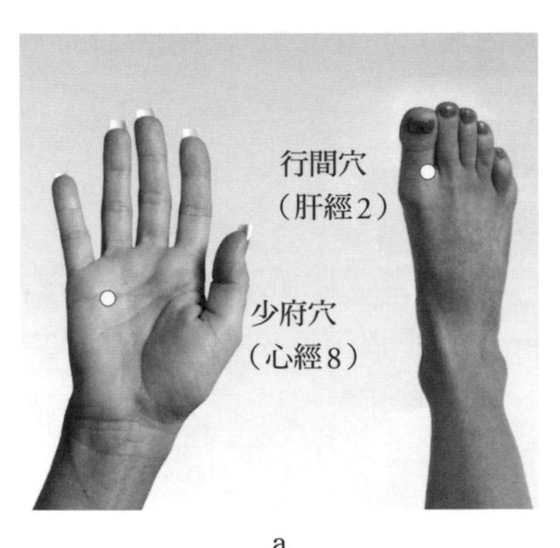

a

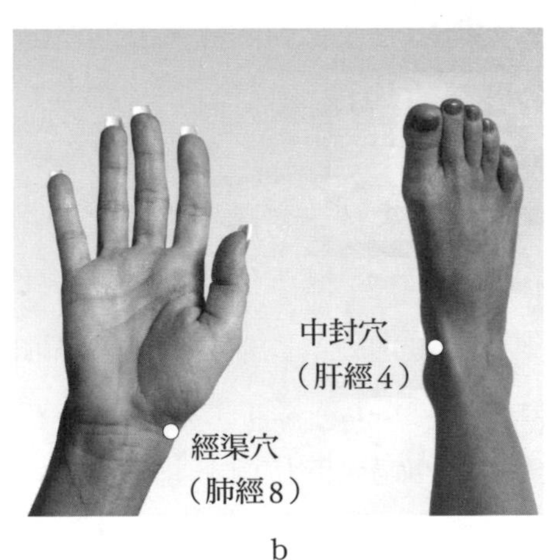

b

圖4-13　肝經鎮定點

換邊重複。接著，將一手的中指放在中封穴（肝經4），另一手的中指放在經渠穴（肺經8）（見圖4-13b），輕觸約1分鐘。然後換邊重複。

鎮定心包經（經期延遲；時間：約6分鐘）

將一手的中指放在太白穴（脾經3，腳掌內緣，大腳趾根關節後方凹陷處），同時另一手的中指放在大陵穴（心包經7，手腕內側中點，中指延伸過來的位置），身體任何一側均可，輕觸約2分鐘（見圖4-14a）。然後換邊重複。接著，將一手的中指或大拇指放在陰谷穴（腎經10，大腿內側膝蓋彎曲處），另一手中指放在曲澤穴（心包經3）（手肘內側中央），輕觸約1分鐘（見圖4-14b）。然後換邊重複。

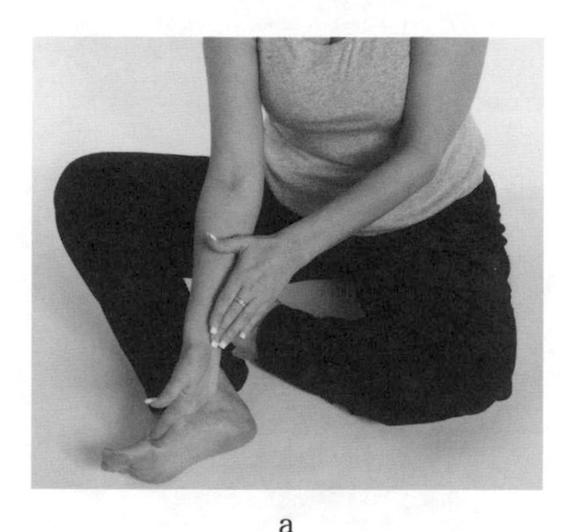

a

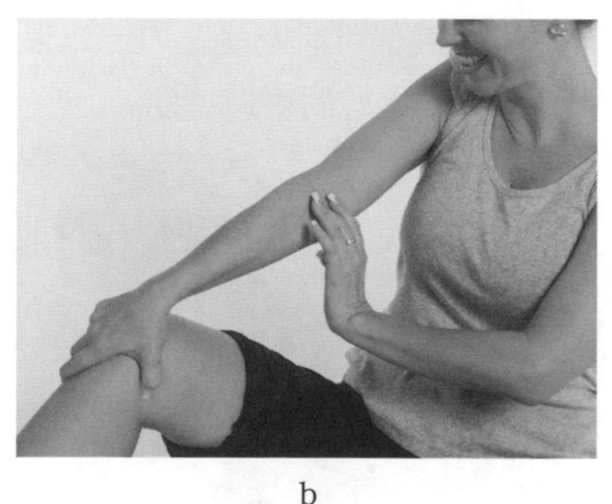

b

圖4-14　心包經鎮定點

5. 情緒崩潰時的急救

能量療法有一些技巧可以應用於情緒起伏激烈的時刻，而經前症候群剛好就是情緒起伏的大魔神。我可以向妳保證，能量療法對於情緒起伏絕對有用。效果很快、很強，妳可以先學起來，隨時派得上用場。當妳運用的時候能夠感覺到能量的改變。最後是，妳在需要的時候不會記得要用。好了，證明我說的是錯的吧！

必須記住的三個原則是伸展、敲打、交叉輕觸。如果妳什麼都不記得，可以一邊深呼吸，一邊進行下列動作：（一）伸展軀體，（二）敲打臉部、頭部和身體，和（三）交叉雙臂抱住肩膀。我們已經介紹幾種很棒的情緒急救技巧：連結（第69頁）、拉上拉鍊（第68頁）、三焦安靜法（第114頁）和韋恩．庫克姿勢（第64頁）。還有四種可以嘗試的技巧是充電、排毒、輕觸神經血管點和黑武士呼吸。

A. 充電（時間：1分鐘多一點）

當妳覺得疲憊、易怒，或是快要哭出來的時候，這個技巧能夠讓肝經、脾經、膀胱經和腎經獲得放鬆、支持和力量。這些經絡在經前症候群期間都可能充滿壓力。如果常常做這個動作，可以讓荷爾蒙保持平衡並舒緩妳的生理週期。

1. 先坐好，左腳跨在右腿上，揉捏左腳兩側（見圖4-15a）。

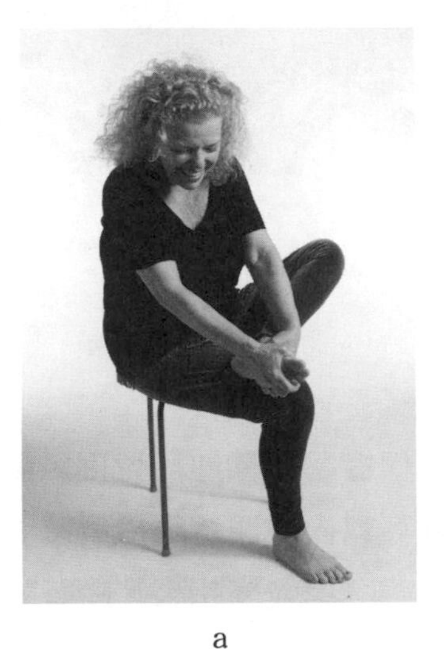

a

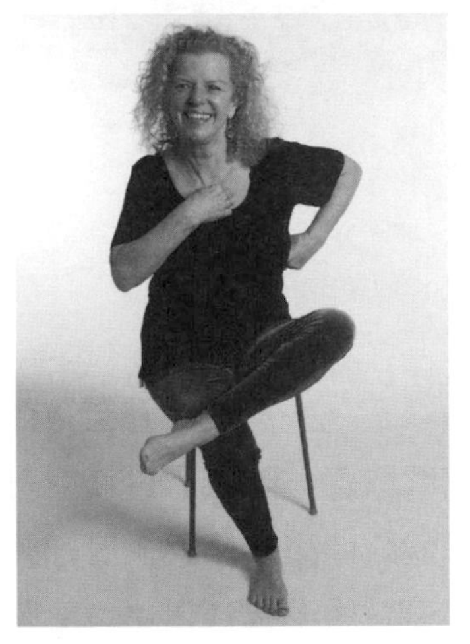

b

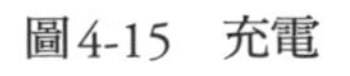

圖4-15　充電

2. 左手手指稍微施力，往上沿著左腿內側往上掃過。
3. 雙手稍微施力沿著身體往上掃過，左手掃過身體左側，右手掃過身體正面中心線的左側。
4. 右手來到鎖骨底下（俞府穴），左手來到側邊胸廓底部（大包穴，脾經21）時，在這兩處敲打10或12下，一邊進行深呼吸（見圖4-15b）。
5. 換邊重複。

B. 排毒（時間：不到1分鐘）

第二章介紹的甩出去／拉上拉鍊／連結技巧（第78頁），前面兩個部分效果很強，接連著做可以用來排毒。這個方法能夠將壓力和憤怒排出身體，讓阻塞的能量暢通起來，並讓精神放鬆：

1. 站直，把手臂置於身體前方，手肘微彎，握拳，拳心朝上，深呼吸（見第80頁，圖2-16）。
2. 手臂甩向身後，再盪回前方到頭上，高舉一分鐘。
3. 往上伸展，拳心相對，猛力往下甩手，手掌用力打開。讓情緒隨著吐氣一同流洩，喊出聲音來，可以是「呼」或是其他自然發出的聲音。
4. 重複幾次，會感覺很舒服。最後一次手臂放下時要和緩，並同時吐氣。身體站直站挺，配合深呼吸。
5. 以拉上拉鍊結束。深呼吸，將雙手放在恥骨（見第68頁，圖2-10），沿著身體中心線往上移動。高舉過頭，手掌朝外，慢慢吐氣，手臂往兩側盡量伸展，然後往下回到恥骨。

C. 輕觸神經血管點（時間：1至3分鐘）

當妳感覺到壓力或憂鬱時，這個技巧可以釋放身體和心靈的緊張。妳的身體還是和幾百萬年前的祖先一樣，會對威脅與壓力做出反應。不論逃走或戰鬥都需要血液離開大腦，流到身體四肢，才能採取迅速的動作。在緊急的狀況下，人體的設計是行動至上而非思考。在前一章介紹過的輕觸神經血管點，可以打斷戰鬥或逃走的應急反應，將血液帶回前腦，讓妳能夠思考得更清楚。

1. 坐著或躺下，與妳所感受到的壓力同調，或集中精神回想某個會讓妳緊張的想法、回憶或狀況。
2. 將大拇指置於太陽穴，其他手指的指腹置於前額，也就是眉毛上方的額骨（見第113頁，圖3-1）。
3. 輕柔地輕觸，最長可達3分鐘。配合深呼吸，鼻子吸氣，嘴巴吐氣。

替代做法：一隻手掌置於前額，另一隻手掌放在腦後。同樣，輕柔地碰觸，最長可達3分鐘，並配合深呼吸。

D. 黑武士呼吸（時間：不到1分鐘）

這個方法可以鎮定三焦，平衡荷爾蒙，釋放壓力，讓身心獲得穩定。這裡的呼吸必須要非常緩慢，控制得宜。

1. 身體站好，把氣完全吐出。
2. 用嘴巴極爲緩慢地吸氣到喉嚨後方，會產生一種彷彿電影《星際大戰》中「黑武士」發出的低沉氣音聲。
3. 一樣非常緩慢地用嘴巴吐氣，也要發出同樣的低沉氣音聲。

對妳來說，可能某些方法會比其他方法更為有效，但每種方法都不錯。自己實驗看看。

6. 荷爾蒙與其他補充物的能量測試

到目前為止，我們的重點都放在學習改變身體能量的技巧，但是第三章所下的定義告訴我們：能量療法是一門藝術，也是科學，透過運用能量與化學間的關係，可以促進健康、活力與幸福。之所以會把重點放在能量，除了因為那是我的專長外，在幫助女性處理健康問題時，西方醫療和另類療法對於能量部分實質的關注並不多。但在應用方面，能量療法其實對於化學和能量的平衡與失衡都一樣有幫助。事實上，所有的植物和藥品都有能量的特質。而能量測試（見第69至72頁及附錄）這項工具可以用來檢驗荷爾蒙、營養或其他類型的補充品，是否能夠成為最佳的能量介入輔助。

如果妳在服用某種植物後，腹痛狀況就能舒緩，那便不需要再進行能量測試。不過，能量測試可以幫助妳檢驗健康有機店架上的八種植物，找出可能對妳的身體、問題和能量系統最有助益的一種。每種食物、藥丸或膠囊都有自己的能量場。能量測試可以讓妳在攝取之前，知道這項物質獨特的波動，是否能與妳身體的能量和需求共鳴相容。因為能量會影響化學作用，這也可以讓妳預測身體會對這項物質產生怎樣的反應。

我自己，還有我對個案採行的方式，是先單獨使用能量療法來處理每個月的震盪起伏，因為這樣比較沒有侵入性。如果要倚靠外力才能讓身體製造原本就能分泌的化學物質，那麼身體產生這項化學物質的能力就會逐漸減弱（一個重要的例外是黃體素）。

能量療法當然可以不搭配其他輔助單獨運作。不過，有時候一些可以幫助經前症候群的植物和其他輔助品，可以讓能量療法更為有效。我完全認同在必要時候搭配使用。

即使妳不想學習能量測試，還是可以藉由親自嘗試錯誤來檢驗這裡提到的物質。我個人藉由這種嘗試錯誤的方法，更了解自己的身體和需求，尤其是在1970年代末期之前，我還不了解能量測試的時候。妳可以在網路上搜尋服藥禁忌，並在服用任何妳並非完全了解的物質之前，先與合格的治療師討論。

如果妳已經學會能量測試，或是有可靠的治療師能夠幫妳用能量測試進行檢驗，那麼就可以減少親自嘗試的機會，還可以進一步了解自己需要的分量和情況。例如，我的身體可能需要一粒黃體素，但三粒可能就會破壞我體內黃體素和雌激素的平衡。隔天我還不需要服用，但第三天我可能需要早上吃三粒，下午再吃一粒。我不知道有其他比能量測試更好的辦法，能夠在身體震盪的化學作用和讓功能維持在顛峰狀態之間建立和諧的連結。

每個月雌激素和黃體素之間能否平衡的變化，是極爲嚴重的經前症候群是否發生的主要關鍵。隨著排卵的需要，黃體素濃度開始升高。如果妳順從自然的呼喚，做對了前半部分，那麼身體就會需要開始爲迎接胎兒做準備。黃體素將子宮重新打造成適合寶寶生長的環境。雌激素會讓妳變得興奮，在性欲上更爲主動積極，而黃體素則會讓妳鎮定下來，變得比較寧靜祥和。事實上，黃體素的主要作用除了強化子宮之外，就是放鬆中央神經系統。但如果妳現在正處於排卵期，但黃體素卻分泌不足，那麼身體就會感到非常焦慮，因爲子宮內壁無法增厚，好迎接即將到來的寶寶。這有些不對勁！除此之外，整個神經系統也會失去平衡，因爲應該要分泌的黃體素沒有出現。

黃體素濃度出現錯誤可能有很多原因。大自然隨機的設計，就是可能讓某些女性分泌較多雌激素，某些女性分泌較多黃體素。許多女性在三十多、接近四十歲的時候，自然的黃體素濃度就逐漸下滑。如果妳的在月經前來臨前期間是越來越焦慮、歇斯底里，或過度反應，那麼妳分泌的黃體素可能比妳身體所需要的少。本章中介紹的一些能量運動應該可以讓妳變得比較平衡，不過也可以考慮補充身體應該要分泌的激素。生理期女性黃體素不足還有別的徵兆，除了焦躁易怒和情緒極端之外，其他包括了生理期週期不規則、經血過多、脹大、背痛、水腫、疲倦、貪吃、子宮內膜異位、子宮肌瘤和乳房脹痛。

我自己的經前症候群最恐怖的是情緒問題，我的小女兒丹蒂則是每個月都因此身體虛弱，嚴重的盜汗發抖與腹痛。加上她的生理期一直都不準，所以無法事先預防，而且對她從事女演員的工作也影響很大。黃體素是我的萬靈藥，但對她卻沒有作用。奇妙的是，在她開始吃避孕藥，雌激素濃度增加之後，突然間她的生理期變得完全正常，症狀也完全消失。

要補充黃體素，最簡單的方法是服用墨西哥或西伯利亞山藥根膠囊。有些人也會使用山藥根或其他黃體素乳液。最強效的黃體素只能由醫師開立處方（要確定自己拿到的是天然的黃體素而不是合成的黃體製劑，人工合成比較可能有副作用）。天然黃體素可以是塞劑或是口服膠囊，或者可以在膠囊上打個洞，把少量黃體素撒在手腕內側或腹部，以便完全控制吸收劑量。皮膚會讓黃體素直接吸收進入血液中，如果採用口服，就還需要肝臟進行處理。不管是山藥根還是處方的黃體素，都可以自己試試看反應如何，或是每天使用能量測試，來決定自己身體需要的分量與形式。有時候身體的需求每個小時都不同。但總之，請不要像我曾經犯過的錯誤那樣，把黃體素看成萬靈藥，攝取過多而造成傷害（見第136頁）。黃體素過高的可能症狀包括易怒、遲鈍、沮喪、性欲減退、子宮痙攣、頭痛和失眠。

在我發現山藥根有效之前，只有維他命B6才能真正幫助我平穩經前症候群造成的嚴重情緒起伏。B6能夠鎮定神經系統。我服用的劑量比一般建議的要高，不過當然妳還是可以能量測試一下。我會服用B群來處理因為荷爾蒙引發的日常壓力，然後另外再多加B6。鉀，或者是綜合礦物質膠囊，可以穩定血壓，維持電解質平衡，對神經系統也相當重要。鎂是一種患有經前症候群的女性常會缺少的礦物質。鎂可以放鬆肌肉，對於很多症狀都有幫助，例如腹部痙攣、腿部抽筋、頭痛、便秘等。另外我也很喜歡鉻，可以幫助平衡血糖濃度。許多女性在經前症候群發作時會瘋狂想吃糖和巧克力。想吃巧克力多半是反應身體缺鎂，而想吃糖則是缺鉻。

許多女性在經期來臨前會覺得雙腿無力。有一種叫做金雀花的植物，我覺得是上天賜給我們治療腿無力的禮物。當我去跳舞或是在家鄉俄勒岡州走山路前，會使用一點。金雀花能夠讓我在雙腿又痠又痛又無力的時候，有著意料之外的好表現。金雀花的英文原意是「屠夫的掃帚」（butcher's broom），由來很有趣。歐洲流行黑死病的時候，屠夫幾乎都沒有受到感染。原來是因爲屠夫用的掃把是一種常青灌木的植物所做成，屠夫的手會吸收到植物的成分（尤其他們手上都是傷），後來發現這種植物有著強烈的療效。金雀花能夠和膠原蛋白結合，強化血管，幫助身體的血液循環。

其他常用於經前症候群的植物，還包括益母草、蒲公英根、當歸和銀杏。妳可以自己試試看或是進行能量測試，也可以用網路搜尋獲得多一點了解。簡單來說，益母草據說具有穩定情緒和增加內在安全感的功用。蒲公英根可用於強化脾經和肝經，也可以消水腫。當歸對某些女性來說，可以平衡雌激素和黃體素的濃度，雖然我每次都越用越糟，所以這又是一個學習能量測試的好理由。銀杏可以改善記憶力、腦力退化，和血液循環，不過我不記得對我是否有用。飲食中增加纖維質可以幫助便秘時消化系統的蠕動。全光譜的照光能夠讓部分女性增加能量、提振精神。

不管妳的生理期讓妳多難受，都是一個非常神奇的過程。我希望本章提供的一些簡單的能量技巧，能夠讓妳在遇到問題時處理得更有效率，也讓妳更能把握每個月接觸到內在深層智慧的機會。

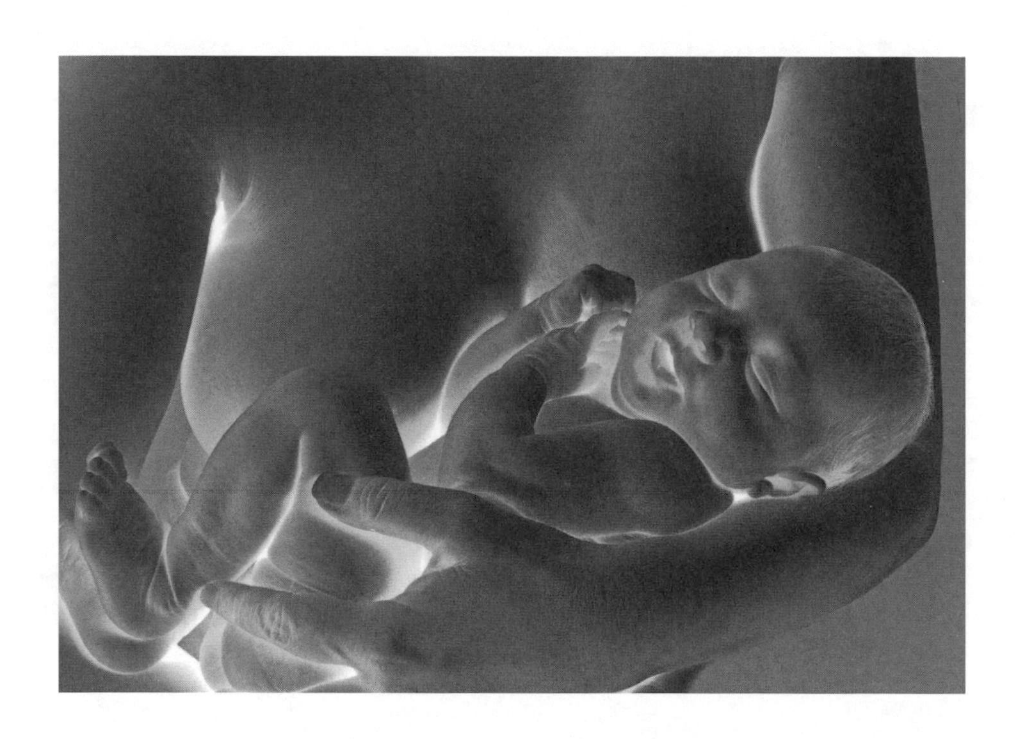

5 健康地懷孕與生產

幾千年來，女人站在自己的洞穴裡，一手攪湯，背後揹著小孩，用另一隻腳把長毛象踢出門。女人，幾千年來，大腦的結構和思考的模式已經發展成和男人有著本質上不同的樣貌。

——珍・豪斯頓博士（Jean Houston, PH. D.）

人類，以最簡化的方式來說明，是「一個基因製造另一個基因的過程」。只不過這個過程相當的豪華與享受。我們的性欲刺激多彩、強烈有力。我們的生殖力隨時位於潛能的巔峰。懷孕是一個微量點創造出奇蹟的旅程。生產則是生命呈現的典範。

我們的身體知道該怎麼做。人類最深層的生理程式不停催促我們走過每個創造繼起生命的階段。不過即是如此，現代的世界已將這塊遊樂場顛覆了。性愛的甜美與熱情，曾經是兩人之間的私密，是心、靈與荷爾蒙的無邪回應，現在則被萃取出來注入無所不在的媒體影像中，重新塑造了我們的自我形象與對愛和性的看法。此外，生殖力也面臨了挑戰，因爲食物中有太多的人工荷爾蒙，空氣也被電磁所汙染。複雜的生活型態讓各種不健康的影響在懷孕時更爲放大，甚至女性生產的方式也遠離了自然的韻律與直覺。

能量療法對於這些問題能提供許多幫助，妳的身體，也就是世界上最了解妳的性欲、生殖力、懷孕狀況和生產過程的專家，透過與能量更好的溝通，能夠用自己的語言來對妳說話。除了幫助妳重新擁抱天生的直覺，能量療法還提供了不同的工具，讓妳檢測這幾個方面是否有任何扭曲，同時進行有效的修正。這些工具也能創造一種氛圍，在妳的身體裡打造一個能量的環境，讓妳在創造下一代的過程中，每個階段都很順利。本章會對每個階段的基本概念與方法進行介紹與說明。

性欲

我有美洲原住民切羅基（Cherokee）的血統。切羅基的老祖母都會教導孫女如何不靠男人愉悅自己。這不是一種自瀆，而是讓她們在尋獲伴侶前能夠維持獨立自主的重要技巧。「處女」（virgin）最原始的意思，是「擁有自我的女性」。女性的健康性欲始於及早認識並尊重自己的身體，知道取悅身體的方法，並珍惜自己的身體，因爲這將來會是孕育下一代的神聖容器，同時培養強烈的自視，不要糟蹋自己的身體。所謂擁有身體自主權的年輕女性，就是代表不要輕易付出貞操或聖潔的性行爲，做爲換取他人喜愛、接納或受到歡迎的交易籌碼，也不是爲了塡補對於愛情或肯定的渴望，或是滿足他人的欲求而讓自己的整體性遭受崩潰的危險。這些道理從古至今從未改變。我不是主張要回到保守的年代，我想說的是，年輕女性擁有多重性伴侶可能會需要付出很大的代價。擁有多重性伴侶的女孩，常見的除了性傳染病，還有自尊下降的問題，同時身體也會有所反應。有多重性伴侶的女性得到子宮頸癌的風險大幅提高。有些女性在年輕時擁有多重性伴侶，結果失去了從性愛中獲得深層愉悅的能力，甚至在找到深愛的對象後也無法恢復。從我的女性個案中，實在聽到太多這種在自由戀愛年代過度奔放而產生的悲傷後遺症。我實在很驚訝到了現代，居然還是沒有更多關於這個問題的公開討論，畢竟我們目前仍然處在一個靠著生育控制而得以享受性欲自由的世界。

切羅基老祖母自我強化的祕密

我並不是接受切羅基的傳統文化長大，不過在我三十多歲的時候，有位切羅基老婦人曾經教導我關於老祖母自我強化的祕密。我十分訝異，因爲我在十一歲時就曾經自己偶然「發現」這個方法，感覺像是我的祖先透過回聲傳遞給我。那時候我不覺得這個動作帶有任何性欲，也並沒有特別著重在生殖器上，只是感覺全身充滿美妙的愉悅與振奮的精神。如果我不是自己發現這個方法，可能現在會彆扭得說不出口。但既然我本身有過經驗，那麼女士們，過來聽吧。

切羅基老祖母自我強化的祕密有兩種，一種是完全靜止的狀態，另一種會需要身體動作。我在十一歲時發現的是第一種。當時我躺在加州羅莫納鎮自家後院的一塊大圓石上曬太陽。那是我最喜歡的地方。當時深沉的寂靜安撫了我的身心。在靜默之中，我的身體感覺到從大地所傳來強烈的悸動。我的肺彷彿已經不再幫我呼吸，而是由大地在幫我呼吸。過了一會兒，這陣悸動開始以韻律8的形式一波一波地在我的軀體流動。從上繞過，往下穿過，一次又一次，不停地律動。我覺得自己像是一把樂器一樣，被不知名的細緻力量撥動。沖刷全身的快感同時滿足了生理上、情緒上、精神上最深層的渴望。這是一種純粹的喜悅，啓動這些最深層的能量，帶來了感官上的快樂、祥和與復原，眞是美妙得無法形容。

直到現在，只要我想獲得滋養與復原，就會讓自己進入那種深沉的靜默中，然後「韻律8」便開始啓動。不需要躺在石頭或草地或泥土上，床上或地板就足夠。我相信這些充滿活力的韻律8能量一直都存在，只等著被啓動。我只要安靜下來，集中注意力，接下來就完全交給我的身體。這個方法的確需要某種程度的臣服與交付。而另一種需要身體動作的版本則較爲容易入手。我的個案告訴過我，即使很難與韻律8的能量同調，或是將自己交付出去，但身體的動作可以幫助她們體會到潛伏於自身的能量。到最後她們也可以透過靜默的姿態體會到能量的運行。

老婦人教我的是需要身體動作的版本，不過她也告訴我，女孩們最後會發現其實不需要身體的動作，能量波會自己開始運行，就像我一開始發現到的那般。以下是她教導的方法。

老祖母自我強化的祕密

1. 仰躺著做兩次深呼吸，鼻子吸氣，嘴巴吐氣。可以閉上眼睛，然後讓呼吸變得自然而輕鬆。這個方法不需要花任何力氣，也不用勉強自己。請臣服地交付出去，一切就會自然發生。
2. 將注意力集中在海底輪，也就是骨盆腔的下半部。感覺一下存在海底輪的能量。想像能量和氧氣在每個細胞間進出流動。
3. 用臀部以上下起伏的方式，畫出韻律8的軌跡。
4. 膝蓋曲起，將雙手放在大腿內側，大拇指的邊緣置於大腿和身體連結的凹陷處（見圖5-1）。整個身體也以上下起伏的方式畫出韻律8的軌跡。肝經、脾經和腎經（所有的陰性或女性能量）都是從大小腿內側往上橫過大腿。雙手在這個姿勢所接觸到的點可以打開性能量。
5. 讓所有自然發生的能量隨著妳的動作流動。
6. 一段時間後，把腿放平，雙手放在身體兩側，放慢呼吸，身體放鬆。韻律8帶來的感覺會繼續下去，甚至還會增強。

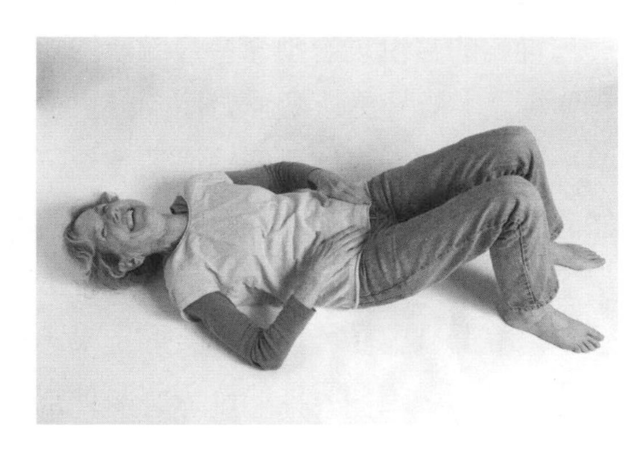

圖5-1　老祖母自我強化的祕密

顯然這不是切羅基傳統所獨有的祕密，這其實是和女性身體的自然結構相吻合的動作。我在女性能量療法的課程中提到這個方法時，班上一名肚皮舞者就說：「這是源自於中東。傳統肚皮舞者都知道這個方法。」另一位女性則說：「這是來自中國，是三焦和心包經的相關技巧，可以讓身體熱起來，感覺很開心。後來甚至發展成密宗的譚崔瑜伽（Tantric yoga）。」

演化的玩笑，社會的矛盾

在我們的文化中，許多人所受的教育都認爲不應該享受沒有愛的性。而女性與多重性伴侶擁有隨意的性關係，在生理和情緒上的確也需要付出代價。從某些角度看來似乎不太公平，不過我們的荷爾蒙偏向支持傳統模式，也就是愛與承諾的性關係。我要先聲明的是，並不是要大家「等到百分之百對的人才訂婚」，我的意見也不見得在任何時候、對任何女性都是最好的做法，但我們可以來看看爲什麼荷爾蒙的設計隱藏著這樣的選擇。

性與浪漫的衝動通常不是靠著清晰思考與自由意志，而是由荷爾蒙來決定。並不是說理性思考和周詳的選擇不能對抗荷爾蒙的衝動，當然可以！也必須可以。但我們不應該低估荷爾蒙暗中施展的強烈磁力。

從演化的角度來說，自由意志是最近才出現的發展。其他物種不像我們一樣，在享受的時候會意識到自己擁有選擇的機會與自由。不過，早在大自然開始冒著危險讓我們擁有自由意志之前，荷爾蒙和大腦化學物質就擔負起監督的責任，確保我們的行爲不會妨害生存與生殖。這樣的程式至今仍會影響、甚至主宰我們的選擇。面對威脅的戰或逃的應急反應就是個經典例子，而其他緊急狀況，例如尋找食物、水和掩蔽處也是一樣。這些行爲已經寫在我們的生物程式裡，透過快樂與痛苦的語言和我們進行生物層面的對話。最重要的是可以幫助我們生存的行為，次要的則是可以確保我們產下後代的需求。

在這個層面上，男人和女人的程式結構非常不同，看起來就像是大自然在開玩笑，或是想看悲劇故事，或只是漠不關心（誰知道到底是怎樣）。與多重伴侶頻繁性交能夠增加年輕男性的自尊，但壓抑性交衝動則讓年輕女性能夠擁有較高的自尊。男性的幻想多半與性相關，女性則多半與浪漫相關。男人和女人在生理上擁有顯著不同的性驅力。還記得女王候選人嗎？每個月排出唯一一個成熟的卵子，帶著女方的基因邁向受精與孕育，以及長年教養與保護的道路。一名女性一生大約擁有三百次左右的機會，利用受精將每個月一次的慶典轉化成一生的承諾。而對男性來說，要滿足最低的要求就只要確保自己投入了基因庫，整個過程中只有受精才是最重要的，而他只要有機會，隨時都能將幾億隻精子散播出去。他的荷爾蒙也驅使他隨時注意這樣的機會。

就能量來說，對男性的挑逗很快就會讓生殖器興奮起來，能量往上流入並溫暖心臟。對女性的挑逗則是從大腦或心開始，然後才傳到生殖器。睪固酮、加壓素和多巴胺也都被認為是驅動男性追求性愛的荷爾蒙。不過，有個角色，催產素，倒是特別有趣。催產素是「照顧與友好」的荷爾蒙，與女性之間的連結和照顧家庭相關。而且，的確催產素濃度在女性體內通常為男性體內的十倍。除了一個特別的時刻，就是高潮的時候。這是男性也會深深渴望與他人連結的時刻。男性體內的催產素此時會是平常的五倍。就在這短短的片刻，大自然讓兩性之間能夠用幾乎相同的方式去感受情緒。不僅僅是釋放或調情，這個狀態其實部分來自於男性對性交的占有欲。一般認為男性付出愛是為了得到性，這只對了一半，因為男性也希望透過性來感覺到愛。然而，當女性還沉醉在分享的親密當中，男性的催產素卻很快回到正常的低濃度狀態，女性因此常感到洩氣，因為對方口中的浪漫低語早已轉變成週一晚上的美式足球。大自然的設定是，如果妳能誘使對方出現20或30次這樣的連結，那麼對方的大腦也會有所轉變，他開始習慣感覺到超越純粹性歡愉的愛，因此想要留下來保護妳的孩子。但我們還是不能低估荷爾蒙驅力所造成男女不同的性行爲表現。最重要的是，不要以爲男性大腦所想的那些規則，就是我們女性身體應該遵守的規則。

這不只是個人的私事，而是除了性愛之外也會影響其他層面的大事。我們所生活的文化，依循的主流是睪固酮產生的影響，而非催產素。在女性面臨壓力時，她的身體會分泌催產素，引發戰鬥或脫逃的應急反應，讓她希望能與他人產生連結。在接受到任何實質威脅後，她會偏向與其他女性討論，並著手照顧安撫孩子。越是這麼做，分泌的催產素就越多。這是一種會自我加強的行爲。除此之外，雌激素也會增強催產素的連結效果。相反的，男性在面臨壓力時，會分泌高濃度的睪固酮，因而抑制了催產素的連結效果。所以當關係陷入膠著，大多數女性會希望能說出來討論，大部分男性則希望自己一個人靜靜，好好思考解決辦法。大自然在塑造男女之間的不同時，容易相互溝通的需求本來就不是首要考量。就文化的角度來說，我們必須靜心思考戰鬥或逃走的應急反應，同時提升「照顧與友好」的特質，才可能讓催產素主導的策略有效解決我們的問題，也才更有可能讓不管是男性或女性都願意採取這樣的方式處理壓力。

對於女性特質的持續壓迫，直指人類能否改變目前急速朝著滅絕道路前進的狀態，同時也影響到我們的生理與心理健康。讓能夠拯救我們所有人的核心價值窒息的手段有很多種，不管是默默進行還是大肆喧囂，最主要的立基點都可以追溯到對生理的支配掌控。世界對於女性施加暴力的容忍，以及造成對所有女性原則與手段的壓迫，都不僅僅是未開發國家所發生的問題與困擾而已。瑪莉・伊芙修女（Sister Mary Eve）給爲了救援受暴婦女而舉行的「V-Day」活動寫了一篇文章，她回想自己爲何會發現這個問題的重要性，說道：「慢慢地，我開始覺得沒有什麼事比阻止對女性施暴更重要。汙辱女性代表著人類無法尊重並保護生命，如果我們不修正這個錯誤，那麼人類就會滅亡。我不覺得這麼想很極端。如果你去強暴、毆打、傷害、破壞、焚燒、埋葬、恐嚇女性，你就是在毀滅地球上最重要的生命能量。你強迫應該是要開放、信任、滋養、創造的力量，變得斷裂、貧瘠、破碎。」

爲什麼明明是保健書籍，卻離題開始討論起社會問題呢？因爲如果妳跟隨的節奏，與演化過程的最佳策略，也就是寫在荷爾蒙裡的那些程式編碼背道而馳的話，身體會付出慘痛的代價。最明顯的就是，能量會自己互相矛盾，而妳的健康、快樂和性欲也都會受到危害。每當個案躺在我的診療床上，他們的能量不只會反映出基因的特質和生理狀況，也會反映出他們生命的選擇。不分男女都是如此，而大自然的惡作劇，讓我們因爲荷爾蒙分泌狀況不同，所以在連結、解決問題和繁衍後代會採行不同的策略，人類全體的存續，就倚靠在這重要謎題的答案上。

開啟性能量不能只靠按摩穴位

能量療法告訴妳應該要輕觸、按摩或敲打哪些穴位，好喚醒妳的性欲和其他能量。但是，在輕觸穴位之前，第一優先的步驟應該是好好照顧妳自己的能量體。我的第一名個案是一位當時八十幾、快九十歲的名人。那時我還沒有正式進行療程服務，而是才剛開了第一個能量療法研習班，其中一名學員和他聊起了我。雖然這位老先生有許多健康上的問題，但會來找我卻只想解決一個狀況，那就是不舉。他想交女朋友，可是又覺得如果自己不舉的話，對對方不公平。這完全不是我的專長領域，但我相信只要我能讓他身體的能量流動起來，應該會有幫助。所以這就是我的計畫，他的能量在哪裡堵住，我就打開那個通道。

幾個療程過後，他的身體狀況逐漸有了改善，但他只希望能解決不舉的問題。身爲人生勝利組，他對於自己的優先順序非常明白而直接。一天早上，我接到了他興奮的電話，告訴我說他終於能夠硬起來了。他稱讚我名副其實，並表示接下來他就要去交個女朋友，後來也的確做到了。這對我來說是個很有啓發的經驗。我不知道究竟哪些穴位能增強性能力，也不知道該怎麼治療任何東西，我只知道如何平衡身體裡的能量。

所以，本書中所有平衡能量的方法，都可以讓妳的性能力變得更強健。不過，的確還是有幾個特定技巧有助於於打開長期阻塞或壓抑的性能量。

打開妳的性能量

除了生產之外，性愛是兩個身體最爲親密的接觸，通常女性比男性要來得有感覺，因爲她是接受伴侶進入自己身體的一方。如果要討論性欲的情緒、人際及精神各層面，篇幅實在不夠，不過這裡會提供一些能夠讓影響性欲的能量活躍起來的技巧。

讓妳對性愛的感覺流動起來：

能量療法中，與健康的性欲最爲相關的經絡是腎經、脾經和肝經。

- 在某些傳統文化中，腎經被認爲是儲存性能量的區域，雖然我不這麼覺得。不過腎經的確擁有強大的力量，讓我們的性能量保持流動。
- 脾經在性能量方面支撐著腎經的運作，也支撐所有與女性性欲相關的器官。
- 肝經可以疏通阻塞的能量，支撐與性能力相關的肌肉和韌帶。

要保持健康的性欲，或打通阻塞的性能量，就要讓腎經、脾經與肝經能夠共鳴。因此可以運用以下方法，隨意組合：

a. 透過切羅基老祖母自我強化的祕密，將雙手放在大腿內側，隨著身體的起伏，刺激這三條經絡。對某些女性來說，光是把手放在那兒就可以讓能量流動起來。這個技巧能夠讓妳感覺到一股暖流，也許妳會覺得這樣就足夠。不過，想要進一步刺激這些能量的話，可以輕輕用畫圓的手勢按摩大腿內側的穴位。

b. 妳可以用雙手讓腎經、脾經和肝經保持暢通流動。我們的雙手有著電磁力，沿著經絡移動可以讓經絡活躍起來。將雙手放在雙腳內側，手掌打開，仔細而緩慢地沿著腿部內側，往上移動到大腿內側的頂端。

c. 腎經、脾經和肝經的穴位同樣位於大腿和身體連接的皺褶。輕輕沿著皺褶按壓或按摩，可以刺激這些經絡的能量。

d. 按摩骨盆上任何感到痠痛的點，也可以清理通道，讓性能量得以流動。

每天一、兩次仔細地按摩大腿，推動腎經、脾經和肝經的能量，可以改變整個骨盆區的能量慣性，讓妳更容易感覺到性的愉悅與興奮。時常按壓大腿內側的穴位，大腿與身體連結的皺褶，還有骨盆區域，也會使妳的意識與自己的性能量同調。

背後的性能量：

臀部的能量是由心包經所主宰，要是這些能量停滯或堵塞（如果我們形容一個人的個性是「小屁股」[tight-assed，意指神經質]，那麼他的身體多半也會呈現這樣的特質），妳享受性愛的能力就會受到限制。釋放這些能量，讓能量向前流動，就能在性交時得到完全的滿足。要得知心包經能量是否堵塞，其中一種方法便是按壓臀部，看看是否會感覺痠痛。鎮定心包經可以釋放擁擠的能量，讓這些能量流過海底輪這個與性欲強烈相關的能量中心。鎮定心包經（見第155頁）

不只打開性欲的門戶，也可以穩定不規則的生理週期。

打開性的中央通道：

有另外一組穴位，會影響任督二脈以及一條稱爲衝脈的奇經八脈，開啓的能量可以讓我們獲得全身性的深層快感。

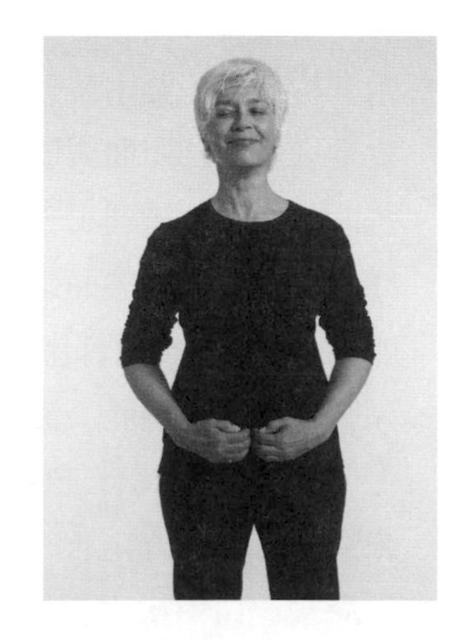

圖5-2　性的中央通道（手的位置）

a. 躺下後，雙手拱起成弧狀，食指、中指和無名指併攏，兩手相對，指甲相碰，置於骨盆上方三公分處（見圖5-2）。

b. 手指下壓，保持靜躺約3分鐘，注意能量的流動。

螺旋回春：

就像男女生殖器的不同，男女在性能量上也剛好相反。女性的海底輪或性輪能量，是像個有磁力的漩渦一樣，將能量吸入。而男性則是往外推的螺旋力量。一接收，一投射。女性的能量是以螺旋狀進入身體，所以我們會感受深切。男性對自尊的表達比女性要來得客觀，所以是使用身體外部的螺旋脈輪能量來處理情緒。如果用珍妮絲．賈普林（Janis Joplin）的歌來開個玩笑，就是「客觀的意思，等於是什麼也不放在心上」。當然，所有的男人和女人都擁有陰與陽的能量，只是比例不同，所以一般的概論無法完全吻合，也不能說眞正的公平。但男女大致比較起來，我們女性多是被穿透的一方，不只是生理上，在能量上也是。我們讓伴侶在生理上、情緒上和精神上進入我們的身體，如果受傷太重或太頻繁，那個把伴侶的能量吸進來、往內拉的螺旋力量，就會開始削弱並失去磁力。不管妳是受了傷，或只是想刺激妳的磁力，都可以用下面的技巧讓海底輪自然的螺旋能量啓動復活。

螺旋回春起手式（時間：約90秒鐘）

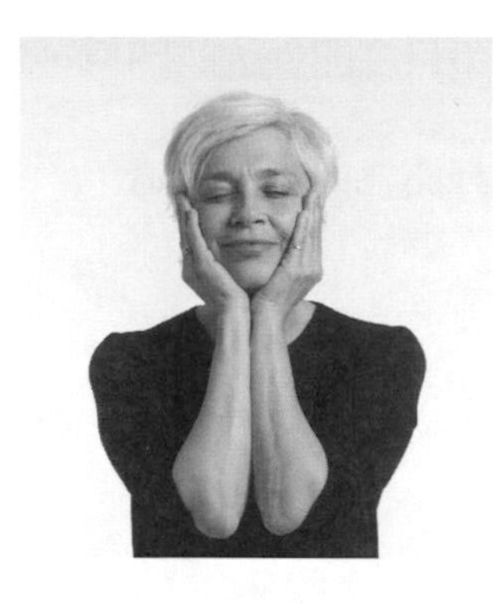

圖5-3　螺旋回春起手式

1. 坐在椅子上，雙手放在胯骨上，緩慢而確實地在腿部的正面與側面往下進行按摩，將能量從腳部清理出去，就像是擠牙膏那樣。然後一樣緩慢而確實地從腿部內側按摩上來，最後從臀部出去。重複2至3次。
2. 深吸一口氣，讓雙手沿著身體的中心線往上（包括的範圍有任脈和衝脈），從恥骨來到下巴。接著吐氣。
3. 再深吸一口氣，手指沿著下巴和臉頰往上按壓，直到雙手包覆整個臉頰邊緣，中指置於太陽穴（見圖5-3）。接著吐氣。
4. 從下巴沿著臉頰邊緣按壓可開啓胃經、小腸經、大腸經、膽經和三焦經的流動。
5. 進行一次三焦安靜法（第114頁）和連結（第69頁）。

這個步驟可以開啓與性欲相關的經絡，除了可以將它當成一個單一的技巧外，也很適合做爲螺旋回春的起手式，當成冥想靜思的步驟。

螺旋回春（時間：5-10分鐘）

1. 躺在床上或地板上，手掌打開朝上。
2. 想像在雙腳末端有一個旋轉的螺旋能量。
3. 想像這個能量非常仔細而緩慢地從腳部往上進入妳的身體。能量會隨著妳的想像運作！
4. 想像這個能量來到妳的骨盆，繼續穿過身體中心。讓這個能量停在骨盆腔內部上方的位置。

5. 想像這個力量像是漩渦一樣把能量從身體外面吸進來。這就是螺旋的回春時刻！多花一些時間體驗這些能量。
6. 可以停留在這裡，或是進一步實驗，透過想像讓螺旋擴大，讓這個原本只覆蓋了骨盆腔的能量擴大到包含心臟的範圍。這樣就可以讓心臟與生殖器連結，獲得完形的體驗。
7. 結束時，一手放在第二脈輪（肚臍下方），另一手放在心輪。1至3分鐘後，妳會開始感覺到這些脈輪之間有著強壯的連結（見圖5-4）。

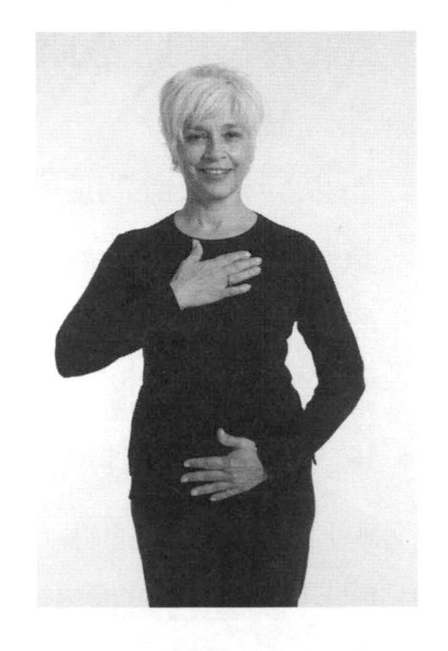

圖5-4　螺旋回春（手的位置）

我在進行療程的時候，會遇到一些只是因爲感覺到能量再度流動，就感動得啜泣起來的女性。因爲這股能量非常眞實，而且就是從妳的體內產生出來，這與伴侶的生理連結相當不同。不過，和伴侶或者是好友一起進行雙人螺旋回春，也可以讓妳得到美妙的體會。

雙人螺旋回春（時間：5-10分鐘）

1. 妳先仰躺，請同伴將雙手放在妳的臀部旁，輕柔緩慢但確實地從妳的腿部外側一路掃下來。
2. 然後請同伴以雙手輕觸妳的一隻腳，用力將能量清理出來。另一隻腳也重複這個動作。
3. 妳自己進行螺旋回春的時候，是用想像力啓動螺旋能量。而雙人螺旋回春，則是讓同伴雙手的電磁能量與妳的能量進行互動，這樣效果更強。妳的同伴可以距離妳的雙腳9或10公分遠的地方坐著或站立，然後打開雙手，緩慢地用手掌心對著妳雙腳的能量場逆時針畫圓（見圖5-5）。

4. 如果同伴畫圓的動作夠慢，妳便會開始感覺到腳底有一股螺旋的力量往上升，沿著妳的腿部來到骨盆。妳的同伴可以一邊畫圓、一邊靠近妳的雙腳，來支撐這個力量往上。
5. 專注在骨盆、甚至之後往上來到心臟的螺旋能量及其運作方式。
6. 妳可以透過想像來擴張或集中這個螺旋。
7. 結束時，一手放在臍輪（肚臍下方），另一手放在心輪（見圖5-4）。1至3分鐘後，妳會開始感覺到這些脈輪之間有著強壯的連結。或者可以請妳的同伴將雙手放在這兩個脈輪上。

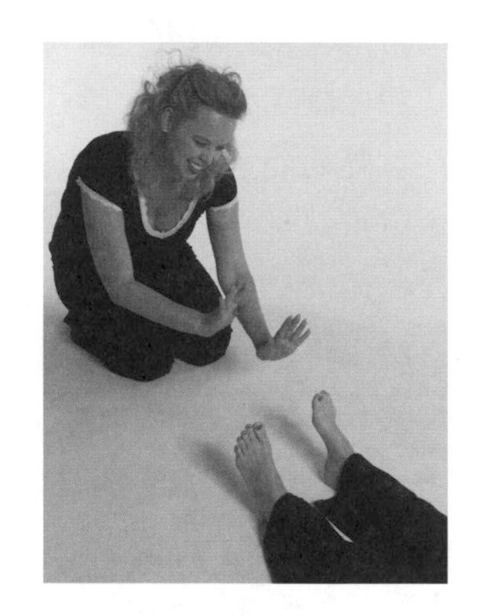

圖5-5　雙人螺旋回春

強化性能量的雙人能量技巧

跳脫框架的突發異想不需要任何技巧，妳只要跟隨能量，能量也會跟隨妳。妳可以從新奇的接吻方式開始，以下介紹的是「三大接吻法」：

1. 緩慢、輕柔、專注地讓妳的唇在伴侶的一個膝蓋後徘徊。這個位置的神經血管點屬於人體的性感帶之一，腋窩附近也是會讓人開心的刺激點。
2. 吻起來最浪漫的部位，其中一個就是上眼皮。這個連結進行時要溫柔且專注，嘴唇動作要輕柔，現在妳正在刺激的經絡可以幫助兩個人更為親密。

3. 頰邊的長吻可以刺激到許多能量點，喚醒愛的流動。

如果交往很久的伴侶會尋求性治療，最常見的理由是其中一方或是雙方對他們之間的性關係失去了興趣，有的則是在申請保險公司理賠時，醫生出具的理由是「性壓抑障礙」。當然，相互間的溝通、憤怒或失望等問題還是要解決，不過行爲療法通常是幫助愛侶重燃彼此的性欲最成功、也最有效的方式。就算是三大接吻法這種簡單的技巧，也可以讓伴侶間的能量流動成爲常態。

瑪格・阿南德（Margot Anand）的經典著作，《性愛狂喜的藝術》（*The Art of Sexual Ecstasy*）是一本極佳的指南，能夠提升性愛的體驗。這本書介紹了許多古老的智慧，例如譚崔瑜伽和昆達里尼瑜伽，對於當代的性欲治療也有卓越的洞見。性愛能夠提升到一種純藝術的形式，但核心仍然是能量。性愛是一趟分享的旅程，探索身體能量的奧祕，以及兩個身體的能量如何互動、混合、共舞和交融。這是一場史詩級的冒險，如果能讓身體的能量與流動運作起來，妳就已經在強化自己的性能力，當然還是有些能量技巧特別能夠增進性能量。然而，它就和我們之前所討論的許多主題一樣，可以另外再寫一本專書。幸運的是，阿南德的書也一樣是從能量的角度來探討性欲，所以我就不再贅述。

療癒傷口／獲得安全感

當我們年輕的時候，片刻的熱情就會燃起美好的性愛。對於天眞無邪、沒有受過傷害的人來說，美好的性愛讓我們對伴侶敞開了靈魂。但醒醒吧！很多年輕人面對接下來可能的場景，多半變得傷痕累累。除了對女性不公平，對伴侶也不公平，因爲他們只是想找點樂子打發一個夜晚，結果卻驚訝的發現我們開始干涉他們的一言一行。好了，這麼說有點太誇張，不過美好性愛之後的荷爾蒙作用，男女可是大不同。對我們女人來說，美好的性愛是一場賭注。在蠻荒世界，如果妳懷孕了但伴侶卻離開妳，實質上就面臨了生存的威脅。但即使在現今這個能夠控制生育、而且擁有許多不同階層支持的世界，性愛之後被遺棄，仍然是很大的失落，而且可能造成靈魂深處的傷口。因爲性欲和生存都仰賴海底輪的能量，問題就出在這裡。海底輪無法分辨細微的差別。只要這類遺棄發生個幾次，甚至只要一次，海底輪的能量就可能關閉妳對性的感覺，因此變得難以投入熱情的片刻。

等到我們成熟了，美好的性愛條件則來自對於自己的自信，以及我們所經驗過的眞實。如果妳一直都依順著伴侶的需求、欲望，還有對妳的評價而活，那麼妳的自我與自覺，還有妳所能感受到的歡愉，都會因爲妳的天眞而迷失。同時，美好性愛的維持，也來自信任伴侶對妳的愛和照顧。因爲依順伴侶的期望而受害一點都不性感，屈服於壓力會關閉妳享受快樂的迴路。因此，打好堅固的信任基礎才能夠帶來情緒上的安全感，以及隨時放心表露心情的親密感。這是一個需要由臥室內與臥室外的關係，才能共同建立的浪漫儲存庫。

如果我們受的傷太深，有時候直到擁有了深度的愛時，傷口才會完全顯露出來。曾經遭受性或身體虐待的女性，除非重新面對過去的傷痛，並療癒可能要追溯到童年的情感傷口，否則很難完全開啓她們自身對性愛的歡愉。這樣的狀況會需要紮實的心理治療來幫忙，但能量療法也的確能夠顯著加快療癒過程。有時候若能在能量層面修復情緒的傷口，心理的療癒也會相對地快速發揮作用。使用能量技巧療癒情緒傷口的方法，稱爲能量心理學。本書並不打算討論這個複雜的主題，但下面引用的案例可以讓我們看到復原情況的迅速。這個個案引用自我和大衛以及蓋瑞．克瑞格寫的能量心理學專書。

珊蒂和她的伴侶找我們的同事做婚前諮詢。他們需要面對的一個問題就是性愛關係。雖然珊蒂結過一次婚，但她發現自己在未婚夫採取主動的時候，會不由自主產生負面的感覺。她的未婚夫很有耐心，脾氣好，又善體人意，而且他真心認為性愛是一種分享的體驗。雖然珊蒂也覺得未婚夫的態度沒有問題，但她還是會常常因此不開心，也讓她的未婚夫熱情減退。他們希望能解決這個問題，同時也為珊蒂安排了個人的療程。

當治療師向珊蒂輕聲問道：「妳想要聊聊以前發生過的事嗎？」她立刻淚如泉湧，皮膚上出現紅斑點，說話因為啜泣而顯得斷斷續續。她的故事是這樣：「我七歲的時候，住在一個鄉村小鎮。有一天我的繼父帶我出去散步。那時候是夏天。我們爬上一座山坡，停下來後，他脫掉我的衣服，接下來他也脫掉他的衣服。」

這個時候她幾乎無法呼吸。治療師制止了她，請她不用再說下去。接著治療師請她幫這段回憶難過的程度打分數，0表示最低，10則是最高。毫無意外，珊蒂打的分數是10。於是治療師帶領珊蒂進行類似經絡能量敲打（第86頁）的技巧。珊蒂難過的程度從10降到6，接著繼續再做一次敲打，並搭配肯定句「雖然我還是會難過，但我深愛並接受自己。」此時，難過的程度已降到2。接著再做一次敲打並搭配簡單的肯定句。

這個時候珊蒂已經可以平靜的呼吸，皮膚上也沒有紅斑了。她的雙眼清澈，看著自己的雙手，交握放在大腿上。治療師說：「珊蒂，妳現在坐在這裡，回想那個炎熱的夏日，妳的繼父帶妳出去鄉間散步。回想妳怎麼爬上那座山坡，怎麼停下來。回想他怎麼脫掉妳的衣服。回想他怎麼脫掉他自己的衣服。現在，妳感覺怎麼樣？」

她坐在那兒不動，大概五秒，然後冷靜地抬起頭，平靜地說：「我還是恨他。」治療師也同意這完全是人之常情，然後問道：「但妳那時候的難過呢？」

珊蒂又沉默了一會兒，這次她笑著回答：「我不知道，我不記得了。那已經是20年前的事，我還只是個小女孩，無法像現在這樣有能力保護自己。我現在對這種事情難過有什麼用呢？……我不會再讓那個人有機會碰我，而且我也不會讓我的孩子接近他。我不知道為什麼，這件事現在好像已經不再像以前那樣讓我困擾了。」

就這麼一次的療程，珊蒂便不再對伴侶採取主動存有任何反感。兩年後治療師再追蹤時，她回覆說這個問題「早就不再是問題」。而她的伴侶，現在是她的丈夫，也確認了之前的障礙已經消失。所以，透過能量療法的介入，清理過去的傷痛，進而讓關係好轉，這樣的情況倒是意外地普遍。要治療過去遭受的凌虐可能需要專業輔助，但經絡能量敲打（第84頁）能夠適用並幫助許多不同狀況，而且不會造成什麼損傷。如果妳一邊敲打、一邊回想讓妳困擾的事情或擔憂，透過一次又一次的敲打，回憶與擔憂通常就會解開。

生殖

女性身體的設計中，每個月會有一顆成熟的卵等待受精，而且會有荷爾蒙在血液中奔馳，讓大腦產生化學作用，催促妳去尋找伴侶。因此女性會懷孕，肚子變大，生出小寶寶，然後很快一次又一次又一次地懷孕，從十幾歲開始一直到四十幾歲，或到身體說「夠了」，接下來妳可能在生產過程中死亡。在此同時，幾乎所有的人類文化都在尋找讓女性不要這麼多產的方法。然而，有時候這些方法透過文化或生理作用，卻讓渴望擁有孩子的女性永遠無法受孕。

過去30年來，找我諮詢受孕問題的女性或夫妻，數字至少超過

100。除了其中三位，其他的後來都懷孕了。通常如果我發現有很嚴重或很明顯的生理問題影響到生殖能力的話，我就不會接案，當然，我承認這個做法提高了我的成功率。但除非出現不可逆轉的生理障礙，多半都是有可能懷孕的。影響生殖的因素有很多，那三名無法懷孕的女性，她們的狀況也很有指標性。其中有一位最後發現是輸卵管完全閉鎖，雖然一開始醫生並沒有檢查出來。另一位在我幫她進行個人療程後，才發現她看似健壯的年輕丈夫，精子數非常稀少。第三對夫婦當時已經快要離婚，他們希望擁有孩子來改善婚姻狀況。但悲哀的是，他們彼此的能量不太相容，兩人之間的劍拔弩張，更讓他們原本不合的狀況加劇。兩人能量的差異會形成浪漫的火花，這是我們另一個課程的主題，但壓力與個性不合會讓相異的能量在各種層面上拉大差距。不過對其他大部分人來說，要懷孕生子並沒有那麼難。

懷孕的過程是從女性卵巢釋放出卵子開始，卵子在行經輸卵管的途中，和精子相遇受精，然後由輸卵管來到子宮著床，發育成胎兒。這一連串的步驟無法完成的狀況就稱為不孕。醫學檢查與血液檢查通常都可以發現不孕的生理原因，最常見的多半是輸卵管阻塞或是卵巢障礙。有些因為性行為造成的骨盆腔感染，可能會破壞輸卵管。或是子宮內膜異位，也就是子宮內膜組織長到子宮以外的地方，同樣會對輸卵管和卵巢造成傷害。而子宮肌瘤會占據子宮的空間，讓受精卵無法著床，或是讓胎兒無法成長。另外，精子或卵子則可能會因為環境的關係，例如輻射、汙染、抽菸、藥物使用，或只是因為年齡問題而機能不足。於是，人工干預讓生殖產業成長了2億美金的價值。但是，就像《時代》雜誌所指出的狀況：「醫生使用越多的藥物、針劑和手術，想讓精子遇到卵子，出錯的機會就越大。」除此之外，根據蘭汀．路易斯（Randine Lewis）精彩的著作《不孕治療》（*The Infertility Cure*），荷爾蒙失衡「造成40%的不孕症，而且西方醫學認為無法進行治療」。然而依照我的經驗，女性的身體可以透過能量療法讓荷爾蒙平衡進而懷孕，也可以在自然狀態下分泌出受孕所需的大量荷爾蒙。

能量療法可以改變化學作用，打開通道，讓身體排毒，強化血液健康，同時幫助身體循環正常因此可以讓子宮豐盈強壯，甚至進行修復。當然，還可以改變能量的慣性（舉例來說，某些能量習慣可能會造成肌瘤生長，或是讓生理週期縮短成23天，而非正常的28天）。能量療法能增強女性生殖力的多種方式，確實讓人感到訝異。

即使是生理方面的障礙，多半一開始也是因爲能量阻塞造成。修正了能量場的失衡狀況，生理的障礙也就能夠徹底消除。飲食的改變可以自然地調整能量，也可以增加受孕機會。一般認爲，最好不要隨便改變大自然製造食物的方式，而這一點也被一篇飲食對生殖影響的研究所證實。這份針對18,000名想要懷孕的女性所做的研究，得到的結論非常出人意外。全脂鮮奶和全脂冰淇淋有益於懷孕，低脂鮮奶和其他「清淡」的乳製品，像是低脂優格等，其實是不利於生殖。原來天然的不飽和脂肪可以增加受孕機會，喚醒強化生殖的基因，而反式脂肪則對人體有害。哈佛醫學院研究員的《生殖飲食》（*The Fertility Diet*），就是依據這份研究所撰寫的實用指南。

我將會影響到生殖的「能量習慣」，稱爲「生殖器官的慢性疲乏」。因爲一切都變得緩慢，不管是卵子的移動速度，還是精子的游動狀況。我覺得不孕但標準檢查結果正常的那些人，可能都是受到這個因素影響。肝經阻塞或是與甲狀腺相關的能量不足，都會影響身體的受孕能力，也會造成女性身體的陽（熱、亮、快、進）勝於陰（涼、暗、慢、受）。路易斯將受孕稱爲「受到一千種因素影響的脆弱奇蹟」。所以，改變干擾受孕的能量慣性，讓身體的能量回到自然的平衡，身體原本的完整性以及生育的藍圖就能夠回復。

此外，人的情緒，像是對伴侶的恐懼、矛盾或溝通困難，也會造成干擾懷孕的能量模式。傳統中醫有個說法：「驚則氣亂。」依我的經驗看來，焦慮擔憂過度的話，的確很難讓受精卵留在子宮裡。能量心理學的方法，就是從能量的層面來處理情緒上的問題，可以消除個案的一些情緒因素，讓他們比較容易注意到眞正的原因，進而能夠直接說出來。

生殖的能量療法

女性的身體可以用能量療法滋養，就像照顧果園裡的樹木一樣，等待結出果實。然而，許多女性因爲擔心害怕自己無法擁有孩子而崩潰。能量測試針對此點就占有極大優勢，除了可以讓她們知道生育之門還沒有關上，然後再有系統地幫助這些女性調理干擾懷孕的能量，最後就能聽見她們傳來受孕的振奮消息。

在處理不孕的問題時，除非是輸卵管或其他生理的狀況，否則通常第一個步驟就是每天進行五分鐘能量日常運動（第57頁），然後確認自己能量的流動沒有落入同側模式（第73頁）。說到不孕，幾乎都會和脾經相關。脾經被認爲是所有身體能量的「母親」。脾經無時無刻都在滋養妳，並安撫受到威脅的部位。只要受了點小傷，脾經就會產生發炎反應，努力對抗外來侵犯，並啓動療癒機制來修復組織。不過，脾經保護妳的主要策略，是刺激全身系統，讓妳保持強壯健康的狀態。就像獅子會攻擊獸群中最弱小的那隻一樣，就體質上來說，最虛弱的人也就是最容易被有害微生物入侵的對象。因此，強壯的能量系統是保護妳的最佳方式之一，能夠有效防止外來侵入感染與內在崩潰衰竭。脾經的運作能夠強化整體系統，並將組織建構起來，指揮妳的器官、血液、心血管和其他系統的運作。

另一方面，三焦也可以在面臨威脅時保護妳，不過它採行的主要策略是主動攻擊。如果脾經啓動的是妳的「內在母親」，三焦經啓動的就是妳的「內在軍隊」。在我們的文化中，父權價值與軍事策略掌控了外在世界，而三焦經則試圖掌控我們的內在世界。在三焦經與脾經平衡的狀況下，三焦經可以命令脾經的能量去打仗，可是這會消耗妳的整體能量、活力與快樂。三焦在現代世界中不斷受到威脅，不管是汙染、壓力還是化學物質方面，都和三焦的演化背景完全不同。因此，很多人的三焦一直處於不斷反應且過度活躍的狀態，而脾經則永遠都在損失消耗狀態。脾經不斷耗損，身體就無法獲得足夠支撐，因此造成許多問題，其中包括了脾經做爲「母親」能量的特質，也就是受胎以及孕育寶寶的能力。

事實上，脾經統攝了血海穴以及月經的生理週期，它能夠讓經血完全排除乾淨，或是凝結沉積在身體裡，變成子宮內膜異位或是子宮肌瘤。脾經掌控了新陳代謝系統，以及身體復原與重新分泌天然荷爾蒙的速度。脾經擁有更新修補身體的能力，也負責管理性器官與子宮的生命力，以隨時保持能夠迎接新生命到來的狀態。如果要調理不孕，通常第一優先就是要強化脾經，這也是讓妳的整個身體保持健康強壯的方法。

要滋養脾經，可以採用直接增強的方法，不過更有效果的方式是鎮定三焦經，讓三焦不要一直搶走脾經的能量。過於活躍的三焦經，會讓增強脾經的努力白費。我個人的三焦經和脾經之間非常不平衡，這種潛藏的能量危機造成了許多不同的疾病，但表面上看起來毫不相關。強化脾經與鎮定三焦經慢慢改善了我的健康。三焦與脾經間的病態失衡，會讓能量模式無法運作，有時候妳需要很努力才能改變這種慣性。接下來妳會學到各種不同的技巧，每天做個兩、三次，對於脾經的保健會非常有幫助：

脾經／三焦平衡步驟（時間：約3分鐘）

1. 三焦安靜法（時間：20秒鐘，見第114頁）。
2. 三焦敲打（時間：約1分鐘，見第115頁）。
3. 脾經沖掃與敲打（時間：不到1分鐘，見第145頁）。

4. 輕觸神經血管點（時間：1至3分鐘，見第160頁）。
5. 擁抱三焦／脾經（第118頁）。

以上每一種技巧都可以增強脾經與三焦經協同合作的關係。不過「擁抱」這個技巧最爲方便，因爲聊天或看電視時，還有一天之中的很多時刻都很適合，是個不需思考就可以做的技巧。

生殖刺激點（時間：不到2分鐘）

除了脾經這條重要經絡外，照顧好腎經、肝經和心包經對生殖力也有助益。刺激下面的穴位可以活化這三條經絡。

1. 用兩根或三根手指直接敲打踝骨內側前面的中封穴（肝經4），並持續三次深呼吸。雙腳可以同時敲打。
2. 敲打踝骨內側後方的太溪穴（腎經3），持續三次深呼吸，一樣可以雙腳同時進行。
3. 敲打踝骨內側上方、大約兩隻大拇指寬的復溜穴（腎經7），持續三次深呼吸（見圖5-6的三個穴位）。
4. 挺胸，尋找乳頭正後方的穴位，用可以忍受的力道確實按摩幾秒鐘（心包經神經淋巴反射點）。

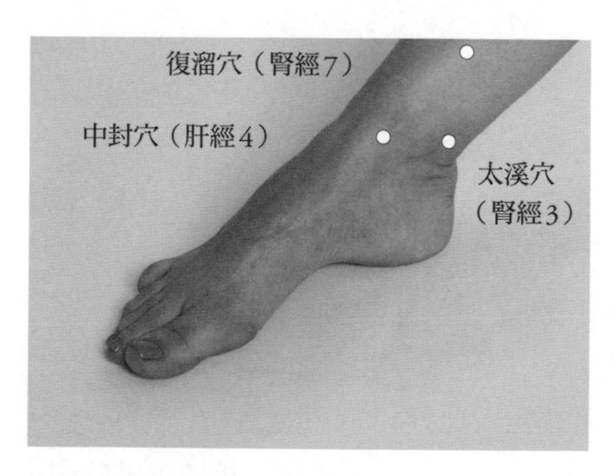

圖5-6　生殖刺激點

5. 進行第四章介紹的三軸輕觸（第143頁），刺激與生殖相關的內分泌腺體。

即使將上述的技巧全部做完，我們還是得擔心心包經能量流動的狀況。心包經能量容易堵塞在臀肌，因此會干擾到受孕相關的所有器官與程序。要知道心包經能量是否有堵塞，可以直接用手指或大拇指按壓臀部，感覺是否會痠痛。如果會痠痛的話，可以透過鎖定心包經（第157頁）來「放鬆」。在做完這個技巧後，也許妳可以馬上發現臀部比較不痠痛了。

可能造成不孕的生理狀況

有四種生理狀況可能造成不孕，分別是卵巢問題、子宮肌瘤、子宮內膜異位和年齡的影響。

能量無法流經卵巢：

卵巢的位置直接位於胃經上。如果能量無法順暢通過卵巢，就比較難懷孕。妳可以透過鎖定胃經（第152頁）來增強能量的流動，同時敲打顴骨上方、眼睛正下方的承泣穴（胃經1）和四白穴（胃經2）。

子宮肌瘤：

子宮肌瘤是非惡性的腫瘤，由血液和雜亂的組織組成。如果經血沒有完全排出子宮，就會凝結在子宮壁，然後越來越大。因此，最好能採用一些方法來事先預防。長在子宮內的肌瘤，最糟糕的是會被身體誤認為胎兒，因此用盡一切方法來保護肌瘤的成長。所以，要讓經血能夠完全排出子宮，有一個很簡單的方法，就是在經期快要結束的時候，以及結束後一天，每天用熱敷袋熱敷子宮10至15分鐘，熱敷有助於讓經血全部排出。此外，如果和生殖相關的經絡，例如脾經、三焦經、腎經、肝經和心包經受到危害，那麼也可能助長肌瘤的發生。

最重要的是處理荷爾蒙的肝經。鎮定肝經（第156頁）可以回復荷爾蒙平衡，有助於肌瘤的預防與縮小。

飲食補充同樣也有幫助。重要的脂肪酸，例如亞麻籽、魚油和月見草油的成分，有助於肌瘤的預防與縮小。蕁麻葉、海藻、益母草，以及一些「活血」的中藥材，例如桂枝、桃仁和紅花等，也有類似功效。在後面章節關於我女兒的個案故事：「能量療法與傳統醫學雙管齊下」，還會再進行有關子宮肌瘤的討論。

子宮內膜異位：

子宮內膜，也就是子宮內壁的黏膜，有可能會長到子宮外面。子宮內膜細胞會到處亂竄，嵌入其他的器官，例如子宮頸、卵巢、輸卵管、陰道、結腸、直腸或膀胱內壁。異位的子宮內膜細胞也可能在腹腔肌肉、肺部、鼻腔，甚至腦部發現。可是，不管這些細胞跑到哪裡，都還是會像子宮內膜一樣，對雌激素與黃體素有所反應，因此在經期時同樣會流血。這些血液多半都會凝結淤塞，然後造成嚴重感染、疤痕、嚴重痙攣、性交困難與不孕。就能量來說，脾經、三焦經、腎經、肝經和心包經造成不孕和子宮肌瘤的問題，同樣也可能是子宮內膜異位的一大主因。子宮肌瘤和子宮內膜異位都與經血凝結淤塞相關。它的困難點在於因爲異位的子宮內膜細胞，無法在經期排出血液，所以身體必須將這些部位的瘀血清理乾淨。有些補充物會有幫助，例如亞麻籽油、月見草油、碧蘿芷，還有像是鳳梨酵素之類有消炎作用的酵素。預防並減少子宮內膜異位的能量療法，除了能量日常運動外，還包括回復三焦經平衡（第118頁），增強脾經（第145頁），胃經沖掃（第146頁），按摩手腳的肝經穴位（第54頁），以及鎮定腎經（第154頁）和心包經（第157頁）。

年齡對生殖的影響：

如果世上會有女人想要殺了我，我相信排名第一的就是那些因爲更年期問題來向我求助，結果緊張地發現自己懷孕的女性。我只是幫她們平衡荷爾蒙，讓她們在更年期的時候能舒適一點，但因爲修正了能量流動，她們再度回復了生育力，可是已經很多年都沒避孕了，所以造成這樣的結果。和其他經絡相較，脾經和腎經比較容易隨著年齡老化。不過，因爲經絡是能量而非器官，所以還是有可能讓這些重要的能量保持年輕活力。能量日常運動以及本章先前提到的各種技巧，不僅有助於生殖，還可以像俗話所說，讓妳能夠永保青春。

不管生理時鐘的指針現在指在哪裡，生殖力永遠都只仰賴健康的卵子。如果妳在和時間賽跑，可以藉由維持經絡的強健與平衡，特別是脾經和腎經，保持自己的年輕活力，延長生殖終點線的到來。有健康的身體，才有健康的卵子。雖然許多植物療方也很有效，不過抗氧化物的效果可能會比較好，例如輔酶 Q10能夠消滅隨著年齡而增長的阻礙健康細胞增殖的自由基。

透過能量療法和現代科技的搭配，有很多方法能夠增加擁有孩子的機會，但母親的角色並不是每個女人非選擇不可的命運。我的許多好友無法或選擇不要有孩子，但她們非常喜歡我的女兒，喜歡其他人的孩子，熱愛這個世界。我常常因爲這些「心的母親」透露出的愛與智慧而謙卑感動。蘭汀．路易斯在他的治療不孕的偉大著作中結語道：「妳永遠不知道自己在宇宙的藍圖中占據哪個位子，但我衷心相信，我們想要成爲父母的這份愛，絕對不會浪費……如果上天已經有所計畫，讓我們降生在這個地球上學習與成長，那麼也許我們的靈魂就是要由那些出現或者不出現在我們生命中的人來教導。然而，最後我們必須體認到，我們一心想要的孩子，做了這麼多而擁有的孩子，其實都不是屬於我們的私人物品。」

能量療法與西方醫學雙管齊下

我的女兒譚雅，在三十多歲的時候開始感覺卵巢會痛，檢查後發現有初期的子宮肌瘤。她的症狀包含了經血量多、性交困難、膀胱無力、視力模糊，而且骨盆、背部、腿部和手臂都會疼痛。她也出現許多應該屬於荷爾蒙失調的狀況，包括嚴重的經前症候群、嚴重頭痛、沮喪、焦慮、疲倦、體重增加、皮膚乾燥，還有掉髮。可憐的寶貝！她那時住在科羅拉多州的波德市，而我因為工作的關係一直東奔西跑。等到我有時間去看她、幫她的時候，能量已經出現非常明顯的狀況了：包括臍輪、胃經（剛好跨過卵巢的位置）和小腸經（主管腹部）。脾經 / 三焦經的平衡幾乎對所有疾病都很重要，而且在荷爾蒙調理過程中扮演著主要的角色。因此每個地方都需要留意。我將她的經絡流動回復到健康狀態，譚雅的疼痛幾乎是馬上緩解，看起來她的荷爾蒙恢復了平衡，此外，我交代她要自己做能量運動，才能保持治療效果。之後我會離開三個月，但我相信肌瘤應該會縮小，也不會再疼痛。因為我所治療過同樣症狀的個案都是這樣。

但後來每次去看譚雅，總是聽到她又犯疼痛。我覺得這樣有點奇怪。我知道不斷復發的疼痛、頭痛，還有子宮肌瘤沒有縮小，都是和荷爾蒙失衡有關，但我不明白為什麼能量療法無法反轉失衡的狀況。相同狀況已經發生過數次，只要對象是自己的親人，我就會因為關心而亂了陣腳。而且這不僅只是因為太想幫忙，或是下的賭注太大，而是我會因此變得無法看清能量的狀態。最簡單的解釋就是，我分不清我和她之間開始與結束的界線。這是個很大的困擾，因為我在面對其他個案的時候，總是很清楚地知道我究竟是在處理誰的能量。我以知名治療師的身分遊歷世界各地，但卻無法成功幫助我最親近、親愛的家人，如果她的情況是發生在別人身上，分明是不難解決。

譚雅一直都是採用整體療法來處理自己的狀況。波德市有一些很厲害的健康輔助治療師都幫她進行過療程，但他們也無法破解這個問題。譚雅在能量療程後總會覺得改善許多，治療師也都很幫忙，但好轉的成效總是無法持續。現在回想起來，也許透過醫學檢查，讓譚雅服用生物同質性荷爾蒙的話，搞不好還比較適合。

但譚雅即使接受各種不同的治療照顧，子宮肌瘤還是沒有縮小。事實上，肌瘤原本在好幾年之間都維持不變的大小，突然有九個月的時間開始瘋狂變大，而在這之前剛好發生了一件大事，深深影響到譚雅的情緒，突顯了譚雅已經四十歲，但仍非常渴望懷孕、想擁有小孩的事實。而現在這個情況，就好像她已懷有身孕一樣。這段期間，所有幫助她的治療師都覺得她體內就像有個胎兒，而她的身體正在保護那個胎兒。他們異口同聲地認爲子宮肌瘤似乎在挑釁，沒人有辦法讓肌瘤的成長慢下來。

譚雅現在看起來就像懷孕，而且還出現了許多其他症狀。因爲身體的血液都在滋養肌瘤，所以除了貧血之外，還變得極爲虛弱。例如沒有力氣拿任何東西，甚至上家裡的樓梯都得四肢著地爬行。此外，視力變得很差。經血量超大，還伴隨血塊。凱薩醫院的醫師建議進行輸血並切除子宮。但就在譚雅病情惡化的當頭，醫院（恰巧？）因爲行政疏失弄丟了她的保險。這項失誤後來回想起來，反而算是一種幸運。由於譚雅仍然希望能生育，所以堅決不想切除子宮，而直覺也告訴她不要輸血，雖然醫生警告如果不輸血的話，可能會危及生命。很幸運地，我們找到了一種植物營養液，叫做「鐵元」（Floradix）的強效鐵質補充劑，能夠直接被細胞吸收，效果和注射一樣好。譚雅原本極度貧血的狀況因此恢復到正常值，醫生也感到非常驚訝。

但即使鐵元改善了貧血，能量治療師也讓她比較舒服，不過子宮肌瘤還是繼續長大。陌生人會和她聊寶寶的事，海關會讓她不用過X光檢查。我們都還在抗拒，希望自然的療法能夠出現奇蹟，讓肌瘤縮小，不需要切除子宮。

最後的警示在一趟早就計畫好的夏威夷旅行中發生。飛機降落後，譚雅發現左腳踝附近有個硬塊，而且左腿也很痛。她打電話給我，我建議她和她的伴侶可以用一些方法來治療，其中也包含減輕腫脹和疼痛的能量運動。狀況的確有所舒緩，但疼痛持續了三天，於是他們又打電話來。譚雅不只要忍受疼痛，還注意到腳踝附近的硬塊沿著一條血管往上移動，她可以從腿部外側清楚看見。第三天打電話來的時候，硬塊已經來到膝蓋。我覺得不對勁，所以告訴她這聽起來像是血栓，希望她馬上去找醫生檢查。那時已經是晚上了，她不知道該去哪裡找醫生。我們決定在找到醫生前，同時幫她進行遠距治療。譚雅躺下來準備接收治療。而我在掛掉電話後才想到，我不知道該治療她的哪隻腳。不過就在我開始與譚雅同調的時候，我的左腳內側突然痛得很厲害，整個變紅而且腫起來。毫無疑問就是左腳出問題。我持續將療癒能量送給譚雅，直到我自己的疼痛消失，腿上的紅腫也褪去。我知道剛剛完成了一件大事。譚雅之後馬上打電話給我，說硬塊變小了，也不痛了。她的伴侶那時也找到了一家正在營業的診所。診所的醫師馬上診斷出是血栓，而且用 X 光確認過。她很有興趣地詢問譚雅，想知道能量和遠距療法是怎麼讓血栓縮小並止痛。譚雅不是很想接受醫師的治療，結果醫師說：「沒關係，繼續妳之前的療法，看看能不能讓血栓消失。」不過她也警告譚雅，危機還沒完全解除，如果硬塊來到鼠蹊部就可能危及生命。而且在血栓沒有完全消除的狀況下，譚雅也無法搭飛機回家。等到譚雅預定回家的日子來到，深層的血栓已經變成表面的血栓，醫師說她已經脫離險境了。

但因為這次的警示，我們知道還是需要考慮將肌瘤摘除，雖然這實在讓我很害怕。除了我對醫生的偏見，覺得他們常常會將病人置於不必要的危險之中，我的父母也都是因為醫院的醫療疏失過世。世界上至少有一半的女性得到子宮肌瘤。主要的侵入性治療方式（雖然不是所有肌瘤都需要侵入性手術）有切除子宮、肌瘤切除術和子宮動脈栓塞術。雖然肌瘤切除術和子宮動脈栓塞術，在曾施行這類手術的診所網站上看起來效果不錯，但仍然存在著風險。至於切除子宮的選項，不只是譚雅想要孩子，我也非常想要有孫子，所以我無法客觀地做出選擇。

雖然我們用盡了一切辦法，譚雅的子宮肌瘤還是造成了危險的血栓，也導致貧血、視力模糊、身體虛弱、嚴重疼痛以及其他症狀。肌瘤偷走了她身體其他部位的血液和能量，同時也壓迫到肝臟，所以她的肝臟無法正確分泌荷爾蒙，造成情緒的大混亂，而且大部分時間有嚴重的黃疸。對我這個仍然持續治療自己的孩子，但不確定究竟明不明智的母親來說，實在心痛。

我開始覺得這個子宮肌瘤其實是擁有自己心智的自主力量。它想要食物、能量、血液、生命力，所以無法受到控制。這讓我想起《異形奇花》（Little Shop of Horrors）這部電影裡的植物。它想要被滋養，於是飛快地成長，看起來沒有方法能夠阻止，它的力量非常強大。雖然很不甘願，但我們知道該讓騎兵隊上場了。

彷彿命中注定，我們需要做決擇的時候，譚雅正在上我的一門課，一名進階的學員幫她進行了療程。然後她告訴我們，有一位醫生很適合治療譚雅。那可不是個普通的醫生。這位女醫師讓三個州通過法律，在進行子宮切除手術前，必須更嚴格詳細地告知並取得病患同意。這位女性強力主張婦科醫學的治療應該更通情達理，並發明了侵入性較低的手術方式來治療多種婦科疾病，因而成了傳統同業的眼中釘。這位女性可能是因爲太過大膽創新，希望能使用超越現代的方法來進行治療，於是被吊銷執業執照。想當然耳，通常我們的第一選擇，不會是由被吊銷執照的醫師來爲我們動手術。

譚雅、醫師和我在一家餐廳見面。沒想到她很快就贏得我們的信任。聽她回答我們的每個提問，可以感受到她的知識淵博。原本我從其他治療譚雅的醫生和治療師處，已經獲得很詳盡的資訊，但現在我在非常短的時間裡，從這位醫師旁徵博引解答我們的疑慮與擔憂中，學習到許多和婦科醫學相關的議題與爭論。我非常佩服她對譚雅、還有她所有的病人，以及對所有的女性，充滿了仁慈與關懷。隔著桌上的薯條，她從能量的層面去觀察譚雅的肌瘤，得到的結論和我一樣。在徵得譚雅的允許後，她把右手放在子宮肌瘤的位置，然後偷偷轉過來不讓譚雅聽到，對我說：「她現在情況很危險！」她清楚我們所有的選擇，能夠很快地了解我們研究過的各種方法，並討論每種方法的優缺點。舉例來說，子宮動脈栓塞術，醫生會告訴妳這是種很精巧的手術，將栓塞微粒從腿部動脈注入體內，阻斷子宮的血流供應，讓肌瘤無法繼續成長，最後因為缺乏血液而萎縮。但醫生不會告訴妳，阻斷子宮的血流供應，會讓子宮萎縮僵化，兩年內還是不得不將子宮切除。除此之外，栓塞微粒也可能走錯地方，對身體其他部分的血流供應造成永久的危害。

在檢視完所有可行的方法後，因為每一項都無法令人滿意，醫師便提出一種她所發明的手術，可以讓肌瘤一點一點地與子宮內膜分開，讓子宮得以復原。因為她的執照已經被吊銷，目前她是在墨西哥蒂華納市的一家醫院幫人動手術。幾天後，譚雅住進了那家醫院。其實我還是有點擔心，是不是真的要讓一個執照被吊銷的醫生在蒂華納的醫院裡進行不知名的手術。但另一方面又很慶幸，我誤打誤撞地認識了這樣一位醫生，能夠從各種可能的角度去檢視像譚雅這樣的病症，並且用最有效又最人性的方式去解決問題。

那是一家很小的醫院，只能收容七位病人。每一間私人病房有兩張床，因為醫院希望能有一名家人陪伴，做為病患的支持與後援系統。我負責擔任這份工作。不像美國的醫院，這裡的食物非常豐富，烹調客製化，大到美食級精緻餐點，小到小麥草汁，包羅萬象。在決定手術到真正進手術房的那段日子裡，我每天都會幫譚雅進行許多次能量平衡療程，為她做好進行手術的準備。大衛也幫她進行能量心理學的療程，以緩和她的情緒。除了平撫對極度侵入性手術的自然恐懼，增進她對手術結果的信心與正向期待之外，他們還檢視了譚雅的老問題，她不願意在有人傷害她的情況下，特別是男朋友，做出重大的決定。截斷明顯有害的成長，這個比喻非常適合用於現在的狀態。他們把治療重點放在譚雅不願採取手段介入的想法，因爲不管手術究竟會造成什麼傷害，一想到要摧毀這個在體內自行成長的存在，譚雅就會有罪惡感。到了要進行手術時，譚雅已經完全了解自己的問題，也下定決心要像個戰士一樣，去除任何會傷害自己或身體的東西。電視影集的《公主武士西娜》（Xena）正是她用於冥想練習的角色之一。大衛也幫我進行能量心理學的療程，免得我在看到女兒被開膛剖腹的時候暈倒。

手術那天早上，除了幫譚雅平衡能量之外，我也堅持要幫醫師做能量平衡。手術進行時，我也穿戴好口罩與無菌袍，在手術房裡待了四個半小時。主刀醫師、第一助手（也是醫院的院長）、護理師和麻醉醫師都在手術房裡。手術開始前，他們讓我對譚雅接下來要使用的鎮定劑與麻醉藥進行能量測試。藥品選擇與劑量都很恰當。我曾參與的其他手術，多半即使藥品選擇正確，劑量也會太高。但這次沒有，劑量非常適合譚雅的身體。我覺得這是個好兆頭，代表醫療團隊很有經驗與默契。醫師下刀的時候，我把手指放在距離譚雅額頭上方5公分處，也就是主要的神經血管壓力點，給予能量的支持，避免她休克。

原本我認爲自己應該無法看著手術刀切開女兒的身體，但我還是決定要強迫自己見證整個過程。令我驚訝的是，我甚至沒有頭暈。我明白是能量心理學在情緒上幫助了我，不過在手術期間，有一股我完全沒有預料到、比我們在場任何人都還要龐大的療癒力量，來到這間手術室。整個空間突然充滿慈愛、療癒、神聖的感覺。那是一股圍繞著我們的氣場，也許是仁慈的醫師、謙和的醫院、我的母愛和譚雅的精神共同創造出來的力量。感覺非常明顯，讓我覺得自己很強壯，且很欣慰能站在這裡。

醫師終於下刀了，因爲必須切除一大塊血肉好讓子宮重獲自由。就在譚雅的皮膚底下，大約10公分深的地方，有一層厚厚的脂肪要被切開，看起來是奶黃加上鮭魚粉的顏色，閃耀著健康的光澤。我從來沒有像現在這樣思考過脂肪的角色。現在一看，馬上就能了解脂肪對身體的重要性，它擔負保護器官和骨骼的重任，還有爲什麼女性的肚子要比男性更需要脂肪。因爲脂肪可以保護胎兒，以及所有的女性器官。讓我驚訝的是脂肪所閃耀的光彩，散發出美麗的能量，是能夠保護妳、安撫妳的緩衝。我們的社會一直在醜化這美妙的緩衝物。我從那時候起，開始接受自己對「冰雪皇后」（Diary Queens，美國知名連鎖冰淇淋店）冰淇淋的渴望，少了許多罪惡感。

主刀醫師的手伸進譚雅的身體裡，將她的子宮取出來。子宮現在變成一個會反光的桃紅色堅硬球體，比籃球還要再稍大一點，看起來光亮緊繃，彷彿隨時會爆開一樣。我立刻了解到已經無法再浪費時間了。醫師捧起譚雅的子宮，放在她的腹部上，身體和子宮之間只剩韌帶相連。子宮的能量充滿了美麗的光芒，讓人爲之屏息。

但在手術刀沒入譚雅的子宮，開始要切除肌瘤的時候，駭人的事情發生了。從切口漫出的能量和我曾見過的完全相反，沒有美麗而健康的光芒，反而像是邪惡的黑暗力量。光看子宮切開之前的外表及能量，都無法得知裡面居然藏著這種力量。肌瘤不僅僅是能量醜陋，樣貌也很可怕。那是我這輩子看過最可怕的東西。我立刻聯想到這應該是譚雅積了多年的心理創傷與痛苦。這股能量令人覺得非常恐怖及邪惡，不管是那不規則的紅色球體樣貌，還是它傳遞出來的能量。譚雅的能量在對比之下，看起來非常純粹。她無辜地躺在手術台上，而這個絕對邪惡的負面能量棲居在她體內，掌控著她的身體。此刻我完全認同手術是我們能採取最符合完形療法的手段，將這股黑暗勢力從譚雅的身體和生命中切除。主刀醫師第一眼看到這顆肌瘤的時候，頗富深意地說道：「我敢打賭譚雅已經很久心情都沒好過了。」

如果要將肌瘤整個直接切除，傷口會很大，就無法保留子宮。所以醫師將肌瘤切成兩半來處理。首先要切除的部分大概跟一顆大香瓜差不多，因爲長在子宮內壁上，醫師必須很小心仔細地切除。手術現在分成一小塊一小塊來進行，手法很驚人。譚雅的子宮放在胃的上面，醫師將工具伸進子宮來操作，像是在小小的洞穴裡工作一樣。這麼辛苦複雜的手術，都是爲了確保可以留下譚雅的子宮。整個過程都相當尊重譚雅身體的整體性。

等到最後一塊肌瘤終於從子宮移除，另外也切除了25顆「可能會長大」的小肌瘤，手術室裡的每個人都大大鬆了一口氣。花了好幾個小時的精確手術，成功地切除了入侵的肌瘤。整個過程因爲使用止血鉗，所以幾乎沒留什麼血。我對於自己所看到的技術與照護深深感到敬佩。除了一些短暫的輕聲溝通外，手術室裡充滿著神聖的靜默，只專注於切除肌瘤、同時不可傷害到子宮的戰役中。接下來進入子宮縫合的階段，手術室裡響起輕柔活潑的古典樂。這不只是縫合手術劃下去的那刀傷口而已，還要處理切除肌瘤與子宮內壁連結處的傷口。因此醫生忙著縫合子宮內壁，好讓未來的子宮也還能強健地孕育我的孫子。在這個過程中，主刀醫師好幾次向我解釋她爲何選用這種特別的手法，而非其他方式來保留譚雅的生殖力。

兩位醫師不斷地縫補，好像女紅和裁縫師傅一樣。我由衷地感到佩服。我自己會做女紅，刺繡是我進行放鬆與冥想的時刻。如今我看著女兒的子宮被如此耐心又靈巧地縫補，彷彿一條手工縫製的美麗拼布毯。我全神貫注地看了整整一小時，內心滿是敬畏：「你們一定縫了有300針了吧。」醫師們笑了：「將近500針！」

子宮縫好了，主刀醫師往後退了一步，看著第一助手，點頭微笑，示意他用雙手捧起譚雅胃上的子宮。第一助手伸直了手臂，低頭鞠躬。此刻一片寂靜，音樂已經關掉了，沒有任何人說話。我猜他維持了這個姿勢至少三分鐘，然後直起身來，吸了一口氣，將子宮放回譚雅的胃上。

這時，主刀醫師告訴我：「他在幫助子宮的細胞想起受傷之前的樣子。」她解釋道：「細胞也擁有記憶！」（說得好像我不知道一樣，這可是我工作的核心基礎之一呢）。然後她對第一助手點頭，於是他又捧起子宮，再度維持之前的姿勢三分鐘。當他在進行這個儀式時，手術室裡每個人都顯得肅穆而莊重。手術的整個過程我都拍了照片，其中最美麗的一張就是醫師捧著譚雅的子宮，美麗的光芒從裡散發出來，每個人都可以感覺得到，而照片也誠實記錄下來。

這是非常神聖的體驗，很類似在聖壇舉行高靈的儀式。我對醫師說，他的樣子看起來像是在祈禱。醫師驚訝地回答：「我的確是在祈禱。」然後他們把譚雅的子宮放回她的身體裡，進行最後的縫合。手術完成後，譚雅睜開眼睛，對著我微笑。就和我們之前計畫好的一樣，我開始幫她進行又一次的能量療程，好幫助身體從手術的創傷中復原。通常在手術後，病人的能量會以同側模式來運行。其實只要健康受損，身體就會用這種方法節省能量。但同側模式的能量會讓身體很難發揮功能，也很難痊癒。因此，在手術完畢後的第一個動作，就是要將能量從同側模式重新導回交叉模式。出乎我意料之外，譚雅居然沒有變成同側模式！她的身體爲手術做好了萬全的準備，所以能量一直都維持正常流動！我眞是太高興了！在譚雅復原期間，醫師開了一些預防疼痛與水腫的藥，而如果有些藥物能量測試結果爲弱，醫生也願意一再換藥，直到找到能夠與譚雅的能量搭配的藥物和植物。

要不是因爲我們認識了這位不尋常的醫師，譚雅幾乎是確定一定要切除子宮，無論如何都會失去孕育孩子的機會。如今，在我撰寫本書的現在，她還是有機會成爲一個母親。不論她將來會不會懷孕，我都非常感謝她的子宮被保留下來。通常切除子宮的後果並沒有對女性完整揭露。舉例來說，女性器官組織很緊密，即使子宮原本就已經下垂，因此就算切除子宮，還是會造成其他器官下垂脫位。我的一個朋友因爲切除子宮後的併發症，最後變得無法走路，必須靠輪椅代步。其實不管是什麼手術都應該要審愼考慮，但在美國切除子宮算是很常見的手術，施行的比例是英國或歐洲的近兩倍，顯示醫療系統中的社會與經濟力量是影響施行手術的重要因素。

不過，在譚雅手術期間，我對現代醫學眞的是充滿感激，所蒙受的恩惠一輩子無法忘記。雖然我的專業角色看起來是在挑戰現代醫學的思維，希望能改變醫療的自大與僵化，但在需要手術及藥物靈巧的協助時，我也會充滿敬意地退居一旁，讚嘆人類竟然能發展出如此悲天憫人的療癒奇蹟。當然，譚雅非常幸運能找到這麼一位不受框架限制的醫師，終究依靠她的高明醫術解決了這個難題。至於我，一直都認爲能量療法和現代醫學應該是相輔相成，而非互相對抗。我的大聲抗議其實是在請求現代醫學也能從這個角度來看事情。舉例來說，如果在手術之前用能量療法做好準備，手術之後也用能量療法照顧身體，就像我幫譚雅做的一樣，那麼妳的身體就有可能對術後結果產生更好的反應，而且能夠大幅增加強健迅速復原的機率。等我完成本書後，會開始校訂《能量醫療》十週年紀念版（時間過得眞快！）。我準備在書中加一個章節，告訴大家如何用能量療法來幫助必要、但屬於侵入性的醫療程序，例如手術。我想章節名稱會叫做「如果手術是必要的：開刀是最後的手段」。

懷孕

懷孕是兩個原生質的微量點相遇後發生的奇蹟，這兩個微量點原本各自都是獨立的宇宙，在不可思議的情況下遇到了對方，融合成一個新的微量點。這個新的微存在負載了所有必需的資訊，創造出一個有著一兆細胞的有機體，操作著目前所知最複雜的電腦系統，能夠建造摩天大樓，寫出詩歌，流露感情，在神祕的狂喜之中超越自我。原本是由卵子和精子分別承載的各種資訊，現在由新的微存在（稱爲受精卵）來接手，記錄在能量場中，而不是一般以爲的基因。不過這又是另外一回事，可以參考第一章的說明。我們在這裡討論的是微存在長成人類胎兒的過程，這是在妳的子宮裡上演的一場大戲。妳在生理上和能量上所做的舞台管理，會透過妳所知道以及不知道的方式，對整場戲產生各種的影響。接下來要說明的是能量層面的舞台管理原則。

孕婦會因爲各式各樣的理由來到我的辦公室尋求協助。有些是擔心胎兒的健康。有些是害怕剖腹，希望找到人幫助自己自然生產。有些是因爲水腫或孕吐或其他症狀。有些則想知道寶寶氣場的顏色。不過大家同樣希望的是孕期順利健康，讓寶寶能開心地來到這個世界。

維持寶寶的健康：

不管媽媽做什麼，只要能維持能量平衡，都有助於寶寶的健康。第二章介紹的基礎技巧效果都很好，尤其是能量日常運動，以及所有可以伸展身體和讓能量保持交叉模式的運動。就和處理其他健康問題一樣，但特別是在懷孕期間，強壯的脾經對妳的健康來說非常重要。女性懷孕後，能量上最早發生的改變就是脾經能量的濃度。每一條經絡的脈動都可以透過手腕的把脈來了解，如果我想知道妳有沒有懷孕，就會檢查看看妳的脾經能量脈動是不是莫名地增強了。其實這個增強很自然，因爲脾經擔負了許多滋養胎兒的新工作，因此妳當然會希望脾經能保持充足的能量。脾經／三焦經的平衡技巧有益於增強生殖力（第188頁），也對維持脾經的強壯與平衡很有幫助。至於其他與生殖力密切相關的經絡，例如腎經、肝經、胃經和心包經，對於女性孕期的健康也扮演了重要的角色。接下來我會說明這些經絡的保健方法，並介紹我個人非常喜歡、能讓媽媽和寶寶產生連結的方法。

心與子宮的連結（時間：約9個月）

透過強化心與子宮的聯繫，幫助媽媽和寶寶間的連結，是我個人相當喜歡的一個方法。妳可以站著或躺著，先做幾個深呼吸，鼻子吸氣，嘴巴吐氣。將一手放在胸部中央，另一手覆蓋在子宮上（圖

5-7）。接著再做幾個深呼吸，一樣是鼻子吸氣，嘴巴吐氣，然後恢復正常的呼吸方式。這樣的呼吸方式可以讓肺部與子宮間的能量、血液和氧氣健康地流動。同時，妳對寶寶的愛的力量會十分集中地傳遞過去。

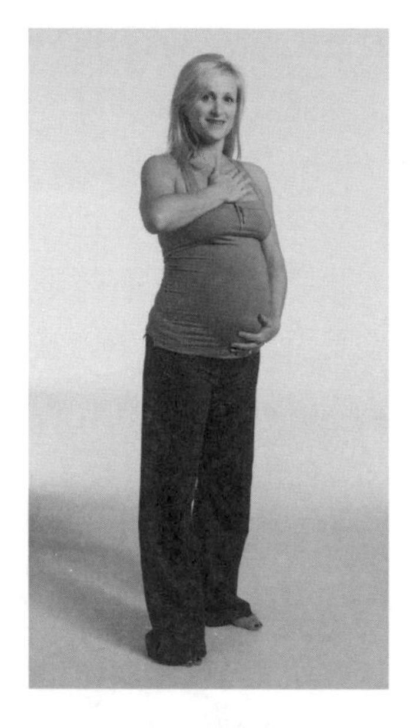

圖5-7　心與子宮的連結

為自然順產鋪路：

有一名已經有過兩次剖腹產經驗的孕婦來找我，希望第三個孩子能夠自然產。她的產科醫師覺得我教她的技巧非常神奇。他說這些方法可以讓她好好放鬆，不過還是不能因此以爲第三次就不需剖腹產。事實上，醫師堅持如果這名孕婦不放棄在家生產的計畫，就要麻煩她另請高明。他認爲，在家生產對這名產婦來說，太過魯莽而危險。但是我因爲看到她的進步，所以是抱持鼓勵的態度。前兩次剖腹產的疤痕部分，能量已經沒有阻塞，而且整個腹部區域看起來健康強壯。我告訴她，我覺得自然產應該沒問題。而無可厚非地，她則是聽從醫囑放棄在家生產的計畫。只是，並非事事都有得選擇。寶寶居然比醫生預測的早三天出世，而且一點預兆都沒有，突然之間就要生產了。她那時躺在床上，丈夫正打電話聯絡醫師，準備出發去醫院。她好不容易走到客廳，兩腿一蹲，寶寶就生出來了，產程眞的超快，而且一點併發症都沒有。值得一提的是，她的醫師後來爲了了解實際狀況，認眞地學習了許多關於能量療法的知識。

健康孕期運動（時間：不到1分鐘）

爲了能順利自然產，減少需要剖腹產的機率，妳可以從維持寶寶的健康這一節所提到的方法開始進行。另外，爲了幫助與懷孕相關的各種能量，每天可以進行健康孕期運動。記得在整套過程中要持續深呼吸。

1. 將大拇指按在眼睛正下方的顴骨上的承泣穴（胃經1）和四白穴（胃經2）。同時將其餘手指的指腹輕輕放在額頭，大約眉毛上方5公分的位置（見圖5-8）。同時深呼吸，維持這個姿勢至少1分鐘。這個技巧可以單獨進行。每天做上幾次，能夠減輕壓力，放鬆腹部與子宮，讓腿部充滿能量以支持沉重的身體。
2. 將指尖置於恥骨弓進行深度按摩（這裡的神經淋巴反射點可以開啓整個骨盆腔的能量）。
3. 左手中指放在恥骨中央，往左移5公分，再往下移5公分，置於鼠蹊部的縫隙。輕柔地按摩鼠蹊部急脈穴（肝經12）。右手則按摩俞府穴（第60頁）。然後換邊重複，用右手按摩右邊的肝經穴位，左手按摩俞府穴。

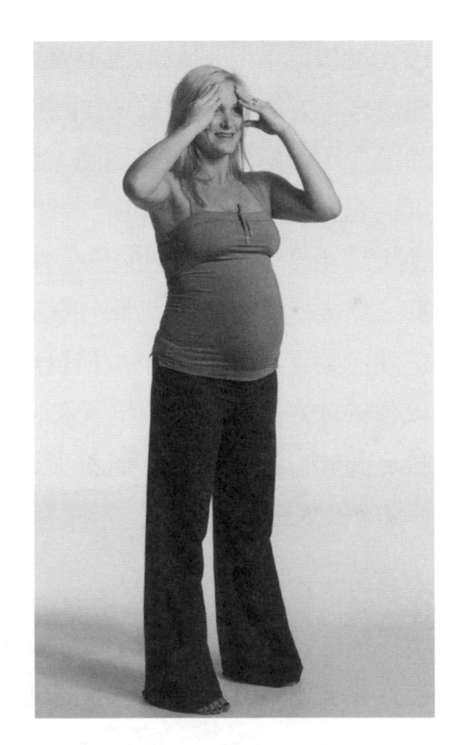

圖5-8　健康孕期運動

鎮定心包經：

懷孕後期要鎮定心包經，可以請朋友或伴侶幫忙輕觸鎮定點（第157頁）。這可以幫助血液循環，支持自己和寶寶的心臟，減輕下背痛以及因爲懷孕造成的疲倦。如果沒有人可以幫妳，或是自己無法碰到鎮定點，那麼可以輕觸「惡魔角點」（就像西方傳統中的惡魔，頭上長出兩個角的位置，在耳上大約10公分）2至3分鐘，這是心包神經血管點的位置。

平衡海底輪與子宮輪（第二輪、性輪）：

所有的技巧都可以幫助能量的流動，並讓荷爾蒙保持平衡，讓身體以自然而基本的韻律來幫助妳準備生產。還有一種非常有效的技巧，可用於清理脈輪，尤其是海底輪與子宮輪，也就是直接位於恥骨與子宮上方的螺旋能量。《能量醫療》有一整章（第五章）在解說脈輪的運作，不過這裡還是簡述一下方法。妳可以自己操作，不過若能讓別人幫妳進行，會比較能放鬆投入。妳可以先以五分鐘能量日常運動，或至少進行神經淋巴反射點按摩、打開頂輪和連結，來當做熱身。然後一隻手放在恥骨上方距離約5至8公分的位置，以逆時針方向畫圓，動作要緩慢，至少持續幾分鐘，同時深呼吸。將能量甩掉，再以順時針方向在同一個位置畫圓約1至2分鐘。在子宮上方，也就是肚臍下面的位置，重複逆時針與順時針畫圓動作。最後在整個部位以韻律8的模式結束。

女神腹部輕觸：

這個技巧是透過讓帶脈能量順暢流動，來強化並清理妳和寶寶之間的連結。帶脈環繞著腰部，是奇經八脈之一。懷孕時在腹部底下流動，支撐胎兒的成長。帶脈連結身體上半部和下半部的能量，讓血液、淋巴和氧氣大量流過子宮，有助於生產順利，並擁有健康的寶寶。懷孕時，能量的縱向供給對帶脈來說非常重要。所以，將雙手放在腰部，大拇指按在背後，緩慢而確實地順著往前滑下去，讓雙手捧住子宮底下（見圖5-9）。然

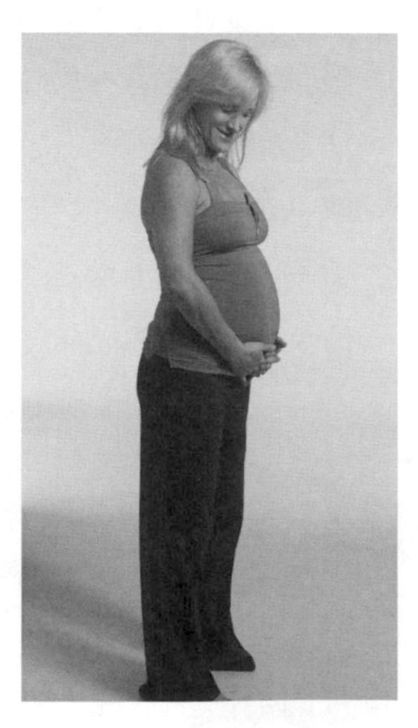

圖5-9　女神腹部輕觸

後深呼吸，慢慢鬆手。重複至少一次。大多數人都會覺得這個技巧很舒服，這是在重建身體從上到下的協調性。如果能讓別人來幫妳進行這個動作，感覺也很棒。妳可以躺在床上，對方把兩手放在妳的背部後面，將妳的腰部整個抬起來。對方的手滑到妳身體兩旁時，妳可以放鬆再躺回去。

胎位不正：

如果胎兒在臀位（腳朝下）和橫位（軀體朝下）的狀況，通常會採取剖腹產。不過能量療法有時可以讓胎兒回到頭向下的正常胎位。未出生胎兒的能量已經獨立於母體之外，因此在幫孕婦做脈輪平衡時，可以感覺到媽媽和寶寶各別不同的反應。有時候寶寶不急著出來，如果用脈輪清理來放鬆子宮，寶寶便會跟著妳的手動作。有一次，一名已經過了預產期的孕婦，寶寶胎位不正，媽媽嚇死了，也不想剖腹產。她問我能不能夠透過能量療法讓她即將出生的女兒，已經取好名字叫梅莉莎，胎位轉正。我發現梅莉莎的能量很健康，但不想太早出來。唯一的問題是，媽媽的腹部肌肉因爲壓力而太過緊繃。於是我用脈輪清理來放鬆她的子宮部位。大概在兩分鐘的逆時針畫圓後，我感覺梅莉莎的能量開始與我同調，跟著我的手在律動。大概15分鐘後，她開始轉位，像是跟著我手上傳遞的能量，轉到了頭下腳上的位置。旁邊的人看了興奮地跳上跳下尖叫著：「我看到她在轉！」結果，這名孕婦從我的辦公室直接去了醫院，然後生出一個漂亮的女寶寶。當然這個技巧無法保證能百分之百預防胎位不正，但我有好幾次幾乎遇到完全相同的經驗。除此之外，自從第一次在第一版的《能量醫療》中提到這個方法後，好幾位助產士和護理師都告訴我，這個方法成功讓胎兒轉正到可以自然產的位置。

流產：

針對這個主題，還是跟之前提到的一樣，所有技巧都可以幫助妳順利生產：能量日常運動，加強交叉模式，刺激並平衡脾經、三焦經、胃經、腎經、肝經和心包經，平衡海底輪和子宮輪，以及維持帶脈能量流動。能夠預防意外發生的有效方法還包括連結（第69頁）和連結天地（第52頁）。不過，我們也要能接受，有時候流產是讓不健全或是無法存活在這個世界上的寶寶自然離開的方式，妳做了什麼都不能改變這個事實。

懷孕時三種常見的症狀是孕吐、背痛，和妊娠毒血症。每種症狀都可以透過能量療法，搭配其他方式來處理。

孕吐：

懷孕前期約有50%至90%的女性會因爲害喜而噁心孕吐。害喜對媽媽和寶寶都不會有實質傷害（除非造成脫水或營養不良），但還是很不舒服。常見的方法多少都有效果，例如少量多餐（一天六小餐代替一天三大餐），多休息多運動，餐前和餐後30分鐘喝水，但不要一邊吃一邊喝，聞一聞檸檬或薑，還有每天吃200毫克的維他命B6。有一些能量技巧也可以改善孕吐現象。

1. 最迅速、最直接改善孕吐的方法就是連結（第69頁）。將兩手中指分別放在肚臍和第三眼，按下去，拉起來。維持這個姿勢至少三個深呼吸的時間。這能打通任督二脈，讓能量重新暢通。
2. 第二種方法是一手揉捏大腳趾的趾甲根部，另一手按壓眼睛下方的顴骨位置。請坐著進行這個動作約1至2分鐘，注意自己的呼吸。然後換邊重複。許多女性用這兩個技巧就能舒緩孕吐。如果沒有用的話，可以試試下面幾種技巧，每一種都很安全，看看哪一種對妳最有效。
3. 雙手互搓至手心發熱，一手放在妳感覺不舒服的地方，另一手放在脖子後面。然後維持這個姿勢深呼吸幾分鐘。
4. 盡量以舒服的姿勢坐在椅子上。用大拇指和中指捏住腳踝後方的凹陷處，按摩兩側的阿基里斯腱。同時，另一手放在顴骨下往上推（見圖5-10）。維持幾分鐘後，換另一邊的腳踝和顴骨，重複以上動作。

5. 輕觸第一組小腸經鎮定點（第154頁）約2分鐘，然後將手掌根放在顴骨，大拇指置於太陽穴，其他手指放在額頭上，約1分鐘。

以上至少會有一、兩種方法見效，這樣就足夠了。試試看哪些適合自己。效果通常是馬上就能看見。

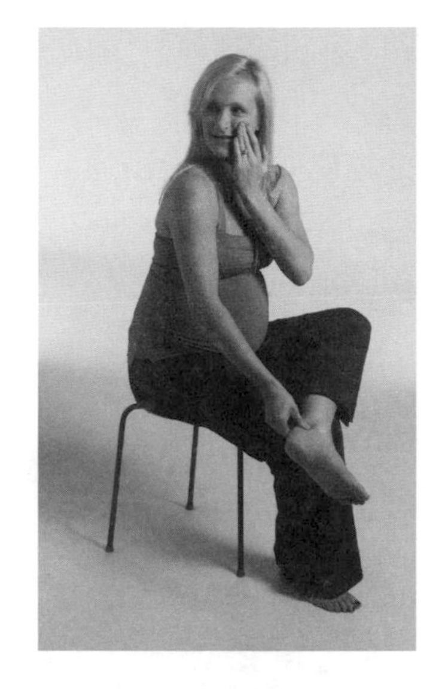

圖5-10　孕吐舒緩姿勢

背痛：

不斷成長的胎兒重量，會對孕婦的背部產生極大的生理壓力。

1. 讓伴侶或朋友每天幫妳進行脊椎沖掃（第67頁），預防背部因為雙重壓力而讓能量停滯沉積，這也可以保持能量流動並強化背部。
2. 如果腎臟周圍感覺到疼痛，可以鎮定腎經（第154頁，依照孕婦使用的特別技巧），舒緩腎臟的壓力。如果妳已經進入懷孕中後期，也許無法碰到腳上的穴位，可以請伴侶或朋友幫妳輕觸那些點。如果鎮定腎經無法減輕疼痛，可以鎮定大腸經（第155頁），舒緩腰部背後的肌肉。
3. 如果是臀部肌肉或薦骨疼痛，請鎮定心包經（第157頁）。同樣的，妳可能會需要伴侶或朋友幫忙。

妊娠毒血症：

妊娠毒血症，又稱子癲前症，症狀包括高血壓、無法舒緩的水腫、尿蛋白過高。前面介紹的所有方法，例如維持脾經和三焦經平衡，讓肝經和腎經流動順暢，都可以幫助預防或改善妊娠毒血症。五分鐘能量日常運動通常都可以維持這些必要的平衡，不過鎮定三焦經、肝經和腎經，增強脾經，能夠讓情況更爲穩定。按摩淋巴（第66頁）也可以進一步減輕妊娠毒血症。

生產

我的好友珊蒂．汪德，是阿什蘭首屈一指的助產士之一，她告訴我孕婦大約懷孕八個月後，會感覺身體裡的「微量點」變成了海灘球大小（她剛剛才讀了懷孕這章的稿子），現在這微量點必須找一個合適的通道讓它出來，但這通道其實並不適合海灘球。原本大家的重點是放在懷孕和胎兒成長上，現在已經轉移到生產了。懷孕的最後幾週裡，會出現一股準備生產的自然能量，改變孕婦的生理及意識。屆時骨盆底會打開，寶寶降下來，頭部接觸到骨盆底，呈現即將分娩的姿勢。妳沒有任何逃避的方法，生物學也無法解釋究竟是如何發生的。

幸好身體知道該怎麼生產，而且可以透過許多方法來協助。簡單的技巧像是連結（第69頁），或是讓伴侶或朋友指壓力量點（頭部和頸部後方連接的凹陷處）約1分鐘，可以鎮定神經系統，重新引導身體的能量。

分娩時，陣痛會產生壓力。陣痛之間的空檔，妳可以攤開手掌，從上往下掃過身體進行舒緩，將能量從腳部帶出去。因爲分娩對於生理和情緒影響很強烈，因此，輕輕把手放在額頭上或膝蓋後方（有些女性在分娩時不希望有人碰到額頭）的神經血管點，可以放鬆身體，釋放焦慮，鎮定大腦，讓身體自然地運作。雖然只是個簡單的介入技巧，但好處非常多。減輕緊張與恐慌能夠讓身體原本的智慧流暢地運作起來。此外，用濕毛巾輕擦額頭也可以刺激相同的神經血管點。

另外，將雙手放在孕婦的薦骨，並在陣痛時加壓，可以讓奇經八脈中的衝脈能量持續強健地流動，子宮強而有力的能量得以流出並獲得支撐，而且媽媽和寶寶的能量能夠同調，同時舒緩下背部的疼痛，駕馭所有的奇經八脈，也就是分娩時自然湧出的能量。在分娩剛開始時，輕觸孕婦雙腳兩側，可以連結身體所有的能量系統，有助於系統間的相互協調。有個稱爲巴西腳趾按摩的方法，能夠在分娩時大量減輕陣痛，並讓身體所有的能量系統運作更有效率。在進行這個技巧的時候，孕婦必須仰躺，而妳也要記得讓自己舒適順手。

巴西腳趾按摩（時間：10-15分鐘）

1. 坐在孕婦腳部的那一頭，將大拇指放在孕婦的第三腳趾下方，中指從第三腳趾上方夾住腳趾甲（見圖5-11）。輕握約2至3分鐘。鼻子吸氣，嘴巴吐氣。
2. 將大拇指滑到孕婦的第四腳趾下方，無名指從上方夾住第四腳趾。輕握約2至3分鐘。用上述同樣的方式呼吸。
3. 將大拇指滑到孕婦的小腳趾下方，小指從小腳趾上方夾住腳趾甲。輕握約2至3分鐘。
4. 將大拇指滑到孕婦的第二腳趾下方，食指從第二腳趾上方夾住腳趾甲。輕握約2至3分鐘。
5. 將大拇指滑到孕婦的大腳趾下方，食指和中指夾住大腳趾的指甲根部兩側。輕握約2至3分鐘。

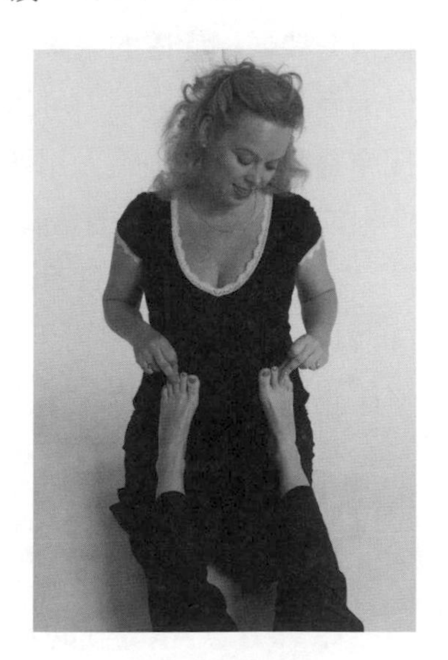

圖5-11　巴西腳趾按摩

女性擁有的所有生理與心理資源，在分娩時都被推到極致，比參加奧運會還要更賣力。人類擁有一個能夠容納大腦的頭顱，還有流線型的骨盆以便用兩隻腳走路，所以大自然必定要做出一些靈巧的妥協，犧牲某些現在人類的演化，而生產的難易度就是被犧牲的一部分。文化中如果有某些作爲是爲了解決這種大頭小骨盆的兩難問題，多半都是對女性這個主體有著同情、了解與認同。不過針對這個主題的討論我還是先就此打住，不然我會因爲憤怒與困惑開始破口大罵。雖然說助產士的傳統教了我們很多方法，有些西式的醫院也開始朝著這個方向邁進，但因爲生產環境與大自然對於人類生理上的限制，因此難免還是有意外發生。

本書並沒有打算討論生產過程中的緊急處置，而且西方醫學在危急狀態下挽救生命的能力其實更強。不過做爲當下的第一反應，還是有一些比較沒那麼侵入性的能量技巧可以使用，而且通常能夠避免之後採行風險更大的治療法。舉例來說，如果胎心音太弱，或是變化太大，可以輕觸母體心經和脾經的增強點穴位，或是沖掃心經，通常這樣就可以讓媽媽和寶寶之間和諧共振，強化並穩定寶寶的心跳，減少後續需要醫療處置的機率。而如果產程已進行到開指與陣痛的階段，但卻發生停滯狀態時，可以使用讓能量接地並流動的方法，例如擠壓按摩雙腳兩側與前端、用韻律8來搖動母體、或是讓母體自己律動，多半都能夠讓產程自行恢復。

我在生我的女兒丹蒂時，主治醫師保羅・布蘭納（Paul Brenner）（他對我們家而言，是醫生的典範）正在另一個地方接生，幾個鐘頭內無法趕到醫院。他拜託一位朋友馬上過來醫院陪我。醫師下了兩個指示，在宮縮的時候幫我輕觸，然後在他抵達之前不要讓護理師過來。這位朋友不但不是醫師，而且來的時候還穿著美式足球服、釘鞋等全套裝備。只要我的陣痛來了，他就依照指示幫我輕觸，而且會憑直覺用韻律8的技巧搖動我的身體。安撫的效果非常好，我的身體因爲他強大的懷抱而感到放鬆，可說是受到無微不至的照顧。保羅到了以後接手，同樣憑直覺用韻律8來搖動我的身體。他問我說，我心目中最美妙的生產經驗會是什麼樣子？我說，我眞的很想看見自己將孩子生出來的過程。幾個小時後，一面大鏡子搬進產房裡來。保羅帶著發亮的微笑說：「看一下吧！唐娜！『生』日快樂！」我終於生下美麗的小女嬰後，保羅大哭著擁抱我和我困惑的丈夫。幾年後，在很久沒聯絡的狀況下，保羅因爲某件事打電話到我家，由三歲的丹蒂接的電話。他說：「我是保羅・布蘭納，妳媽媽在嗎？」丹蒂尖叫著回答：「保羅・布蘭納！我是你的寶寶！」

性欲、生殖、懷孕與生產，是女性獨有的天賦人權。我們的文化透過這一段段深奧的旅程，規劃出女性生活的路線。但是，文化所提供的地圖讓我們離最基本的能量、自然韻律和生物基礎越來越遠。（我希望每一位考慮要懷孕的女性或剛剛懷孕的女性都可以看看瑞琪・雷克［Ricki Lake］的《人「生」大事》（The Business of Being Born）這部紀錄片，然後根據裡頭的建議來思考自己的計畫。）然而，在我們的文化框架外，有著更肯定生命、更符合最高潛能的地圖路線。在了解全面狀況後，我們被逼著成爲製圖家，將舊有的智慧融入新的領域中，我們所面對的是祖母輩們無法想像的機會與威脅。生存在這充滿挑戰的時代，我們用生命在改變文化地圖，爲下一代充滿可能性的女性燃起希望。我希望本章所介紹的方法能夠爲妳們偉大的冒險帶來一些幫助。

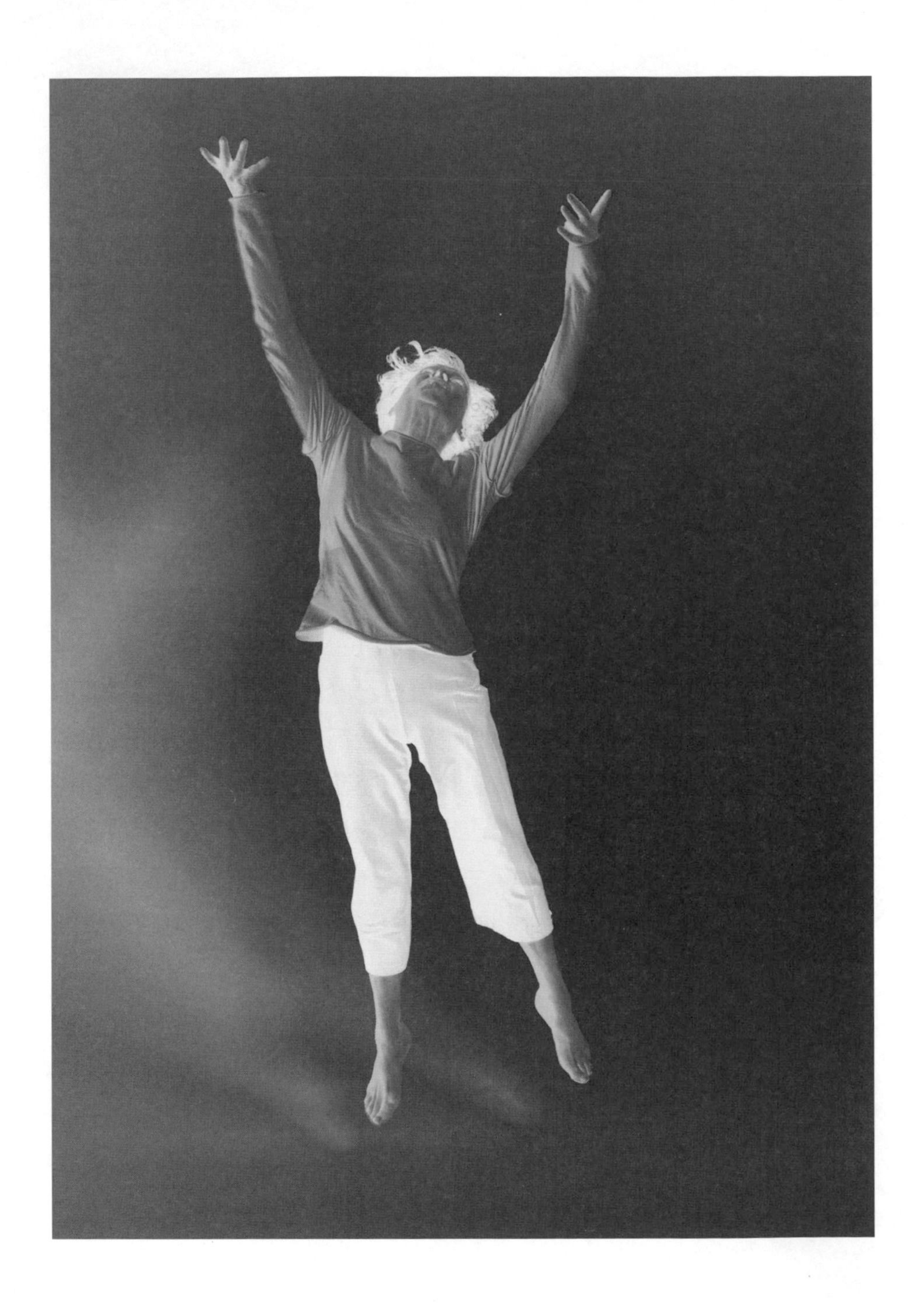

6
更年期：通往人生第二高峰

更年期不只是生殖與生育年齡的尾聲，它們通常被視為女性生命的高峰。這該是女性掌握自身健康，重新出發，帶領自己通往人生第二高峰的時候了。

——伯納丁・希利醫師（Bernadine Healy, M. D.），
美國國立衛生研究院前主任

更年期是一趟充滿各種不同奧祕的旅程，是通往人生第二高峰的門戶！本章主要是想帶領妳穿過這個通道，迎接更豐盛的第二個春天。請讓我知道本章是否對妳有幫助：www.ed-em.com/2ndprime-survey.htm。

在妳進入更年期之前，很難想像究竟自己會變成什麼樣子。因爲我的經前症候群非常嚴重，所以我以爲自己面對更年期時就沒什麼好擔憂的。有時候妳在某方面很艱辛，在其他方面卻會變得易如反掌，就像我每個月的經前症候群很可怕，但懷孕的時候超輕鬆。像我這樣的女性，由於雌激素高，所以生理期會不舒服，但通常懷孕跟更年期階段就會好一點，因爲原本偏低的黃體素到此時，和雌激素在比例上相較會變得比較高。但是，沒想到卻跌破我的眼鏡。天然黃體素因爲對於我的經前症候群助益頗大，所以已經變成我的固定用藥，即使進

入更年期也沒有停用，因此反而讓我的黃體素／雌激素平衡失調。於是，我沒有因爲天生過剩的雌激素而得利，反倒擁有比別人更典型的更年期生化反應。我第一次體驗到溼透的床單、失眠和一種殆欲斃然的感覺，都是因爲我使用了過量的黃體素。也許，妳已經無計可施，但還是可以拿我的經驗作爲借鏡。請繼續看下去。

只要是大型書店都可以找到許多關於更年期的書籍，不過就我所知，本書是第一本以能量療法來處理更年期的書。但是，針對常見症狀還是可以找到不少很棒的出版品，不管是西方現代醫療或是民俗療法（例如溫格〔Wingert〕和坎特威茲〔Kantrowitz〕的《這兒很熱嗎？》〔*Is It Hot in Here?*〕）。另外還有五本經典，分別由萊絲莉．肯頓博士（Leslie Kenton,Ph.D.）、蘇珊．維德（Susan Weed）、克莉絲汀．諾瑟普醫師、約翰．李醫師（John Lee），以及蘇珊．拉克醫師，從他們個人獨特的角度來撰寫。我無法在本章中探討這些卓越的文本中所有的內容，但其中還是有些重要的概念，很適合用於以能量療法處理更年期的狀況。

進入人生的第二高峰必須大大翻轉妳早年所懷抱的觀點與價値。許多關於更年期的書籍都著重在心理的挑戰，這當然非常重要。不過我們這裡的重點會放在能夠幫助妳度過更年期的能量療癒技巧，好讓妳能活得健康又自在。針對更年期這趟旅程，不管是心理、精神，還是生理方面，這是我所知道最踏實的準備方式。能量療法能夠給予妳全面的幫助。

為旅程做好身心靈的準備

我們的每一個情緒的挑戰都會透過生理反應出來。要脫離沮喪或焦慮，光用想的通常效果不彰。我們的文化會告訴我們，意志和決心就能戰勝一切，但其實應該教導我們，能量堵住時如何讓能量再次流動，而不是去責怪我們讓自己停滯了。解決之道不在「妳的心」，而是在妳的能量。更年期的情緒源自於身體的化學反應，力量可是非常強大。同時，妳的身體正透過巨大的破壞性變化進行重整，讓妳從生養小孩的機器，變成妳從來沒想過的獨立個體。我們沒有辦法逃避這個紛亂的階段，不過能量療法可以在這段轉換期給予我們極大的幫助，讓我們能夠更健康、更快樂、更獨立自主地走過這個歷程。在學會平衡自己的能量後，便能更有效地引導自己獲得更年期的禮物：自立自主、自給自足、自由自在，不再需要強迫自己迎合別人的需求。

我的更年期好好地鍛鍊了我，讓我能夠在執業的時候，更能與前來諮詢的女性同調。對自己進行了各式各樣的嘗試與實驗後，使得我更有能力來引導他人。我比我大部分的好友要早四年進入更年期，所以等到她們開始經歷的時候，雖然我只是比她們多一點經驗，但還是能夠深深理解她們的抱怨、恐懼與困惑。

有一天我去拜訪某個朋友，她是個脾氣火爆、意見尖銳、充滿霸氣的人。我有一陣子沒跟她聯絡，想知道她近況如何。她很隨意而平淡地告訴我，現在她一點都不在乎我了。她說並非我們之間有什麼過節，而是她現在對於任何人、任何事完全不在乎。身為人類的熱情與憐憫，似乎都乾枯了。她說她什麼都不想要，連原本旺盛的性欲也消失了。總之是徹頭徹尾地生無可戀，而且皮膚乾癢龜裂讓她覺得很煩。我建議用能量幫她治療一下死氣沉沉的狀況，她很不耐煩地翻了個白眼，而且覺得自己被憐憫了。不過，她還是願意讓我試試能不能幫她止癢。

我讓她躺在地上，先對身體每條和皮膚相關的經絡進行能量測試，然後一一修正經絡的平衡狀況。最後，她的皮膚終於不癢了。這讓她對能量療法燃起興趣。而且，因為舒緩效果強大，她還想要進行更多治療。所以我們開始調理她的荷爾蒙，嘗試了好幾個相關的能量系統後，例如脈輪和奇經八脈，我們發現肝經其實是最重要的關鍵。她所失去的深層能量似乎回來了。就在這時，她開始不由自主地啜泣，連她自己都嚇了一跳。她哭泣是以為自己早就失去對事物的熱情，此時的眼淚彷彿是打開身體裡所有液體的閘門，她又能夠哭了，她又對情欲有感覺了，麻木的情緒開始振奮，生活中的一切似乎開始生動起來。經過幾個療程後，變化顯得更為穩定。她不再感到「乾枯」。雖然身體有時候還是會陷入化學失衡，但震盪範圍比較沒那麼極端，而且因為自己手頭上多了幾種新的能量技巧可以運用，更年期雖然還是個麻煩的挑戰，但至少不會像之前那樣令人絕望空虛。

我其實很震驚，原來大約48至58歲的這十年歲月，對女性的影響如此之大。一種狀況是女性能夠順利通往充滿生機的第二高峰，變得比以前更強壯、更健康、更有自信，不然就是急速老化，身爲女人的生命就這樣枯萎耗盡。雖然有許多心理和生理的因素影響，但那些找到第二高峰之路的女性，共通的地方似乎是她們都會主動地啓動身體的能量（不管她們是不是會特別使用這些詞彙），而且不覺得更年期就是一種走下坡的螺旋。來找我尋求協助的女性，所呈現的症狀雖然都與更年期相關，但她們需要的是聽從身體眞正想告訴她們的話語，當然是用身體的母語，也就是能量，然後順從身體的需求去做。

大自然幫妳計畫好的更年期

從少女、到母親、到老媼，這是女性一生的三個原型階段。就萊絲莉·肯頓的說法，更年期後的女性所擁有的老媼精神，會變得「自然而然非常的性感、自信、直接、不容破壞、有遠見、很直覺，而且自由……這是讓我們生存的父權文化最害怕的力量」。

在我自己的更年期當中，雖然必須面對很多情緒和生理上的挑戰，但有一股新的能量慢慢開始浮現，一種從大地湧出，浸潤體內所有細胞的力量。這是我剛踏入的新領域，我必須承認，自己對於這個領域以及新的指令和新的力量一點都不熟悉。雖然我心裡用的詞彙沒那麼精準，但我的確就是進入了老嫗的世界。我很喜歡。雖然挑戰一個個蹦出來，但我覺得自己比以前更完整、更有自信。我從來不知道自己可以這麼自由。曾經有這麼一件趣事，感覺就是這種新自信的表彰。那時我正在過馬路，心裡正思索著某事，所以一個開著閃亮敞篷新車的年輕人很沒耐心地「揮手要我快點」。我猜是我走得太慢。如果是以前，我對造成他人的困擾會覺得很不好意思，但我現在只覺得好笑。他何必要浪費自己的能量爲這麼點小事生氣。我轉頭用冷靜而自信的語氣對他說：「嘿，我已經五十歲了。我可沒空吵架，你也沒空，對吧！」他對應到我的眼神，原本凶惡的表情變得有點疑惑，然後他像是第一次才看到我一樣，說：「對，我們都沒空，謝謝妳！」老嫗全心全意擁抱自己的心，喚醒了一種改變的力量，讓他人重新思考自己的選擇。

妳大半輩子爲了丈夫、子女和社會，委屈了自己獨立的特質，而現在不用再壓抑了。妳的目標變得更明確，精神變得更集中，力量變得更開放。無數經驗累積的智慧聚集起來，妳會發現自己已成爲整個大家族、大社會的導師和領袖。這就是大自然幫妳做的計畫。妳準備好了嗎？

人生第二高峰的這個計畫，是由更年期相關的荷爾蒙變化所啓動，已經寫在我們的基因裡。我們的性欲更是另一項偉大的演化成就。地球上的生物，不分雄雌，沒有一種能夠擁有和我們類似的性體驗。

著名醫師、作家雷奧納德・希蘭（Leonard Shlain）認爲，人類女性的「生殖和另外三百萬種有性生殖的物種有著非常巨大的差別」。我們是唯一能夠不需要等到「發情期」，終年都能交配的雌性物種。我們是唯一有著戲劇化生理週期的雌性物種，經期與月亮週期同步，在荒野中雖然流了那麼多的血，只要吃了肉就可以把流失的鐵質補回來。我們是唯一擁有能夠抗拒性欲與繁殖本能頭腦的物種，讓我們不會因爲性欲而沖昏頭，能夠決定與判斷何時要懷孕，甚至要不要懷孕，同時也因此對於伴侶的選擇有高度自主權。相較之下，雌性黑猩猩在生下一隻小猩猩之前，平均會和13隻不同的雄性交配138次。此外，我們是唯一能夠享有長時間以及多重高潮的雌性物種，得以感受到密集而持久的愉悅。我們也是唯一生理構造會造成生產時極大疼痛的雌性物種。另外，和預期壽命相較，我們是最早進入更年期的雌性物種。

希蘭比較特別的假設是，他認爲正是這些人類女性在生殖方面的特質，讓人類在演化上，非因蠻力而是由於智慧得以興盛起來。我們跑不贏、也打不贏母獅子，可是我們能夠設計她！遠見，也就是「從時間的面向以概念化的方式來處理事情的能力」，就是讓我們最終能夠君臨大地的原因。希蘭認爲，女性的生殖力「教導人類如何分辨時間」。連結生理週期與月亮圓缺週期的變化，使人類注意到性交和經期停止之間的關係，進而觀察到寶寶是在經期停止後再經過九次月亮圓缺之後出生，這些都是開始了解時間運作的基礎訓練。許多和生殖相關的奇特現象，其實都是一種不得不的妥協。這些現象並不適合我們的身體，也沒有什麼好處。但所有的環節搭配起來，讓我們能夠明瞭過去、現在和未來之間的關聯性。舉例來說，因爲要容納大腦，人類的頭顱比例偏大，因爲要用兩腳站立行走，人類的骨盆比例偏小，這些演化造成的生理限制，使得生產死亡的風險大幅度提高。事實上，歷史上有一段時期，許多女性因爲死於分娩而讓人類的續存面臨危機。這種演化有任何優勢嗎？但我們活了下來，因爲女性在了解到性愛與懷孕兩者之間的關聯後，開始懂得嘗試生育的控制。

在更年期的討論中，希蘭提到了黑月女神赫卡蒂（Hecate），也就是希臘神話中的老嫗原型，她的自由、膽識、力量、智慧與魔法，不分男女皆有所聽聞。雖然老嫗展現了一生所濃縮出的精華，的確值得尊敬，但讓她擁有力量的是另一個因素。根據希蘭的說法，那就是「重新調整適應內分泌，包括雌激素、黃體素和睪固酮的重大改變」。更年期讓這三大荷爾蒙濃度垂直掉落，但和另兩種荷爾蒙相較，睪固酮在比例上大大提升。在更年期後，雌激素的分泌通常會掉70% 至80%，黃體素更是掉了99% 以上，但睪固酮只掉了50%、甚至不到。這代表睪固酮很可能變成雌激素的2倍（有些時候還會是20倍），同時變成黃體素的至少50倍。控制人格的荷爾蒙因爲平衡產生劇烈變化，讓女性的心理也變得動盪不安。年輕時候的猶疑與柔軟，現在「被清晰的自信所取代」。而當「（相較而言）充滿了睪固酮的」成熟女性，無須再被養育後代的責任束縛，而以完全的自我重新進入這個世界，她們「開始對社會福利制度發揮更寬廣的影響力」。

文化人類學者瑪格麗特．米德（Margaret Mead）曾說：「世界上沒有任何一種力量會比更年期後的女性的眞情更強。」在人生的第一高峰，我們的任務是生養子女、照顧家庭。現在來到人生的第二高峰，我們的任務變成用眞情熱愛來帶領社會人群。在第一高峰期間所學到照護、愛護他人的各種實用方法，等於是爲了現在的工作所接受的訓練。就我個人拙見，對於社會人群的領導統御來說，這比任何政治科學學位都要來得紮實。

更年期：新的化學作用／新的能量反應

從每個月都要排出一顆卵來準備受孕，變成全力支持新發現的獨立自主，這樣的生化作用轉變不可謂之不大。而且，雌激素和黃體素除了促進性欲、有助受孕之外，還有許多其他的功能。荷爾蒙的次要效果，例如皮膚肌理、髮質光澤、骨骼密度等等，也都在更年期的時候開始混亂。美國四千萬的更年期女性中，有75% 會抱怨跟這些改變相關的症狀。

荷爾蒙替代療法的興起其實不怎麼令人意外。根據進一步分析，2002年美國國家衛生研究院對16,608名接受雌激素療法的女性進行研究（第99頁），其中揭露的風險其實沒有原先假設的那麼肯定。舉例來說，用年齡層來分析的話，在更年期開始後第一個十年內採用荷爾蒙替代療法的女性，在心臟疾病方面的風險，整體來說並沒有增加。不過另一方面，這個研究也因爲淡化了荷爾蒙替代療法的實際風險而遭受批評。受試者在參與實驗前會先經過篩選，有心臟疾病、糖尿病、中風或乳癌風險因素者不得參加。但實際上，現實世界中採用荷爾蒙替代療法的女性，卻有一定的比例符合這些風險因素。除此之外，有40%的受試者，多半因爲副作用的緣故，會中途退出研究。因此，最可能對荷爾蒙替代療法產生不利反應的女性，她們是否會因此提高癌症和心臟疾病的發生機率，就沒有再被追蹤下去。

美國國家衛生研究院和美國食品藥物管理局目前的建議是，女性在決定採行荷爾蒙療法之前，應該事先和醫師討論正反兩面的優缺點（這是目前醫學在知道沒有確切答案時的標準做法）。他們也建議應該要使用最少的分量與最短的療程時間來達到療法的目標。這些建議所提出的警告相當中肯，因爲至少有25%採用荷爾蒙替代療法的女性，後來因爲副作用而停止治療。不過官方的說法也代表醫生能夠依據壞的資訊做出好的選擇，因爲原本的研究犯了一個大錯，居然使用合成而且品質不佳的黃體製劑，而不是天然的黃體素。

美國國家衛生研究院的研究並沒有告訴我們，如果使用天然的黃體素會造成怎樣的影響。其實天然黃體素的分子和女性身體的受體，就像鑰匙和鎖一樣契合。而合成黃體製劑的分子爲了便於申請專利，已經被調整改變了，導致身體產生的反應常常不是我們想要的，不好的副作用也很常見。

已過世的約翰・李醫師研究了成千上萬的更年期女性對天然黃

體素的反應。他認為，許多採用雌激素治療的症狀，其實是黃體素不足，而非缺乏雌激素。在比例上，雌激素大大多於黃體素的話，會對身體產生毒性。事實上，我們每個人在不經意之中都無可避免地接受「雌激素替代療法」，因為我們的環境充滿了雌激素。像是性早熟的問題，一百年前的人，大約平均14歲才進入青春期，現在大概已經提前到12歲左右（8歲或9歲的小女孩來初潮已經不稀奇了），可能的原因通常被認為是與肉類和乳製品廣泛使用生長激素催熟，以及家畜食用的穀物中被噴灑強力雌激素有關。我們體內的雌激素濃度還會因為汽車廢氣、塑膠容器中的水或飲料，以及指甲油、膠水、肥皂、化妝品和去光水中的化學物質而提高。

李更進一步指出，非工業文化國家的女性，很少或甚至沒聽說過有更年期困擾。在許多農業社會國家，甚至沒有「熱潮紅」這個詞彙，而且像是陰道乾澀、骨質疏鬆和情緒不穩等症狀也都與女性停經的時間無關。而工業革命引入第三世界國家後，由於人們缺少運動、熱量攝取過多，以及大量暴露在過多雌激素的環境中等因素，更年期症狀的發生機率急遽上升。李感嘆道，「我們讓女性生命週期中，原本是非常自然階段的更年期變成了一場災難」。在這裡指的就是環境汙染、飲食不均、不健康的生活型態、文化態度，還有合成荷爾蒙的濫用。

李認為西方女性很少有人是真正缺乏雌激素。事實上，在更年期時，大部分人缺乏的是黃體素。青春期的少女在發生胸部腫脹、體重增加、水腫和情緒不穩時，一般判斷是雌激素增加的緣故。而更年期的女性如果發生相同症狀，則被認為是「雌激素不足」。但按照李的說法，並不是雌激素不足，而是「雌激素過剩」。女性的一生當然需要雌激素來維持健康，但如果濃度過高，或是沒有足夠的黃體素來平衡，這樣的量反而會產生毒性。李發現有些女性在更年期時會需要補充雌激素（是否缺乏雌激素可以透過荷爾蒙濃度唾液測試得知）。雌激素在卵巢停止製造後，是由身體脂肪來轉換，因此雌激素不足的女性體型多半纖瘦嬌小。但對大部分女性來說，李認爲現代的醫療與製藥業在採用雌激素替代療法後，已經將情況整個翻轉。

不單只有李這麼主張。1991年，女性主義學者吉曼．基爾（Germaine Greer）抨擊荷爾蒙替代療法的支持者，沒有確認受治療的女性究竟是否雌激素不足，而讓情況惡化下去。珊卓．康妮（Sandra Coney）1994年的著作《更年期產業》（*The Menopause Industry*）中提到，女性在屈服於「不道德的宣傳洗腦，要她們接受『雌激素不足』，也就是身體有所缺乏的理由」之後，做出對自己的健康造成毀滅性的選擇。不列顛哥倫比亞大學內分泌學教授，傑瑞琳．派爾醫師（Jerilyn Prior）指出，將更年期症狀與雌激素濃度減少相連結，是一種「倒退的科學言論」，就像在說「頭痛是因爲缺乏阿斯匹林所造成的疾病」一樣荒謬。

李的結論是：「不管是血液中雌激素濃度的檢測、全球的生態研究，或是內分泌專家的說法，都不認爲有所謂雌激素『不足』的現象。」他提出的療法是選擇簡單的生活型態，例如使用天然黃體素、適當運動和均衡飲食，包括沒有使用人工荷爾蒙的有機肉類和乳製品。李認爲起因於雌激素過剩的問題可說已經演變爲一種「疫情」，其實這些問題可以用天然黃體素來改善。黃體素乳霜常用在減少或消除像是熱潮紅、夜間盜汗、性欲減低和「中年」發胖等症狀，而且有助於預防乳癌，以及幫助減緩、甚至改善骨質疏鬆。

「女性對女性」（Women to Women），是第一家針對女性健康照護，由女性所成立的醫療診所，現在也提供網路資訊與服務（www.womentowomen.com）。她們建議，如果要採用任何荷爾蒙替代療法，都要使用生物同質性荷爾蒙，也就是和我們的身體所分泌的荷爾蒙有相同分子構造的製劑。人工合成荷爾蒙特意採用不同結構來製成，不是爲了健康理由，而是因爲製藥公司無法用生物同質性的結構來申請專利，即使天然的比較有效而且副作用比較少。不過，我雖然同意生物同質性荷爾蒙較佳，但我也見過仍會產生副作用的情況。這就是爲什麼我很仰賴能量測試的原因，不只在選擇補充物的種類時適用，還包括何時使用、使用的份量，每次可能都會不同。

不同的女性會用不同的方式代謝不同的荷爾蒙，而且荷爾蒙的平衡狀態隨時在改變。不管是生物同質性還是人工合成的補充物，如果讓妳使用後荷爾蒙失衡，那就會造成傷害。除此之外，所謂複方調劑藥局所調配的生物同質性荷爾蒙，常常不是眞的生物同質性，而且不像製藥公司的產品必須接受美國食品藥物管理局的嚴格規範。每次調出來的荷爾蒙濃度很可能不一樣。任何藥物都有風險！「女性對女性」提供的指南能夠幫助妳使用可能的最低劑量來舒緩自己的症狀。

不過，妳的醫生很可能會被製藥公司所說服，而採用合成雌激素和黃體素結合的療法。這種由權威提供相反資訊的現象，其實不只是荷爾蒙替代療法才有，只要是女性更年期所面對的議題，例如從如何保持肌膚柔嫩到如何維持骨骼強壯等均是。那麼我們該如何面對這些相衝突的資訊呢？

針對更年期化學反應的能量療法

因爲現在已經不再是工業革命前的社會，所以很多飲食、運動和生活型態的基本原則，其實我們都可以自己掌握，也沒什麼爭議之處。就從這裡開始著手。同時，更年期荷爾蒙的變化，也可以透過與之密切相關的能量來直接處理。

從我的工作經驗中，我發現要幫助女性在更年期前、更年期中、更年期後達到荷爾蒙平衡的最佳狀況，通常只需要三個基本步驟。而且常常會超乎預期，光是第一個步驟就很足夠了。只要平衡了能量，並教導對方如何維持這樣的平衡，就能讓她感覺到急遽的改善。很多個案一開始認爲自己需要雌激素或黃體素，而在平衡了能量後，她的身體開始自行分泌原本缺乏的荷爾蒙。但如果仍不足夠，第二步可以用能量測試來決定，要使用哪種植物或荷爾蒙效果最好。第三步則是判斷出要在什麼時候、用怎樣的劑量，才能與身體協調，同時將副作用或依賴性減到最低。

第一步：能量平衡

當妳正考慮服用身體無法製造的荷爾蒙之類，或較爲侵入性的療法之前，第一步是先讓妳的系統的能量調整到最佳狀況，妳體內的化學平衡也會因此自然改善。第二章介紹的五分鐘能量日常運動，是讓能量在更年期時保持平衡強健的基礎。而本章中，我們會介紹（一）一個特別的更年期模組，可以加入能量日常運動中，是專爲改善進入更年期或正在更年期的女性荷爾蒙的平衡而設計，（二）能夠讓身體分泌更多雌激素、黃體素和睪固酮的特殊運動，以及如何分辨身體需求的方法，（三）處理特定更年期症狀的技巧。針對特殊問題進行修正的能量運動，其實對整體能量系統的協調也有幫助。

第二步：維他命、植物和荷爾蒙的能量測試

克莉絲汀．諾瑟普醫師認爲，「健康的身體應該能讓女性終其一生都可以分泌出需要的荷爾蒙」。運用能量療法可以有效維持這種自然的能力。可是，如果妳缺乏某種重要的營養，尤其現代生活很難保證擁有眞正符合妳獨特生理需求的均衡飲食，那麼身體就必須努力運作才能補償過來。如果妳的能量已經獲得平衡，但症狀還是沒改善，第二步就是要評估是否需要天然荷爾蒙或是其他補充物。血液檢查可以提供妳一些建議，但是每天的、甚至每小時的荷爾蒙濃度就會有劇烈變化。此外，雌激素由於效果很強，與黃體素和睪固酮的比例相較，分泌量其實不多，但即使雌激素濃度相對不高，還是會造成「雌激素過剩」的現象。因此，許多女性並不需要處方上那麼大量的雌激素，事

實上還對身體有害。除此之外，我們還可以買到許多非處方箋用藥，有些也許剛好適合妳的身體。當然，我們所面臨的挑戰是找出妳需要的東西。這就得自我教育，在現代醫療和製藥資訊中找尋妳所考慮的選項，並諮詢比較認同自然角度的專家。妳可以在人民藥局（People's Pharmacy）這個優秀的網站上（www.peoplespharmacy.com/index.asp）找到許多相關的資訊。在妳找到應該會有效的維他命、礦物質、植物或荷爾蒙之後，能量測試是我所知，可以每天評估這些補充物是不是妳眞正所需的最佳方法。

第三步：依賴性最小化，平衡最大化

我們隨時都可以買到天然荷爾蒙和植物類產品，那爲什麼不直接定期服用呢？因爲要干涉大自然的運行，還是要多所留意。身體原本就會自然分泌的化學物質，如果直接增加攝取，會造成身體的分泌減少，因而影響到化學平衡，就如同我當初過度依賴黃體素，結果造成腹部過大，永遠無法消弭的狀態。對於採用荷爾蒙替代療法的女性來說，相較於雌激素和黃體素，在老嫗力量逐漸強大的現在，會自然適當增加的睪固酮會變得如何呢？這是個非常複雜的狀況，因此毫無意外，每個專家都有自己不同的主張。但我們每個人都是獨立不同的個體，所以任何一種方法絕對會對某些女性有效。所謂的專家多半都是主張一種方法適用於所有人，以建立威望，但其實只適用於部分人而已。不管是製藥業或是訴求自然療法，更年期產業是可以創造好幾億價値的大生意，但卻缺乏好的指南。我要再次強調，這就是能量測試寶貴的地方。我對於黃體素和雌激素的需求每天都會改變，能量測試給了我一個標準，讓我能夠知道自己的身體在某一段時間內需要或不需要什麼。舉例來說，如果我覺得自己有點歇斯底里，通常代表黃體素濃度過低，我就會做一些能量運動來讓黃體素提高，或是滴一、兩滴天然黃體素膠囊液體在手腕上。而一些罕見的狀況下，如果感到死氣沉沉、沮喪萬分，或是頭痛得不得了，這通常是因爲我用了太多的黃體素，造成黃體素和雌激素的平衡因此被破壞。我還是要強調，平衡是最重要的概念。還有，能量測試是一個很好的衡量標準。妳還會發現，一旦養成經常平衡能量的習慣，對於補充荷爾蒙的需求就會減低。本章接下來會詳述三個基本步驟中的第一步，能量平衡。這是一組可以附加於能量日常運動的模組，專爲更年期女性設計。透過能量技巧，我們可以依照身體的需求增加雌激素、黃體素、甲狀腺素或睪固酮的分泌。另外，我們會討論常和更年期連結的一些症狀，例如骨質疏鬆、熱潮紅和沮喪壓抑。如果發生這些狀況，妳可以運用能量技巧來改善。

在能量日常運動中加入更年期模組

能量日常運動（第57頁）是我在能量療法教學上的基礎。不過，有另一個運動，比日常運動更強效，那就是同手同腳（第73頁）。在缺乏能量、腦力、動力或精神，又或是心情沮喪的時候，妳的能量就可能是以同側模式流動，不需要能量測試就知道有些東西改變了。但是，妳可以運用第75頁介紹的能量測試法來檢證自己是否處於同側模式。如果能量處於同側模式，可以先做同手同腳運動，甚至放在能量日常運動之前。能量沒有交叉流動的話，不管是運動、按摩或是能量技巧，都無法發揮完全的功效。

如果妳已經進入更年期，或最近才注意到有一些更年期的症狀，我建議妳將下面六種技巧加入能量日常運動中。一起做才多花不到五分鐘，就可以讓妳的荷爾蒙獲得平衡。其中有三種已經在經前症候群模組中介紹過了：連結天地（第52頁，約2分鐘）、脾經沖掃與敲打（第145頁，約30秒鐘）和腹部伸展（第144頁，約30秒鐘）。除了這些之外，再加上橫膈膜呼吸、荷爾蒙連結和日出／日落。在淋巴按摩（第66頁）後接著做這六個技巧，然後和平常一樣，以甩出去/拉上拉鍊／連結收操。

橫膈膜呼吸（時間：約30秒）

橫膈膜是身體裡一層強韌的薄膜肌肉，分隔了胸腔和腹腔，讓氧氣能夠循環全身。下面的運動不只能夠將氧氣輸送到所有的細胞、腺體和器官，也能強化荷爾蒙系統的協調與效率。

1. 將左手用力貼在胸廓中心的下端，右手覆蓋在左手上方。手掌攤平，手肘緊靠身體，抱住自己的軀體中段（見圖6-1）。
2. 深吸一口氣，身體膨脹起來，雙手往下壓。摒住呼吸，用力推。雖然沒有規定時間，不過摒氣和雙手及身體用力的時間越長越好（小心不要憋到頭暈）。
3. 自然吐氣，雙手放鬆。
4. 身體放鬆，再重複兩次。

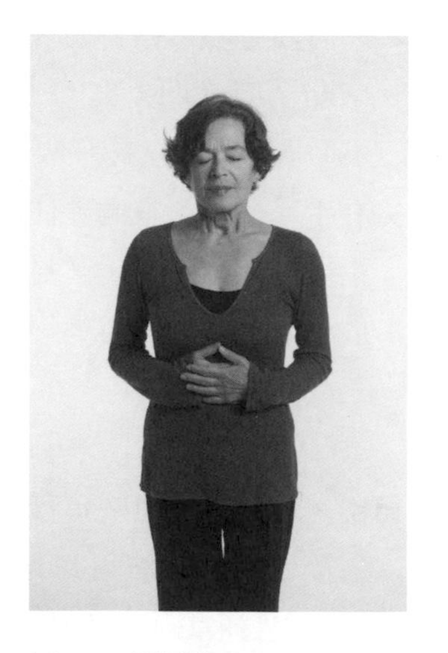

圖6-1　橫膈膜呼吸

荷爾蒙連結（時間：約40秒）

我們身體的松果體、腦下垂體和下視丘形成了一個複雜的軸心。透過直接的互相回饋，許多控管身體的荷爾蒙分泌，都是由這三個腺體負責。位於頭皮和皮膚上的許多神經血管反射點，只要輕輕觸摸，反射點周圍的區域血流便會增加。如果輕觸兩個以上的神經血管反射點，兩點間的區域血流也會增加。因爲血流是荷爾蒙傳送的首要模式，觸摸下面介紹的特定神經血管反射點，便能透過松果體 - 腦下垂體 - 下視丘這三個強力影響身體荷爾蒙的腺體所形成的軸心，來協調並規律荷爾蒙的分泌。每天進行荷爾蒙連結，就像是服用能量維他命來促進荷爾蒙之間的和諧。除此之外還可以減輕壓力，並清除身體的壓力化學物質。這個方法做了之後會讓人感覺很好，可以每天固定練習，也可以在覺得有需要時做一做。

1. 將右手的大拇指、食指和中指合攏，放在頭頂上。
2. 同時左手也三指合攏，放在後腦勺略下方（凹下庭的上方）。輕觸時間大約三次深呼吸。
3. 右手掌攤平，整個蓋住額頭，中指置於頭頂的位置（見圖6-2）。放鬆，並以這個姿勢輕觸，大約三次深呼吸。

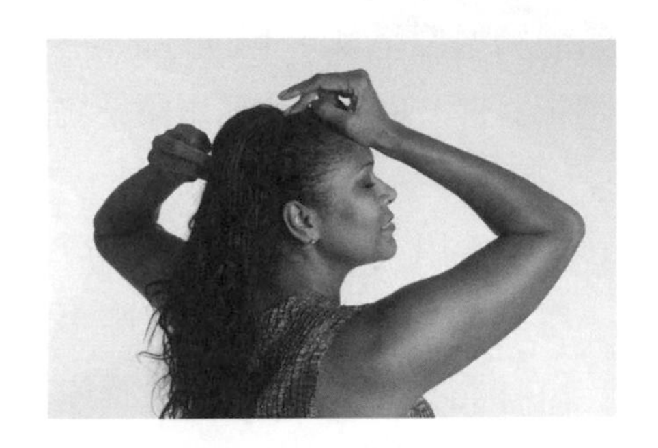

圖6-2　荷爾蒙連結

日出／日落（時間：30秒）

接下來的方法可以幫助穩定血壓（可以降低高血壓，提高低血壓），而且通常對心臟很有助益。此外，還可以鎮定身心，將失衡的荷爾蒙重新帶回平衡狀態。

1. 雙手放在身體兩側，掌心打開朝外，緩慢地深吸一口氣，雙臂畫圓高舉過頭，像是在引導太陽上升（見圖6-3a）。
2. 雙臂高舉，掌心相對，像要抓住高掛的太陽。一手往太陽的方向伸展，然後握拳，想像抓著一條綁住太陽的繩子，用力將繩子下拉，把陽光拉過來。這隻手往下的時候，換另一隻手再往上抓住繩子用力下拉。繼續拉繩的動作，讓雙手交替多拉幾次（見圖6-3b）。
3. 掌心朝外，緩慢吐氣，雙臂畫圓從旁邊往下回到身體兩側，像是在引導太陽落下，身體也平靜下來（見圖6-3c）。

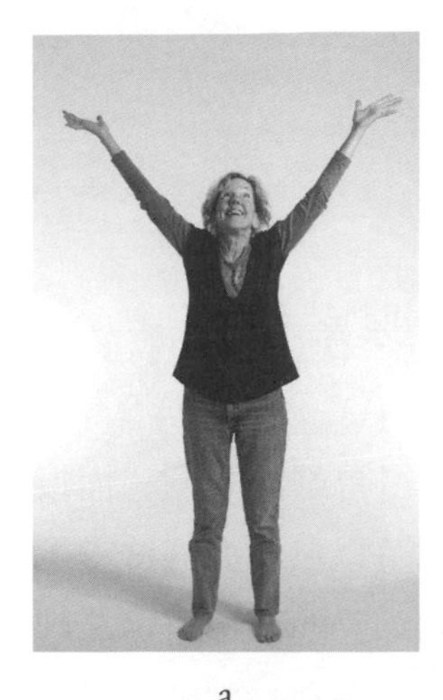

a

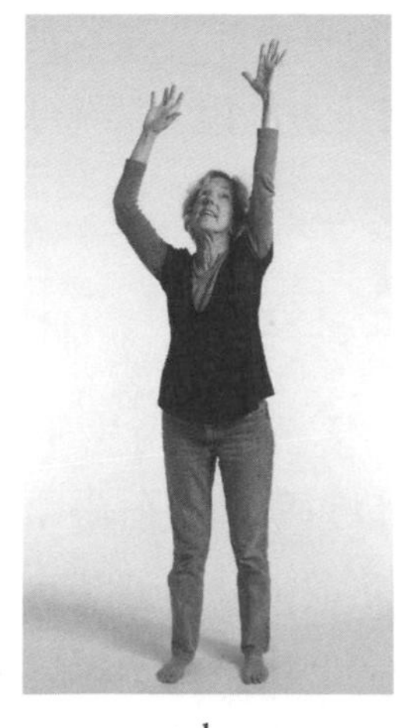

b

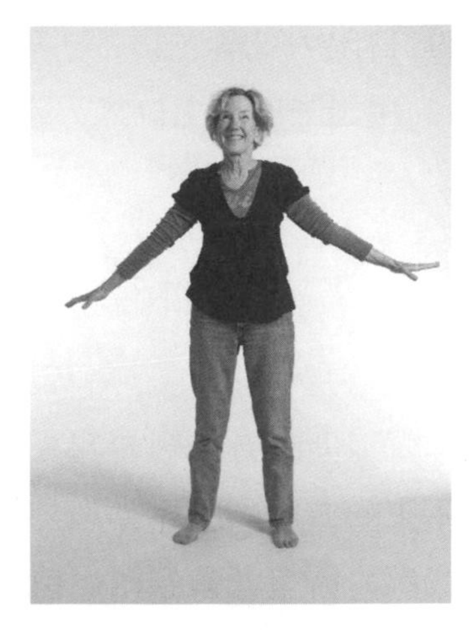

c

圖6-3　日出／日落

能量日常運動加上更年期模組

在熟練每個技巧後，每天花不到十分鐘，就可以做完整組延伸的運動。需要的話可以從同手同腳運動開始。另外，雖然不需要太過強調次序，不過按照下列步驟也很不錯：

1. 敲三處（30秒鐘，第60頁）
2. 左右交叉運動（30秒鐘，第63頁）
3. 韋恩·庫克姿勢（90秒鐘，第64頁）
4. 打開頂輪（30秒鐘，第65頁）
5. 淋巴按摩（60秒鐘，第66頁）
6. 連結天地（2分鐘，第52頁）
7. 腹部伸展（30秒鐘，第144頁）
8. 脾經沖掃與敲打（30秒鐘，第145頁）
9. 橫膈膜呼吸（30秒鐘，第229頁）
10. 荷爾蒙連結（30秒鐘，第229頁）

11. 日出／日落（30秒，第230頁）
12. 甩出去／拉上拉鍊／連結（30秒鐘，第80頁）

增加雌激素、黃體素、甲狀腺素和睪固酮分泌的能量技巧

以上的方法組合起來可以幫助妳的荷爾蒙獲得更好的平衡。而接下來的方法則是用於增加特定荷爾蒙的分泌。妳可以藉由血液檢查，找出是否有荷爾蒙不足或過剩的現象，不過因爲每天的荷爾蒙可能起伏不定，所以可靠性就是個問題。比較好的方式，是在妳熟練能量測試的方法後，將天然的荷爾蒙放在妳的能量場中來進行能量測試。不過有些症狀不用任何測試，就代表特定的失衡現象。在只有一些粗略指標的情況下（因爲每個人的身體不同，同樣的症狀可能是不同的原因造成），妳可能會想用血液檢查來確認，也可以用能量技巧來刺激分泌似乎不足的荷爾蒙，看看結果如何。

刺激雌激素或黃體素分泌

女性更年期後不會再懷孕，並不代表雌激素就會停止分泌，不過只有之前的十分之一（主要由腎上腺和脂肪細胞製造）。另一方面，黃體素則幾乎不分泌了，雖然腎上腺和脂肪細胞還是會製造一點，但其實是爲了繼續製造雌激素的緣故。

此外，黃體素的分泌會被肉類、乳製品和殺蟲劑含有的荷爾蒙所抑制。另外，因爲生活中的很多東西，從肥皂到指甲油，都會揮發出非天然的雌激素或是類雌激素，而被我們的身體吸收（和我們的雌激素受體結合），所以我們需要刺激黃體素的自然分泌，或是使用黃體素凝膠或乳霜來補充，好平衡這種雌激素侵入過剩的現象。同時，我們從不適當的來源，例如汽車廢氣，所吸收到的雌激素，並沒有辦法防

止骨質疏鬆，所以身體還是需要分泌或補充天然雌激素。因此，就更年期而言，維持雌激素和黃體素之間平衡的課題，就和以前的其他階段一樣重要。

那麼妳怎麼知道自己是需要多一點雌激素、多一點黃體素、或是都不用，還是都需要呢？我也希望可以提供一個簡單的回答或指南。但事實上是，此刻的妳需要的可能跟別的時候所需要的完全不同。因為這些平衡一直都在震盪，甚至每位女性可能也都不一樣。我曾在冰箱上貼了紙條提醒自己，我個人的身體模式究竟如何：「拖拖拉拉或缺乏動機時，雌激素不足！驚慌或憤怒時，黃體素不足！」

這種歸納也許適用於大多數女性，還有表一列出的症狀也是，但並不是絕對正確。對大多數女性來說，雌激素不足會造成熱潮紅，而且一般普遍都這麼認為。但就我個人的平衡狀況，只要多那麼一點點雌激素，我就會熱潮紅。甚至是吃了豆腐，或其他有雌激素的食物，我不但會熱潮紅，還會夜間盜汗，由於全身濕透而驚醒。我的經驗讓我整理出一個假設，就是熱潮紅本質上可能不是因為缺乏雌激素所引起。我相信這些症狀是因為雌激素和黃體素平衡的劇烈變化所造成。而且對大多數女性來說，失衡造成的熱潮紅是因為雌激素不足，但對某些女性而言，這個失衡可能是由於其他的原因。

除了個別差異外，如果補充了過多的任何一種荷爾蒙，可能會發生意想不到的結果。舉例來說，如果妳是因為黃體素過低而過度情緒化，結果擦了太多的黃體素乳霜後，製造出一種雌激素相對不足的現象，那麼就可能會陷入沮喪憂鬱之中。因為我固定會使用黃體素乳霜，所以常常因為不留心就變成反效果。但我要是想用現成的低劑量生物同質性雌激素錠來修正，馬上又會出現黃體素不足的症狀。所以，後來我都用能量運動來調整平衡狀況，而且多半有效。如果沒用的話，就會把現成的低劑量雌激素錠切一小半吃下，頭痛很快就好了。不管我怎麼處理，通常都會有好一陣子不需要多餘的雌激素。

表一：黃體素和雌激素失衡的可能症狀

黃體素不足／雌激素過剩	雌激素不足／黃體素過剩
生理症狀	**生理症狀**
	熱潮紅和/或夜間盜汗
胸部腫脹/疼痛	失眠
身體腫脹	陰道乾澀
水腫	陰道萎縮
體重增加	子宮痙攣
疲勞	頭痛
	性欲減低
情緒／心理症狀	**情緒／心理症狀**
焦慮	自尊低落
恐慌	沮喪
易怒	缺乏同理
緊張	冷漠
疏離	遲鈍
退縮	放空
過度敏感	

要處理這個複雜領域的問題，我會建議妳先從自己的黃體素和雌激素平衡著手，從以上的討論和任何妳做過的能量測試來思考假設。然後進行能量日常運動加上更年期模組（第231頁），這組運動的設計可以讓荷爾蒙平衡狀態變好。在做完這些運動後，妳很可能立刻感覺到改善。但如果在做了三天更年期模組後，還是覺得荷爾蒙不太平衡，可以採用下面的方法，按照妳自己的感覺，去製造更多的黃體素或雌激素。假設妳猜錯了，也只是沒辦法舒緩症狀，對身體不會有實質傷害，因爲實際的能量介入技巧只是幫助身體自我調整而已。

熱身

在使用能量技巧刺激雌激素或黃體素分泌之前的步驟：

1. 利用三焦安靜法（第114頁）來平衡內分泌系統。
2. 鎮定肝經（第156頁），讓肝經能夠增加荷爾蒙的分泌。
3. 進行三軸輕觸（第143頁），獲得荷爾蒙系統最佳平衡。
4. 運用表二中適合的技巧。

表二：刺激黃體素與雌激素分泌

刺激黃體素分泌	刺激雌激素分泌
1. 鎮定腎經（見第154頁）。 2. 敲打腎經增強點。 3. 增強脾經（見第141頁）。	1. 按摩腎上腺反射點，大約深呼吸2次的時間。 2. 輕觸太陽穴和膝蓋後方的神經血管點，兩側各4次深呼吸的時間。
每天進行這些技巧2至3次。	每天進行這些技巧2至3次。

表二特定技巧的細節說明

刺激黃體素分泌（時間：約10分鐘）

1. 在熱身之後，鎮定腎經（時間：3分鐘，見第154頁）。
2. 敲打腎經增強點（時間：約30秒鐘）：確實以穩定節奏敲打，約一秒一下，敲打兩腳踝骨內側往上5公分處，兩側各3次深呼吸的時間。

3. 增強脾經（時間：6分鐘，見第141頁）。

刺激雌激素分泌（時間：1分多鐘）

1. 腎上腺反射點的位置，在肚臍上方5公分，往兩側各5公分的位置（見圖6-4）。確實按摩約15秒鐘。
2. 手打開，左手的食指、中指和無名指輕放在左側太陽穴，眼眶外側的位置。右手的食指和中指放在右膝後方的膝窩。輕觸時要放鬆，約四個深呼吸的時間。然後換邊重複。這兩處分別是三焦經和膽經的神經血管點，合起來可以刺激腎上腺分泌雌激素。輕觸神經血管點時，記得一定要輕柔。

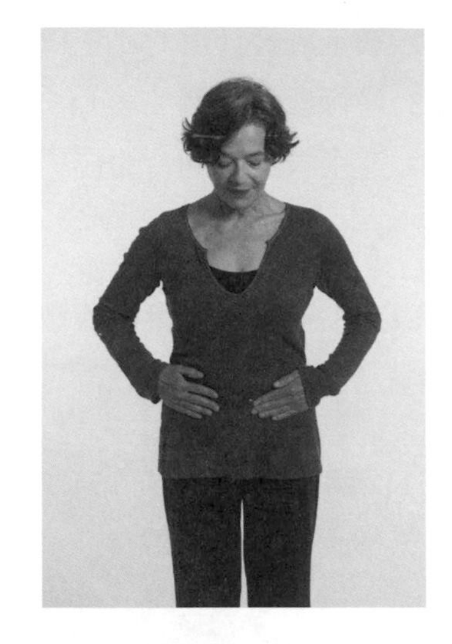

圖6-4　刺激雌激素分泌

這些方法有經過科學驗證嗎？沒有。這是經由我的工作經驗，及在數千名女性身上實驗得出的結果，我本人和她們都觀察到，施作之後在情緒、能量模式和生理症狀方面的改變。個案是從經驗中歸納出化學作用會隨著能量改變，而我則期待實驗室能夠測量出施行各種方法之後的荷爾蒙變化。這當然會對能量技巧的修改精進有所助益，並且能提供更精準的資訊，以便分析不同的體質與不同的程序該如何搭配。在此同時，請自行記錄，進行刺激黃體素或雌激素的更年期模組技巧之後，有什麼樣的感覺？是否感覺比較平靜？或是感覺原本的自己回來了？這些徵兆都代表了荷爾蒙平衡獲得改善，或是更有效地運作。然而，有些女性可能發現，雖然這些運動讓她們覺得舒服一點，但還是無法完全克服更年期讓荷爾蒙直線下降的問題。不論如何，妳還是可以繼續進行這些運動，因爲它可以重建能量的慣性，讓妳順利度過更年期以及更年期後的生活。妳也可以考慮使用一些補充物，讓身體能以最佳狀態面對當下的挑戰。

強化雌激素與黃體素平衡的維他命和植物

我這裡所推薦的補充物，是我或我的個案發現即將或已經進入更年期時，特別有幫助的東西。例如，亞麻籽（flaxseed）和亞麻籽油就相當的好，如果這兩樣東西變成非法食品，我願意爲了幫助個案而成爲亞麻籽的地下仲介。除了可以促進健康與抗癌的特性，亞麻籽還能讓妳在更年期時保持肌膚水嫩、骨骼強壯、身體豐潤。有趣的是，蘇珊·拉克醫師認爲，亞麻籽中的木酚素能夠與空著的雌激素受點結合，然後模擬身體分泌的雌激素。必須脂肪酸（omega-3和omega-6）也是很好的補充物，可以幫助分泌女性的性荷爾蒙，並讓身體保持水嫩豐潤。黑種草（black cohosh）是一種含有植物性雌激素（植物製造的化學物質，作用類似於人體分泌的溫和雌激素）的植物，某些女性使用之後可以消除熱潮紅。我個人則非常喜愛墨西哥山藥根提供的溫和黃體素。另外，銀杏是一種中國已經使用了幾千年的藥用植物，可以消除疲勞、增強體力，製造雌激素和黃體素，並支持所有的內分泌腺體。當歸則可以協助許多更年期症狀，例如熱潮紅、失眠等。

此外，我也建議服用品質好的綜合維他命，外加全效的礦物質補充劑。因爲我們平日食用的加工食品通常無法提供身體所需的所有營養。不過，說到營養、植物和維他命，對每個人的效果都很不一樣，所以要分別仔細研究。盡妳的能力使用能量測試來事先檢測哪些是有幫助的，或是透過書籍和網路研究妳想要使用的補充物，也可以和健康或營養專家討論妳的選擇。要記住，將任何物質攝取進入身體都是一種實驗，所以要仔細觀察。對不希望發生的狀況要有警覺，這可能代表妳使用過量，混合太多補充物，或只是食用到身體無法吸收的東西。保持樂觀地去嘗試吧！妳付出心血找到身體的所需，最後會有很大的回報。

雌激素與黃體素的補充物

我知道以上所討論的所有原則與方法，需要時也能夠靈活運用，但私下還是很喜歡服用天然黃體素，也有過幾次罕見的狀況需要天然雌激素。我是騙子嗎？我們活在一個特殊的時代，從前不曾需要面對這麼多的挑戰，但是也不曾有過像現在這麼多能幫助我們面對挑戰的資源。

環境和現代生活的許多壓力打亂了我們的自然化學平衡。雖然人們比以前長壽，但卻比以前無法跟隨自然的腳步，因此讓我們的自然化學平衡承受許多壓力。能量療法能夠有效地回復平衡，正確地使用各種現成的補充物也可以。能量讓我們活得更好。化學讓我們活得更好。

我的第一個建議是不要接受任何人的建議。至少不要毫無條件去相信。模子刻出來的建議和處方，只適合每一塊都一模一樣的餅乾。妳很獨特，但製藥產業花了無法計數的金錢告訴妳，如果自然地按照身體的規劃繼續向前走，妳就只會通往老化與衰弱，而解決方法就是他們的藥，藥物可以反轉時間，給予妳25歲的身體會分泌的化學物質。這是一個建構在迷思上的謊言。事實上應該說，如果妳花時間運用能量技巧和嘗試天然補充物，才可以讓妳的身體保持健康、豐盈、充滿活力地邁入老年。

如果妳現在決定要採用我們之前討論過的各種方法，可是身體過低的黃體素仍舊分泌不出所需要的量，那麼我會建議妳嘗試有口碑的健康有機店所推薦的黃體素乳霜（記得也要在網路上搜尋各方資訊）。不管建議劑量是多少，請先做能量測試來實驗。因為建議劑量只是以眾多女性實驗出來的平均值，妳需要的是找到自己的劑量，還有使用的時機。如果妳發現狀況緩解有限，那就需要醫生處方了。妳的醫師也許會建議妳其他更新的方法，不過 Prometrium 是一種劑型優異的黃體素，從山藥提煉，混合花生油做成膠囊（如果妳對花生過敏就不能使用）。因爲是膠囊，所以多半用於口服，但也可以用針刺破它，然後塗抹在手腕內側或肚子上。這樣可以讓黃體素直接進入血液，不需要經過肝臟和整個消化系統，也容易控制用量。另一種不需要經過消化系統的方法是醫生處方的陰道塞劑，不過並不是每間藥房都能調劑。之前討論過（見第136頁），荷爾蒙平衡很容易就過猶不及，所以要非常注意黃體素過量的症狀，詳情可參考表一的右邊欄位（見第234頁）。

身體需要黃體素和雌激素保持平衡，以便支持心臟的運作，讓骨骼強壯，幫助大腦清晰思考。如果妳認爲自己需要補充雌激素，建議的選項包括植物性雌激素、植物複方、生物同質性雌激素，以及標準藥廠荷爾蒙替代療法，例如普利馬林錠（Premarin）。至於使用原則同樣是要搜尋資訊；盡自己所能進行能量測試，先從比較天然的複方開始（雖然我有時候會發現，標準藥廠製品能量測試的結果，比生物同質性製品來得強；不過還是要強調，每個人有適合自己的產品）。同時建議，使用份量最好少於藥廠推薦的劑量。舉例來說，低劑量的普利馬林錠可以用切藥器切半後、再切半，甚至切三次，來符合許多女性的需求。普利馬林錠通常是每天服用，不過幸好它不是抗生素，所以其實可以靠自我觀察或能量測試來仔細控管每天不同的需求。雌激素現在也多半會和黃體素一起使用，因爲「沒有制衡」的雌激素替代療法已經證實會產生具傷害性的副作用。無論如何，在服用荷爾蒙補充物後，要敲打身體兩側的脾臟神經淋巴反射點（第145頁）來幫助身體代謝。

甲狀腺素

到2002年爲止，所有的甲狀腺測試都是建構在男性的實驗數據上，雖然會向醫生抱怨甲狀腺功能低下的患者有90%是女性。因爲這項疏漏，許多患有甲狀腺功能低下症狀的女性，檢查結果都是正常，因此沒有接受需要的治療。因爲問題涉及很廣，所以一些知名的內分泌學家提出了「甲狀腺患者運動」，認爲檢查應該要更精細，而且應該更迅速地開出甲狀腺素補充處方。

但也有人反對這項運動，他們並不是反對緩和症狀，而是認同黛安娜·史瓦茲班醫師（Diana Schwarzbein）所說，補充甲狀腺激素其實只是「用OK繃把症狀貼起來，並無法真正回復身體的平衡」。她勸告大家：「如果你採用甲狀腺素替代療法來治療因爲生活型態而造成的內分泌失調，而不去改變自己的營養和生活習慣，這樣只是讓荷爾蒙更加失衡，並且進一步破壞身體的新陳代謝。」她堅持營養均衡最爲重要。荷爾蒙基本上是由蛋白質、膽固醇和必須脂肪酸製造出來，所以均衡飲食對於維持荷爾蒙分泌來說非常重要。適量的碘是必要的。因此，可以幫助刺激自體分泌甲狀腺激素的植物包括蕁麻葉、海帶、歐芹（parsley）、毛蕊花（mullein）、微量元素硒，和鹿角菜（Irish moss）。全效礦物質補充劑就很有效，而且對甲狀腺特別有幫助。黃體素也對甲狀腺有益。

史瓦茲班指出，因爲身體的荷爾蒙分泌是極微量且變化很大，所以很難透過血液或尿液檢查來回答許多荷爾蒙的問題。我無法告訴妳要不要採用甲狀腺素替代療法，不過使用能量療法來幫助甲狀腺平衡比較沒有侵入性的疑慮，而且和營養與生活型態調整較爲相似，同時也可以預防未來更多治療的需求。在老化的過程中，甲狀腺所分泌的甲狀腺素會越來越少，影響到我們的新陳代謝、體力和好心情。甲狀腺素分泌減少的症狀和徵兆可見表三。

表三：甲狀腺失衡的一些主要症狀與徵兆

甲狀腺功能低下	甲狀腺功能亢進
別人不會冷的時候覺得冷	手掌溫暖潮濕
體溫低	心悸
脈搏慢、能量低	食量大但體重沒有增加
皮膚乾裂	疲憊
膽固醇高	眼球凸出
指甲脆弱、掉髮	容易瘀青
很難減重、肌肉無力	失眠
莫名悲傷、腦袋不清	顫抖
吞嚥或呼吸困難＊	葛瑞夫茲氏症（Grave's Disease）
喉嚨沙啞、咳嗽＊	頭髮變得細軟
淋巴結腫大＊	

＊這些症狀可能是嚴重疾病的徵兆，必須經過醫療評估。

運動和適當睡眠對於甲狀腺功能來說非常重要。而簡單地、上下左右伸展拉扯喉結附近的皮膚，就可以馬上讓甲狀腺獲得能量。此外，可以單獨或搭配運用以下所介紹的技巧，都能夠減少甲狀腺的壓力，刺激甲狀腺素分泌。

激勵甲狀腺（時間：約1分鐘）

1. 進行三焦安靜法（第114頁），然後敲打脾臟神經淋巴反射點（第145頁）。
2. 將一手的中指放在喉結上方，另一手中指放在喉結下方，其他手指分開，

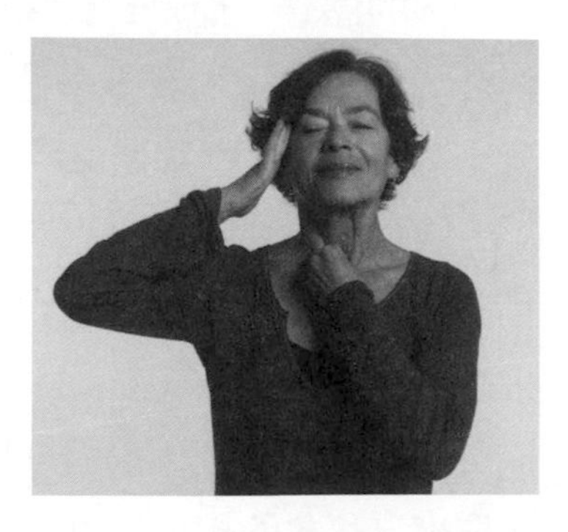

圖6-5　激勵甲狀腺

伸展拉扯頸部皮膚。然後將手指放在喉結兩側，同樣橫向伸展拉扯皮膚。

3. 將一手的大拇指、食指和中指放在喉結下方凹陷處，另一手的指腹置於太陽穴（見圖6-5）。兩處都是三焦神經血管反射點的位置。輕觸4至5次深呼吸的時間，然後換邊重複。

睪固酮

女性分泌的睪固酮約爲男性的七分之一，主要是由卵巢和腎上腺來製造。睪固酮的分泌大約會在更年期之前逐漸減少，大概是二十幾歲時的一半。但是，更年期後，卵巢會持續分泌相同份量的睪固酮，因此和雌激素相較，睪固酮在比例上會比年輕時多得多，因此更年期後的女性會顯得較爲獨立自主。

1980年代早期，幫我進行年度健檢的醫師是個女性主義者，有一天她對我說：「唐娜，妳知道如果妳人不要這麼好，日子可能會好過一點。現在有很多女人服用睪固酮，而且非常喜歡。我覺得睪固酮應該對妳很好，妳會變得昂首闊步，保有自己的空間，而且能夠清楚地對別人說『不』。」她說服了我試試看。正好辦公室裡有些樣品，她給了我最低的劑量，希望我服用後能告訴她感想。睪固酮的確讓我的生活變得不一樣，我整天都很激動，不是那種會讓妳對所愛的人感到又愛又恨的感覺，而是比較像海軍陸戰隊準備攻擊剛剛殲滅了一個無辜村莊的敵軍中隊。我幾乎是用了一次就放棄，而且讓我對隨時會自然分泌這種物質，但卻能保持文明態度的男性有了更多的尊敬。

所以我不會建議採用睪固酮替代療法，妳可以自己評估風險，而且其實除了我試過的那種合成雄性激素外，還有別的類似產品。舉例來說，巴西榥榥木（muira puama），是一種來自巴西的植物，樹皮和樹根可以透過提升睪固酮濃度增加更年期女性的性欲。瑪卡（maca）是一種來自秘魯的植物，根部也有類似功效。達米阿那（damiana）是一種灌木，一樣來自南美，從馬雅人開始就是拿來當春藥使用。雖然這些補充品我沒有實際使用過，不過我可以提供一些能量療法來改善睪固酮不足的狀況。表四列出的是睪固酮失衡的症狀和徵兆。

1980年代早期，我在一間女性庇護所當志工。庇護所裡的女性都是因爲遭受虐待而來到這裡尋求安全與保護。她們身心俱疲、意志消沉，即使並沒有特別喜歡庇護所，也不敢離開此地。我還記得有個小男孩，他看著我幫他媽媽進行療程。媽媽在療程床上放鬆以後就哭了起來，而小男孩大概是以爲我像他爸爸一樣在傷害媽媽，於是他用盡三歲小身體的力氣捶打我的腿。眞是讓人印象深刻。這就是睪固酮的作用！然而，他的媽媽卻是毫無生氣，事實上大多數的女性來到庇護所的時候都是如此。完全沒有戰鬥意志，也沒有保留任何力量。我們每個人都有陰和陽、女性和男性的力量，兩種力量都需要俱備。但這些女性喪失這兩種特質。三焦掌管了戰鬥／脫逃／僵住的應急反應，但她們的三焦已經持續緊張了很長一段時間，所有的力量都花在戰鬥或是逃到庇護所了。因此，現在她們的能量處於僵住模式。我相信她們這一生的睪固酮濃度和相對應的陽性能量一直都很低。但如果要在這個世界生存，並完全脫離她們暴力的伴侶，就需要陽性的能量。因此，我開始鎮定她們的三焦經，並增強相對應的脾經。也許妳會覺得鎮定三焦經可能會帶走能量，但其實剛好相反。我一而再、再而三地鎮定三焦，然後看到對方體內的陰性力量不斷匯聚，獲得能量，接著就是陽性力量的復甦。在這個過程中，睪固酮的分泌會慢慢回到常軌。

除了三焦，另一條與睪固酮分泌相關的經絡是胃經。胃經是陽性或「男性」的力量，在女性體內是以母老虎的型態呈現。在生育年齡的階段，這股能量專注於子女和家庭。更年期後，這股能量就用來建立老嫗的力量。這是女性主宰自我空間的基礎力量。因此，爲了能分泌更多的睪固酮，妳當然希望自己的胃經強壯、穩定、不妥協。運用的方法包括固定進行胃經沖掃（第146頁），然後是甩出去（第80

頁）、拉上拉鍊（第68頁，要帶著步入老嫗力量的自信），以及敲三處（第60頁）。接著連結三焦經與胃經的能量，將大拇指放在太陽穴，其他手指直接放在額頭。這些穴位能夠讓兩條經絡的能量互相連結同調。最後，在身體準備好分泌更多睪固酮之後，運用睪固酮三重按摩來啓動睪固酮分泌。雖然我從來沒有透過實驗室檢驗來評估這些療法，不過我的個案都感覺自己更有力量、人際界線更清楚、腦袋更清晰、情緒很平衡，而且重新燃起了性欲。要自然地增加睪固酮，可以每天做2至3次睪固酮三重按摩：

表四：睪固酮失衡的一些主要症狀與徵兆

睪固酮不足	睪固酮過剩
感覺無力	容易生氣、自大
性欲減低	聲音變低
能量減低	臉部毛髮增多

睪固酮三重按摩（時間：不到1分鐘）

1. 兩手中指放在肚臍，往上移5公分，再往兩側各外移5公分。深呼吸，用力按壓這兩個點約15秒鐘。這個動作是刺激腎上腺點，強化腎上腺，增加睪固酮分泌。
2. 兩手中指放在胯骨頂端內側邊緣的節點上，往中間移動5公分，深呼吸，按壓約15秒鐘（見圖6-6）。這個動作是刺激並強化卵巢，增加睪固酮分泌。
3. 用力按壓位於大腿外側，膝蓋與臀部

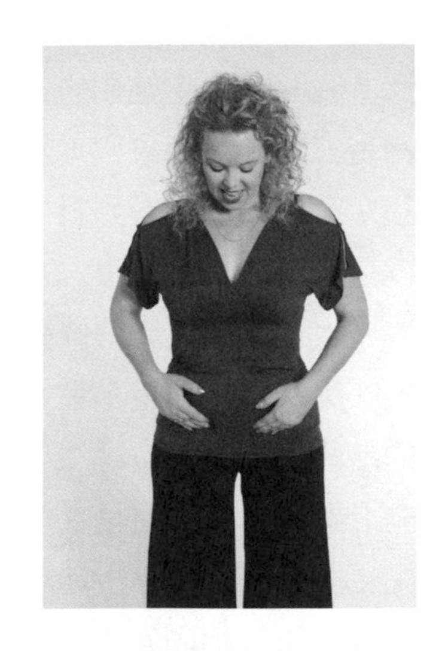

圖6-6　睪固酮三重按摩

的中間點約15秒鐘（雙臂自然下垂，中指按到大腿外側的位置即是）。這是能夠刺激身體陽性力量的膽經點。

骨質疏鬆

有一名女性，只是因爲擤鼻子，肋骨就斷了，最後來找我求助。當時唯一能夠改善骨質疏鬆的治療方法，卻會有非常嚴重的副作用。個案才49歲，她不希望自己的身體再退化下去。但她本身也是個接受良好的西方醫學教育的醫生，不太相信可以反轉現在的身體狀況，在我們諮詢一開始，她就引經據典表明了這個想法。她希望的是如果能夠透過運動把肌肉鍛鍊好，足以支撐全身骨架，並強化身體的能量（她對能量療法所知有限，不過我曾經幫助過她的幾位病人，她也對能量療法保持開放、願意嘗試的態度），應該就能夠稍微減緩「基因注定」的骨質密度流失。我認爲還有更多的可能性，但我決定先進行療程，讓她知道能量療法可以同時降低她的絕望感以及改善身體的不舒適。於是我博得了她的信任，有機會向她解釋能量如何讓骨骼強壯，並能夠確實地改善骨質流失問題。她半信半疑，不過還是願意讓我試試看。骨質密度是由腎經來調節。但簡易的公式療法不足以改善她的狀況。肺腎相生，她的肺經有問題，所以影響到腎經虛弱。我們決定同時調理肺經和腎經。肺主悲，而出乎她意料之外，讓肺經回復最佳流動狀態的關鍵，是平撫一件她以前沒有完全處理好的失敗。經過四、五次的療程，加上她回家後也認眞地自我療癒，我們兩個都曉得她的骨骼是越來越強壯了。在一次骨質密度檢查後，發現她有大幅度的改善，她向我提議進行一項研究計畫，但這也是我沒有時間把握住的許多機會之一。我希望某個讀了本書的人能夠有機會實行這項研究。

骨質疏鬆對女性造成的影響，比中風、糖尿病、乳癌或關節炎都要來得大。這是一個會持續流失礦物質、骨量和骨質密度的重大問題，近幾十年來已經增加了六倍之多，而且還流傳了許多錯誤的資訊。舉例來說，雌激素到了更年期會減少，一直被認為是骨質疏鬆的罪魁禍首，但其實比起黃體素，雌激素在對抗骨質疏鬆所扮演的角色並沒有那麼重要。

骨骼原本就是不斷地瓦解又重生，有兩種細胞負責製造出不斷更新的奇蹟。第一種叫做蝕骨細胞，由雌激素調節，會帶走老舊磨損的骨骼。第二種叫做骨母細胞，由黃體素調節。兩種細胞在同一個接點製造出新的骨骼。因此，維持適當的黃體素濃度對於骨骼強壯來說非常重要。

在老化的過程中，蝕骨細胞的作用越來越強大，骨量因此流失。但七、八十歲的女性還是有辦法緩和骨質流失，強化骨骼，甚至製造出新的骨骼細胞。不過，早在四、五十歲的時候，就可以採取一些步驟阻止骨骼中的礦物質流失，尤其是鈣與鎂。但是想攝取這些礦物質其實有些微妙之處要稍加留意。

以預防骨質疏鬆聞名的鈣片，會影響到鎂和鋅的代謝，因此綜合起來並無法增強骨骼，而是會造成傷害。鈣還是從飲食中攝取為佳，但即使如此，若是身體沒有足夠的鎂、鹽酸和各種維他命，也無法適當吸收。而鎂其實在預防骨質疏鬆方面，和鈣一樣重要。同時，許多處方藥，還有像是制酸劑之類的成藥，會干擾鈣的吸收。有些植物，例如蕁麻，則含有天然的鈣成分，是極佳的鈣質補充物。如果妳要服用鈣片，還是以多種礦物質的劑型較容易吸收，而且最好是鎂多於鈣。

還有另一項無法改變骨質疏鬆的重要因素，是來自於骨骼會吸收環境中有毒的鉛。鉛會取代鈣，造成骨質流失。除此之外，更年期及更年期後（另外要非常注意的是懷孕和哺乳期間），骨骼中的鉛會釋放到血液中，該毒性會造成高血壓、腎臟疾病、失智症、心臟疾病和神經傷害。因為當鈣從骨骼中釋放時，鉛會溶到血液中，要讓鉛不進到血液的方法就是確保自己體內存有適量的鈣。如果身體不會從骨骼中抽出鈣，也就不會釋放鉛到血液裡。同時，有幾種補充物已證實具有排除鉛毒的功效。NAC（N- 乙醯基半胱氨酸）能夠讓尿液排出包含鉛在內的重金屬。SAM-e（S- 腺苷基甲硫氨酸）可以減少鉛毒，將鉛結合膽汁排出。瀉鹽（硫酸鎂）也可以減少鉛毒。其他能夠增強骨骼強度的營養素，還包括維他命 K、軟骨素、MSM 和維他命 D（尤其是 D3）。維他命 D 大多是由日照自然提供，但現今以室內活動居多的生活型態，讓許多人都缺乏維他命 D。使用防曬乳也會讓我們錯失獲得維他命 D 的機會。當然不要讓自己曬傷，可是適當的日照是必要的。

然而，骨質疏鬆的問題特別容易讓人誤以爲解決方法非常簡單。其實，均衡的飲食、固定的重量訓練，以及維持健康的雌激素 / 黃體素平衡，才是骨骼再生與預防疏鬆的鐵三角。能量運動可以強化這個鐵三角的基礎。就像磁鐵和電磁療法可以加速斷骨的復原，本書中的精微能量療法也可以幫助維持骨骼強度與密度。

有個簡單又有效的運動可以啓動能量並預防骨質疏鬆，那就是肩膀抬舉。這個動作能夠潤滑肩膀，釋放淋巴，讓上背部強健筆直，甚至可以預防駝背。最有價值的地方不只是生理上的功效，還有助於在肩膀和上背部之間建立一個更有意識的正面關係。將肩膀聳起，靠近耳朵，然後緩慢地往後繞一圈再往上，重複幾次，記得深呼吸。接著，換成往前繞，可以兩肩同時做，也可以一次一邊。

預防骨質疏鬆的等長收縮運動

等長收縮運動是一種力量訓練，已被證實對於預防和修正骨質疏鬆非常有效。骨質密度流失是太空人需要面對的問題，因爲他們要長期處於活動範圍狹窄的狀態。每天只要進行十分鐘的等長收縮運動，就可以改善骨質流失。等長收縮運動是一種肌肉的靜態收縮，外表看不出任何動作，對能量也很有好處。請教練指導或是看書自學，就可以改善或預防骨質流失，相當方便。以下是我非常喜歡的兩個等長收縮運動：

軀體伸展（時間：約20秒鐘）

1. 坐在自己的手上，手掌朝上，挺胸，手臂用力打直。
2. 維持這個姿勢做幾次深呼吸。

妳會感覺到背部、頸部和手臂都在伸展。

骨骼救星（時間：不到2分鐘，也是很好的小腹訓練）

1. 手臂置於身體前方，深呼吸，摒氣，兩手掌跟用力互壓（見圖6-7a）。
2. 同時用力往脊椎的方向縮肚子，臀部收緊，骨盆向前向上推。
3. 如果忍不住想吐氣，可以保持前面的姿勢，然後用鼻子快速吸氣3次。
4. 如同用吸管吹氣那樣，慢慢吐氣（肚子會自然縮緊）。

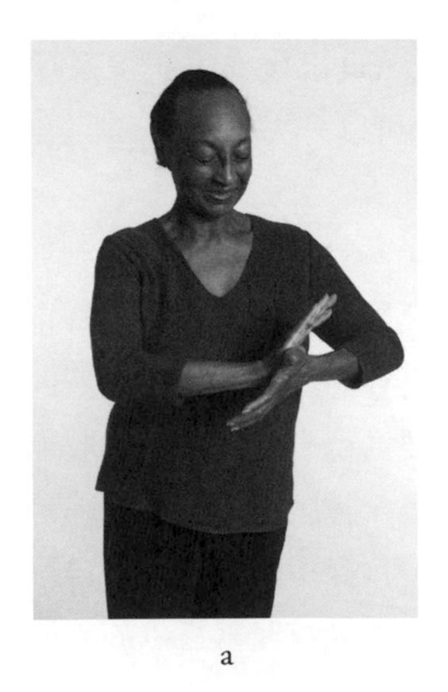

a

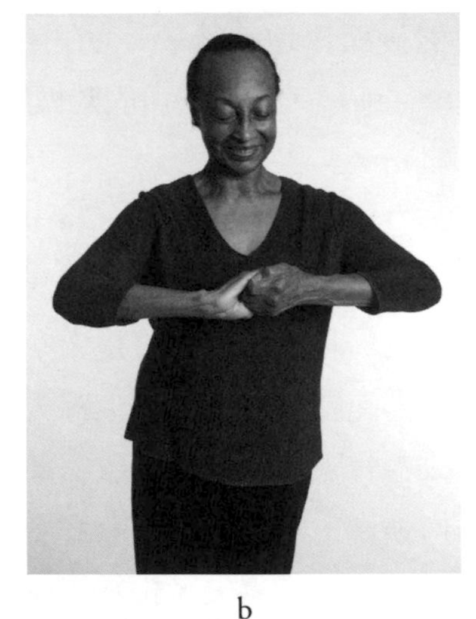

b

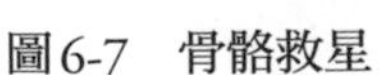

圖6-7　骨骼救星

5. 如果覺得氣差不多吐乾淨了，用嘴巴快速吐氣3次。
6. 做完一次後先放鬆。然後重複多做幾次。
7. 從頭再做一次，但這次是兩手手指彎曲互勾，用力往外拉，讓手指、手臂和肩膀都產生等長收縮的壓力（見圖6-7b）。

依我的經驗，針對骨骼脆弱易折的狀況，可以每天自己鎖定並強化腎經2至3次，兩、三週後便可以很快感覺到骨頭開始重新健壯起來。我父親罹患骨癌的時候，醫生說他的第五節腰椎（L-5，脊椎在腰部的那一節）像是「只有一根線吊著」。因此，他必須穿著一種很不舒服的裝置來讓腰椎保持穩定，不然即使是擤個鼻子，醫生說骨頭也可能因此折斷，然後癱瘓一輩子。某次我陪伴他的時候，剛好他在試穿那套裝置。因爲父親對女兒的魔法力量沒來由的信任，他說：「唐娜，妳可以幫我弄好！」我其實感覺不到自己有辦法，不過依舊運用了我所知道的所有方法。每天我會測試他的經絡好幾次，以便尋找出模式，所以發現父親的腎經一直都處在很虛弱的狀態。

我父親最初被診斷罹患了前列腺癌。前列腺是由腎經掌管，而腎經同樣也掌管骨骼強度與構造。這裡我要離題一下，因爲有過這樣的經驗，所以我堅持請大家不要因爲醫療權威的影響而否定自己的判斷。我父親的 PSA 指數有點提高，主治醫師沒有特別在意。但父親熱愛生命，所以找了一位腫瘤科醫師尋求第二意見。這位腫瘤科醫師堅持要開刀，所以兩位醫師的意見明顯地互相衝突。結果恐懼獲勝，父親開了刀，之後沒多久就診斷出骨癌。在回顧整個病程後，父親的第一位主治醫師很生氣，他建議我們去控告那名腫瘤科醫師。他說就是因爲動了手術，使得癌細胞「跑到」血液裡，擴散到骨頭。他在父親過世後告訴我們，那次失敗的手術等於是「死刑宣告」。

的確是。不過我們當時並不知道，父親還請我舒緩他的背部。因爲腎經掌管了前列腺和骨骼強度，而且他的腎經一直都很虛弱，當然就是我治療的重點。每天三次，我會鎖定然後增強他的腎經。效果很不錯，因爲每一次的小療程後，他都會說疼痛減輕了。三週內，他的下背部已經不會痛了。他說服醫師再做一次下背部的X光攝影。L-5現在居然完全正常，整個長回來了。這應該是不可能的事！醫療團隊非常慌亂，甚至懷疑是否一開始就誤拿其他病人的X光片。我父親罹患的這種癌症，狀況本來只會越來越惡化，不過那個很不舒服的背架倒是因此永遠塵封。

如果妳有骨質疏鬆而且很擔心自己的狀況，那麼當然會希望維持腎經的強壯。妳可以找能量療法治療師（www.innersource.net/links/links_practitioners.htm）或是好的針灸師幫妳評估。這裡需要的測試比附錄裡介紹的要複雜許多。如果妳的腎經測出來的結果是弱，可以透過鎖定的技巧（第154頁）來放鬆腎臟，讓腎臟能夠比較輕鬆地排出毒物。然後敲打腎經增強點（第235頁），注入更多能量幫助建造新的骨骼細胞。只要每天至少兩次，一個月後再去檢查骨質密度，應該就可以看到改善。即使經絡沒什麼問題，鎖定和增強腎經也不會有壞處，事實上這跟鍛鍊肌肉一樣，對身體很有幫助。

僵硬與關節痛

骨質疏鬆初期的階段是種「沉默」的疾病，關節痛則不是。這是個叫囂得很大聲的疾病。許多更年期後的女性都患有關節痛、僵硬，或是背部、膝蓋、肩膀、臀部和頸部疼痛，不管是突發或慢性都有。雖然幾十年來，我們的關節一直受到拉扯磨損、甚至傷害，但只要保持關節潤滑，其實可以改善及預防這種疼痛僵硬。

發炎是關節問題的首要罪人。發炎是由於刺激、傷害或外來物質侵入身體，例如細菌或病毒，使得身體送出化學物質和白血球到感染的區域，以保護自己的正常完整。但是生活中無法解除的壓力、不適當或是過量的運動，還有不均衡的飲食，會讓發炎變成一種假警報，在不需要的時候出現，變得有害。皮質醇過高算是一種文明病，因爲許多人都承受了現代生活的壓力，而過高的皮質醇會破壞骨骼組織，傷害骨骼再生的功能。雖然許多複雜的疾病都會出現發炎現象，從關節炎、糖尿病到癌症都有，不過若是說到以皮質醇調理關節處精密的活動，倒是很有直接的效果。

要讓關節保持潤滑，非常簡單而基礎的方法就是確保飲食中含有足夠的必須脂肪酸。不要看到「脂肪」兩個字就避之唯恐不及。妳需要脂肪，而且這是身體無法製造的物質。妳必須從飲食當中獲取。不過，除非妳住在漁村，否則在沒有意識去特別留意的情況下，大概無法獲得足量的必須脂肪酸。幸好，現在有兩種必須脂肪酸，omega-3和omega-6，都可以迅速取得。自然的來源包括魚類和貝類、亞麻籽和亞麻籽油、大麻籽油、大豆油、芥花油、月見草油、奇亞籽、南瓜籽、葵花子、葉菜類、酪梨和胡桃。攝取適當的必須脂肪酸，對於健康來說好處多多，從預防發炎，到促進心血管健康都可以。亞麻籽和亞麻籽油是極佳的必須脂肪酸來源，對於健康也還有許多好處，例如預防癌症、改善乾眼症，並讓身體組織保持濕潤。妳可以把亞麻籽油混合胡椒和大蒜，就是美味的沙拉醬，或是自行調整配方。我會加入檸檬和羅勒葉（可以在身體老化後還是維持鹼性）。但妳也可以服用膠囊，配合能量測試來決定劑量。

另一種保持關節強壯與健康的直接方法，是讓能量能自由地流經關節。有幾種伸展運動和能量技巧很有幫助。例如連結天地（第52頁）的效果極佳。另外三種還包括：

關節畫圓按摩（時間：約30秒鐘）

以逆時針方向，用掌跟或手指在關節疼痛的地方畫圓按摩。

在疼痛處貼上磁鐵（時間：10至20分鐘）

將磁力不要太強的扁平磁鐵（Radio Shack公司生產的那種圓形、中間有洞的磁鐵就不錯）的北極，貼在骨骼或關節疼痛的皮膚上約10分鐘。妳可以用指北針來找出北極，磁鐵會吸引指北針指針的那一面要朝向皮膚。如果10分鐘內沒有任何明顯變化，就把磁鐵拿掉。如果感覺有改善，只要妳感覺它仍有作用時，就可以一直貼在身上。但不要貼著過夜，也不要把南極面貼在發炎的關節上，以及不要把磁鐵任何一面放在血管上。

手腕扭轉（時間：不到1分鐘）

伸展會創造淋巴及潤滑黏液流過關節的空間。當受困的能量被釋放，就可以變成正面的療癒能量。固定做瑜伽和其他伸展運動對身體很好，而手腕扭轉則特別適合手部、肩膀和手臂的僵硬狀態，妳可以在有這些症狀時進行這個運動。

1. 手臂自然下垂，往兩邊抬起約30度。
2. 手掌打開，手指伸直，手掌朝內扭轉，直到感覺前臂和肩膀的伸展（見圖6-8）。維持伸展狀態約10至15秒鐘。
3. 放鬆，重複幾次。

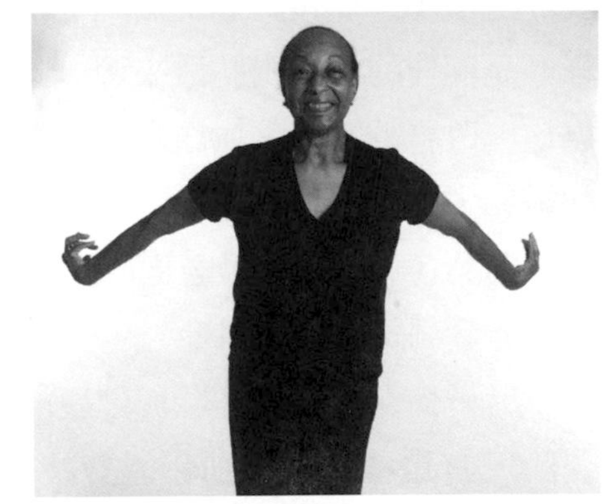

圖6-8　手腕扭轉

其他與更年期相關的症狀

接下來要介紹有助於其他更年期或更年期後症狀的能量介入技巧。因爲每位女性即使症狀相同，造成原因也可能完全不一樣，因此不能完全信賴有所謂症狀與療法的制式解決清單。不過我可以介紹一下，我的個案通常會覺得以下狀況用哪些方法最有幫助。如果這裡列出的問題是妳想解決的，那麼可以試試對應的幾種療法或搭配看看，找出對妳最有效的方法。

熱潮紅

除了下面介紹的能量技巧和更年期模組外，有幾種植物療方據說可以改善熱潮紅。對我的個案最有效的植物包括了亞麻籽和亞麻籽油、月見草油，另外對某些女性來說，黑種草也有效。我的很多個案在使用能量運動並只搭配亞麻籽油的情況下，停掉荷爾蒙替代療法後，症狀並未回籠。如果亞麻籽和更年期模組還不夠，那麼另外還有幾種適用於熱潮紅的能量技巧：

「冷卻」穴位

熱潮紅發生時，將兩手中指按壓在肚臍以下約5公分之處（這是任脈與腎經的交會處）。深呼吸一次，輕觸這個點的時候自然呼吸。這會重新分配妳的能量，降低熱潮紅時所上升的體溫。

三焦安靜法

因爲三焦負責管理體溫、壓力和免疫反應，用三焦安靜法之類的技巧鎮定，通常都能獲得立即的緩解（第114頁）。

黑武士呼吸

另一個能夠迅速鎮定三焦、緩解熱潮紅的技巧是黑武士呼吸（第160頁）。

探測火元素

第四種方法不只能夠提供緩解，也能預防熱潮紅的發生。我發現每天都做這個療法的女性，熱潮紅會變得比較不嚴重，有些人甚至完全復原。這個技巧對於維護甲狀腺健康也很有助益。

1. 雙手交叉，將兩手中指放在俞府穴（第60頁），用相同的力量按摩兩個俞府穴。
2. 右手移開，左手中指移到鎖骨交接處上方。
3. 頭往左轉到底（見圖6-9），一邊吐氣、一邊將左手中指沿著鎖骨上方往外推。
4. 用右手在左側鎖骨重複這個動作。

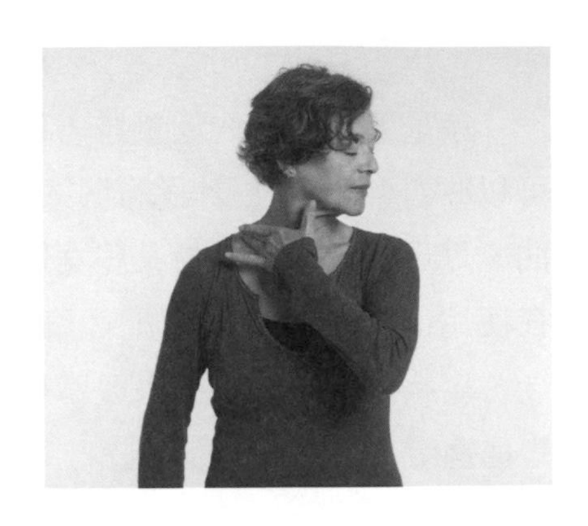

圖6-9　探測火元素

沮喪憂鬱

常因沮喪憂懼而苦的人，對於更年期感受到的死氣沉沉至少不算陌生。但如果妳不常憂鬱，而是像我這樣傾向歇斯底里的話，就是個全新而驚悚的體驗。我不知道該怎麼處理這種陌生的空虛感，缺乏感覺、動機或關心的異樣感。雖然我一直很有同情心，但在我自己有過陷入沮喪的經驗後，對憂鬱的人就更有體會。沮喪憂鬱不是只處於心智之中，身體的每個細胞、每個器官，所有的身體功能都相對變得遲鈍懶散。反應和思考都變慢了。在比例上，雌激素比黃體素少太多，就會引發沮喪憂鬱。因此，能量日常運動搭配更年期模組，再加上之前介紹能讓雌激素和黃體素獲得平衡的其他步驟，應該可以排除更年期的憂鬱。接下來的方法更能對症下藥。在沮喪的時候，其實很難集中能量去反轉沮喪的情緒，而且根本就缺乏動機。所以要注意，很可能妳會完全不想做這些運動，但在進行療法的過程中，就會慢慢感受到事情開始改變。

延展、延展、延展（時間：約3分鐘）

如果覺得沮喪，那麼能量就不會流動。透過簡單地延展臉部、頭皮和頸部的皮膚，就可以馬上啓動身體的能量。在整個過程中，會刺激胃經、小腸經、大腸經、膀胱經、膽經、三焦經、任脈和督脈的末端點。在所有的伸展過程中記得不斷深呼吸。

1. 從打開頂輪（第65頁）開始，然後做頭皮按摩。
2. 繼續延展臉上的每個部份。
3. 手指按壓顴骨，然後往耳部的開口拉過去，延展皮膚。
4. 兩手中指放在上唇上方，按下去，向外延展唇部上緣皮膚。
5. 重複4的動作，這次從下唇下緣開始。
6. 將手指放在下頜骨，沿著下顎的邊線按壓。
7. 拉耳朵，從耳垂開始，每隔約1公分拉一次，直到延展完整個耳朵外緣。
8. 頭往後仰，用各種方式延展頸部皮膚。
9. 一手的手指放在另一側的肩膀，按下去，往前拉。換邊重複。
10. 嘗試延展任何可能覺得舒服的皮膚區塊，或是做類似瑜伽的動作來伸展肌肉和關節。
11. 額外的能量促進法：輕快地用幾隻手指敲打臉部和頭部所有的骨頭。

同手同腳運動（時間：3至5分鐘）

只要妳感到沮喪，妳的能量就是以同側模式在流動著。說完了！

用妳知道的所有方法讓能量回到交叉流動（第72頁），尤其是進行韻律8。同手同腳運動也是可以採用的強效方法之一，雖然可能需要每天進行2至3次，持續一段時間後，才能改變能量模式，並且讓新模式固定，接下來其他對付沮喪的方法才會比較有效。讓能量回到交叉模式，也可幫助妳改善因為同側模式能量造成的荷爾蒙混亂情況。

柔和手印（時間：3分鐘）

結合主要神經血管點和瑜伽手印的技巧，也可以刺激血流來到頭部，讓互相衝突的身體能量鎮定調和，緩解因而產生的沮喪。血液流動也會帶動能量流動，而流動的能量正好與沮喪對立。所以，再做一次打開頂輪（第65頁），接著揉捏整個頭部，輕快地按摩。然後將兩手大拇指放在食指的指甲上圈起來（見圖6-10a）。保持這個姿勢，或說手印，將中指和無名指輕輕放在額頭，眼睛的正上方，和眉毛與髮際保持等距離。將圈起來的大拇指和食指輕輕放在太陽穴，中指和無名指將額頭皮膚輕輕往外拉，然後開始鳴唱。輕觸這些點約2至3分鐘，並持續鳴唱（見圖6-10b）。記得配合深呼吸。

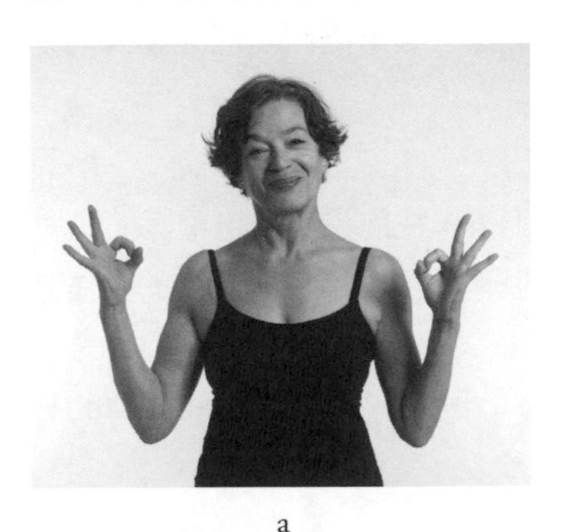

a

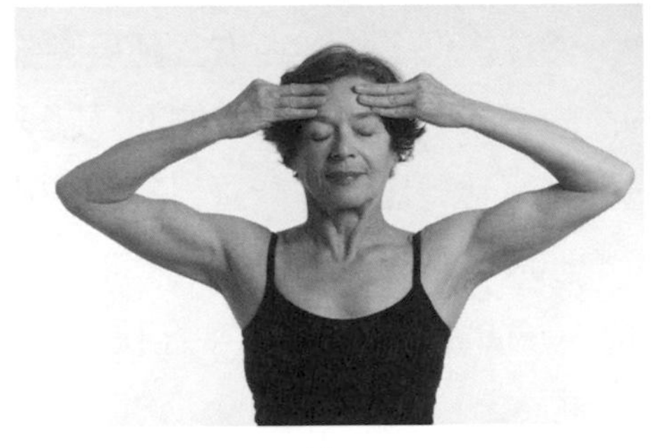

b

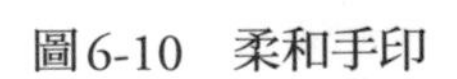

圖6-10　柔和手印

心與子宮連結（時間：3分鐘）

妳可以站著、坐著或躺下，一手放在心輪（胸部中央），另一手放在子宮輪（肚臍和恥骨中間，見圖6-11）。維持這個姿勢並深呼吸，約3分鐘後，妳就會注意到兩個脈輪間的能量開始連結。有人告訴我，她們覺得這兩個地方間的能量流動，讓她們在對抗沮喪的過程中感到一種活力。

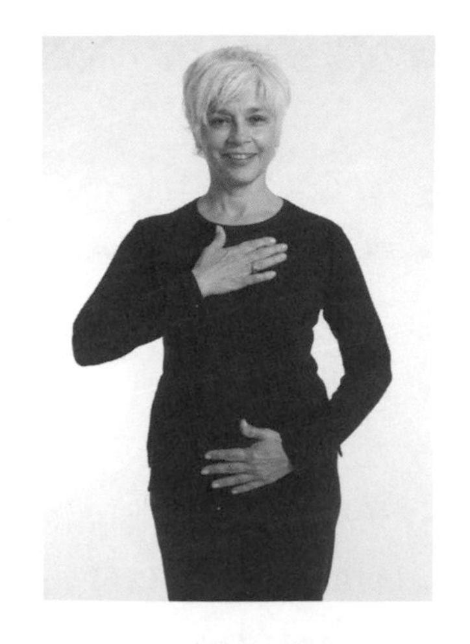

圖6-11　心與子宮連結

心智敏銳度

能夠緩解沮喪的技巧也能夠幫助逐漸喪失的心智敏銳度，這是更年期女性有時會發生的狀況。我之前介紹的能量日常運動、更年期模組和伸展、交叉運動，以及神經血管技巧，都有助於維持心智敏銳度。銀杏被證實擁有增強腦力的成分。早期的研究有正反兩面的結果，但最近的研究放在高劑量銀杏上，顯示的確對某些心智功能有實質的改善，其中包括扭轉失智症的一些症狀。我的許多個案表示，銀杏對於記憶力和清晰思考有所幫助。銀杏已知的生物效果包括，改善大部分組織和器官的血液流動，保護細胞不受自由基傷害，阻絕各種心血管、腎臟、呼吸道和中央神經系統失調而造成的血栓影響。不過，銀杏不適合某些患有血液循環疾病的人使用。總之，以上介紹過的方法，搭配一些銀杏之類的腦力增強補充品，可以讓妳的心智保持敏銳與活力。

肥嘟嘟的肚子和日益加粗的腰圍，喔！天啊！

本節的重點是氧氣。第七章所有有關體重管理的討論，可以先從增加身體的含氧量開始。以下是一些相關知識：

- 氧可以分解脂肪分子，轉化成二氧化碳（CO_2）和水（H_2O）。
- 身體持續在處理毒素，以維持健康狀態，並將至少三分之二身體處理好的毒素，利用呼吸排出。
- 如果氧氣不足，腸道絨毛有效吸收營養與消化食物的能力會往下掉72% 之多。
- 如果只用肺的上半部來呼吸，新陳代謝會變慢，引發其他問題。
- 如果吸進較多氧氣，新陳代謝率可以馬上增加30%。
- 深呼吸可以讓吸進的氧氣燃燒三倍的脂肪，同時腸道的能力可以增加70%，將毒素轉換成氣體之後排出。

研究顯示，一天三次、每次五分鐘的呼吸練習，可以在實質上增加新陳代謝率，也能夠改善肌力、調節身體與情緒。更年期模組的橫膈膜呼吸（第229頁）是一個30秒的日常呼吸運動，可以提醒身體正確的呼吸方式，請搭配接下來的等長收縮運動來做。這個動作我稱爲新陳代謝呼吸，或更年期腹部雕塑運動。基本原則是以下面說明的方式深呼吸，同時有特定幾塊肌肉要配合用力。

新陳代謝呼吸

（時間：約1分鐘，感謝健身教練葛莉兒．查德斯［Greer Childers］的啓發）

1. 彎腰，雙手撐在膝蓋上。
2. 用鼻子快速吸氣，並拱起背來，肚子往脊椎的方向用力縮緊。
3. 用嘴巴用力吐氣（見圖6-12a）。
4. 氣吐光後，用力縮肚子，憋氣到忍不住想吸氣的時候（圖6-12b）。
5. 放鬆，肺部會自動充滿空氣。

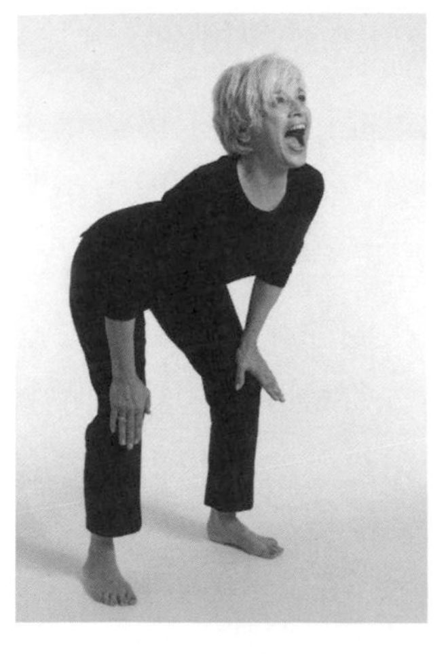

a

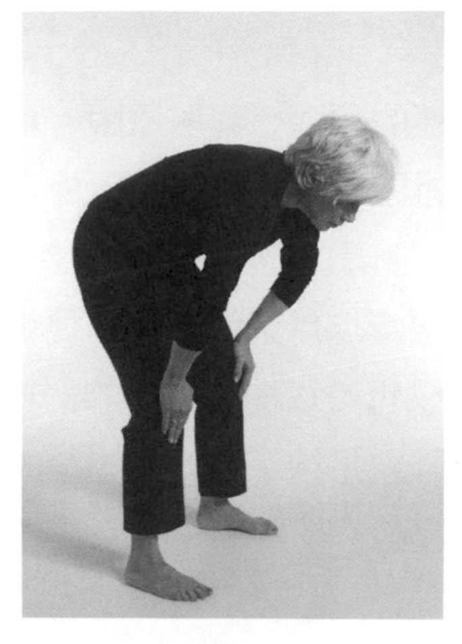

b

圖6-12　新陳代謝呼吸

陰道乾澀

如果妳有陰道乾澀的問題，我的很多個案在增加每天必需脂肪酸的攝取後，有明顯的改善。再強調一次，來源包括魚油、亞麻籽和亞麻籽油、大麻籽油、大豆油、芥花油、月見草油、奇亞籽、南瓜籽、葵花子、葉菜類、胡桃和酪梨。酪梨一直都名列好油名單中，根據我自身經驗也是非常推薦。有一陣子我搬到一個盛產酪梨的地區，我發現才幾個月的時間，我的皮膚和粗裂的腳跟明顯變得比較柔軟潤澤且豐盈，其實這個地方天氣還比較乾燥呢。我想不透爲什麼多年來的粗糙雙腳就這樣修復了，最後想到唯一眞正的改變，是我吃了很多的酪梨，多半是墨西哥酪梨醬（還是我拿來搭配酪梨醬的瑪格麗特調酒呢？）更年期模組同樣能夠幫助我們保持皮膚的潤澤，預防陰道乾澀。有時候妳會需要多一點與腎經相關的能量運動，可以透過鎖定腎經（見第154頁），然後敲打腎經增強點（見第235頁）來維持腎經的平衡。

頭痛

更年期的頭痛有許多原因。可能是能量不足；可能是生活充滿壓力；可能是睡眠受到干擾；可能荷爾蒙失調。我發現山藥對我幫助很大，因爲我和許多女性一樣黃體素過低。對其他女性來說，生物同質性的雌激素可以幫助身體回復平衡。而能夠釋放顱內阻塞能量的運動，有時候也可以提供立即的舒緩。先從輕快地打開頂輪（第65頁）開始，也許就足夠了。如果不行的話，接下來可以做鐘擺式甩頭法這個很棒的運動。

鐘擺式甩頭法（時間：約2分鐘）

1. 深吸一口氣。
2. 吐氣，頭垂到胸前，放鬆肩膀。
3. 吸氣，讓右耳帶著頭來到右肩，感覺一下頸部左側的伸展（圖6-13）。維持這個姿勢，進行2至3次深呼吸。
4. 慢慢吐氣，讓頭部完成畫圓的動作，左耳帶著頭來到左肩，感受到頸部右側的伸展，進行2至3次深呼吸。
5. 回到中心，頭垂到胸前。
6. 至少再重複2次。

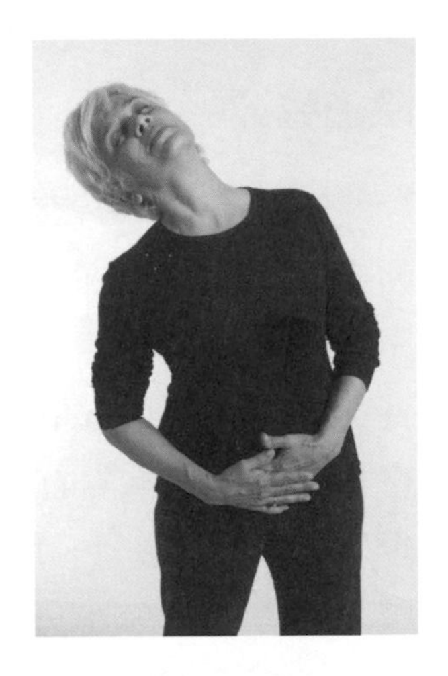

圖6-13　鐘擺式甩頭法

失眠

失眠可能有很多原因，生理也好，心理也好，但鎮定過分活躍或混亂而造成失眠的能量，通常會作用在較爲深層的部分，並帶來一夜好眠。也許妳需要實驗各式各樣的方法，才能找出最適合妳的。除了能量療法外，睡眠實驗室（www.sleepcenters.org）也研究了失眠，並開發出好幾種創新的技巧，妳也許會想了解嘗試。這些方法在很多暢銷書或是各種網站都有介紹。更年期女性失眠最常見的原因是鎂離子濃度過低。妳可以用能量測試檢驗鎂離子膠囊，看看妳需要不需要補充，需要的話就在睡前服用。

現在我要向妳介紹我的網站上關於能量療法問答的部分（打開www.innersource.net網站，在搜尋引擎鍵入「失眠」）。有一、兩種技巧的說明應該會對妳很有幫助。有些幫助失眠的技巧其實是泛用的方法，妳也已經學過了。包括排毒（第159頁）、打開頂輪（第65頁）、三焦安靜法（第114頁）、連結天地（第52頁）和連結（第69頁）。因爲荷爾蒙失衡可能會造成更年期的失眠，所以在上床睡覺前稍微進行一下能量日常運動和更年期模組，應該也可以讓妳得到一夜好眠。

對我們的文化來說，度過更年期可說是撼動靈魂的經驗。不過這也是一趟神祕的旅程，能夠與生命締結更深的緣分，引領妳進入老嫗的智慧與奧祕，進而對整個大家族、大社會產生影響。因此，就跟明白到荒野旅行要穿登山靴、騎越野車，而不能只穿涼鞋、撐陽傘一樣，努力去了解召喚妳的能量，是支持妳走過這趟旅程相當重要的任務。

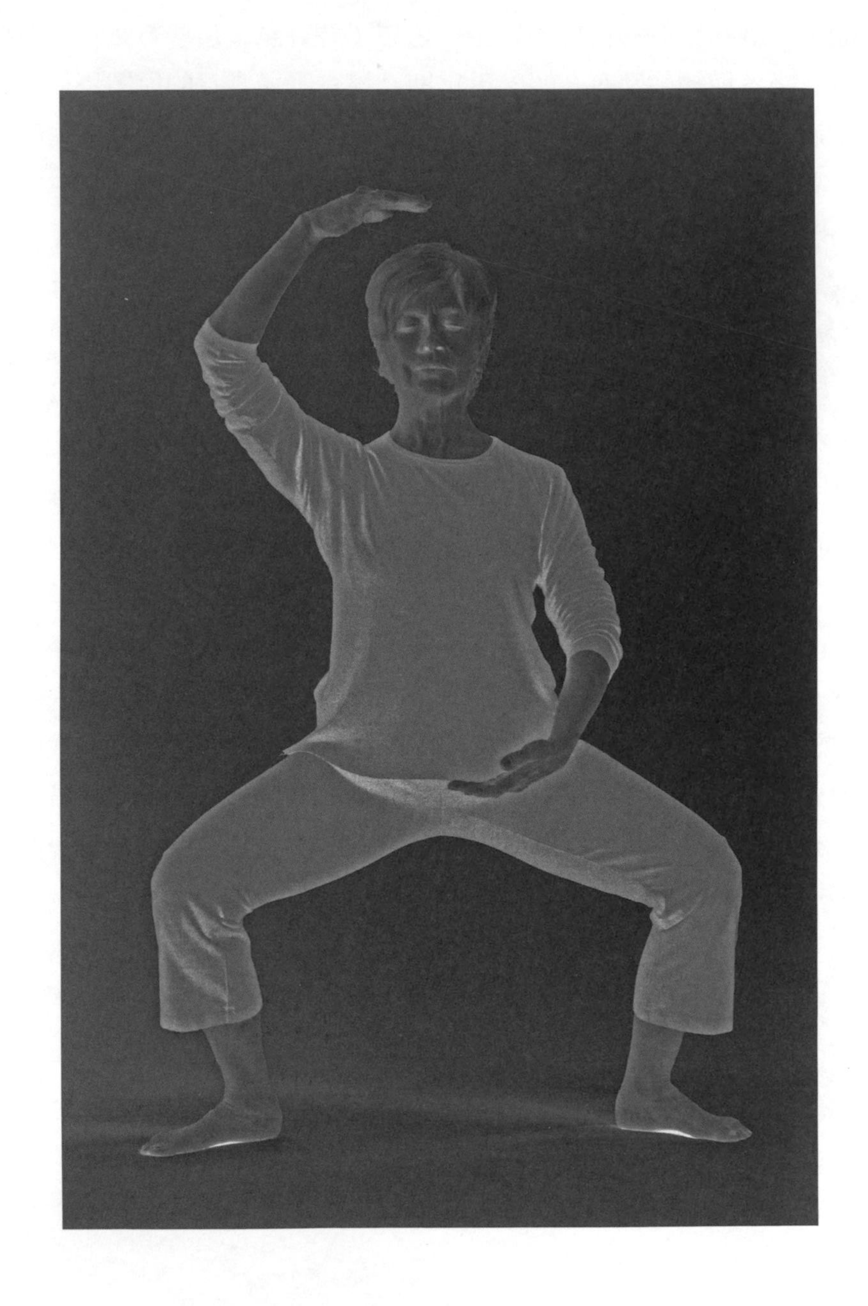

7
體重管理技巧

50%的(美國女性)每年會減肥兩次以上,但都不太能夠達到她們想要的體重,或者達到了也無法長期維持。

——慧儷輕體減重公司(Weight Watcher)

每一天都有各種媒體用紙片人的女性形象在羞辱攻擊我們。這樣的形象凝聚在我們的靈魂中,形成一個無法達到卻又充滿壓迫的理想,對我們的健康、幸福和自尊都造成極大傷害。在使用能量療法來處理我自己的體重問題之前,我的生活也是充滿了這類熟悉的自我批評、自我否定、減重/復胖/減重的循環,以及因爲社會文化的瘋狂觀念而被逼到牆角的歇斯底里。就和許多女性一樣,我也被纖瘦苗條的理想形象所宰制。

但除了那些體重達標準卻還是覺得自己胖的人以外,的確有超過一億五千萬的美國人超過了身體所能負荷的體重,而且至少有六千萬人已經成爲病態肥胖。這些可怕的數字近幾十年來更是變本加厲。我們該如何處理這種肥胖疾病,但又不要過於極端去認同也是很有問題的紙片人形象呢?

過度肥胖除了重挫我們的虛榮心外,也會造成許多原本可以避免的健康問題,例如糖尿病、心臟病、中風、肝衰竭等等。一億五千多萬過重的人之中，大部分都曾經試過各種減肥方法，但卻遭遇到許多矛盾狀況。舉例來說，身體要多一點脂肪才有安全感，因爲擔心如果發生饑荒，多餘的脂肪就像是緊急帳戶裡的現金一樣，發揮保命的功能。事實上，如果妳讓自己陷入極爲飢餓的狀況，血糖和新陳代謝會直線往下掉，反而啓動了遠古的身體機制，不管吃下什麼都會變成脂肪儲存起來。甚至睡眠也會影響體重。如果睡眠不足，身體會傾向於多儲存一點重量。所以讓自己有足夠的睡眠，不只可以獲得充分的休息，回復警覺心和專注力，也可以當成是減肥的手段之一！

成千上百本的減肥書在市面上來來去去！很明顯的，減肥對我們大部分人來說不是完全的答案。事實上，減肥通常會造成反效果，因爲身體製造肥胖細胞並保護原有脂肪的機制被啓動了。減肥就是在告訴身體，我們的祖先最害怕的饑荒開始了。把所有的營養通通拿去變成脂肪儲存起來！現在就去！

各式各樣的減肥書籍擺滿了書櫃，也反映出我們每個人在生化方面的獨特性。同樣的食物組合可能讓一名女性減輕體重，卻讓另一名女性胖了屁股。某些人的確適用「攝取的卡路里減去燃燒的卡路里等於儲存的卡路里」這個公式，但其他許多人在體重增減上複雜的基因和生化特質卻被漠視了。瘦的人通常認爲吃太多是過重的唯一理由，所以可以結束討論了，因爲其他都是謊話跟藉口。而比較胖的人，發現自己吃得遠比那些愛批評的瘦子少，所以不相信這是正確的科學答案。其實，實情就是很大一部分的胖子比那些瘦的人吃得少又動得多。是的，一點也不公平！任何體重管理的計畫都只適用於少數人。即使是宣稱能夠客製化的療程，還是會出現多半不太正確的一般通則。妳實在太特別了，因此這類的通則並不值得信賴。

就我的經驗，能量療法對於體重控制有著極大的效果。好幾個能量系統都與新陳代謝、肌肉細胞的製造，以及儲存或燃燒脂肪細胞相關。因爲這些能量系統告訴身體該進行怎樣的化學作用，所以妳可以運用這些能量來控制體重。要控制冰箱的溫度，去調節溫控鈕要比倒進冰塊有效得多，而運用能量來控制體重，就像是把手放在溫控鈕上一樣。

有一次我帶領了16個人的體重控制與能量療法工作坊。這班學員裡有6名女性是附近的醫生介紹來的，因爲她們的體重已經對健康造成極大的危險。每一位都超過150公斤。因爲我還在實驗如何使用能量療法來控制體重，所以我願意免費幫她們進行療程，但是有一個條件，那就是她們不可以節食（我在地方上可是以很堅持聞名）。我們的療程進行了約16個月，每週兩次。這6名女性的醫生都告訴我，她們分別各瘦了超過50公斤，而且體重還在持續下降中。

我也希望可以把體重管理的有效方法簡單寫成一本書。但是我發現，很少有問題會有比體重控制更需要個別客製化的療程及更嚴格的監控。成功的治療必須要全盤了解這位女性個人身體的生化作用、能量、自我形象、內在衝突和體重的歷史曲線。通常我們很容易會低估生理壓力對身體儲存脂肪的影響。如果妳的方法沒有把體重控制的能量層面包含進去，那麼意志力也無法產生太大的作用。此外，我們必須隨時檢討各種方法的效率，因爲這週有效的方法，可能下週就必須換一種，因爲身體的能量不斷在改變。也許有一天我會試著把所有的方法匯集成一本書，不過，這恐怕不會是一本簡單的書。而在本章中，我所提供的是適合相對合理人數的有效方法。

我想，與其大費周章介紹一整個系統的療程，假裝可以適用於每位讀者獨特的生化作用，還不如在這裡簡單地分成三大類的「體重管理技巧」：（一）在身體尖叫著「我要吃！」的時候做出健康選擇的技巧；（二）重新組織心智並建立健康飲食習慣的技巧；（三）重新組織身體以維持健康體重的技巧。我們一開始就告訴大家，使用能量療法想要有效管理體重，其實是非常複雜而且因人而異。但妳可以試試看以下的技巧，找出對妳眞正有效的方法。舉例來說，如果脾經流動的能量很低，就很難正常代謝攝取的食物，並有效燃燒卡路里。因此，可以運用一些能夠促進脾經能量健康流動的「技巧」。只要在進食前後各敲打脾臟點（圖2-5，第61頁）大約10秒鐘，就能增進代謝能力。眞的非常酷！妳可以把每種技巧都當成實驗做做看，找出對自己有用的方法。我期盼這些技巧對妳來說能夠實用又有效。

當身體尖叫著：「我要吃！」

想把好吃的東西放進口中的欲望，幾乎就和生物必要的呼吸一樣基本而重要。妳的身體就是被設計成在需要某種食物的時候，會瘋狂地想吃，這就是大自然展現的奇妙身心連結範例之一。然而，食品產業也不想向大自然示弱，因此努力用人工甘味劑和其他現代化學製造出的神奇味道，愚弄妳的味蕾，讓其實對妳有害的東西嚐起來像是有益的，藉以操控身體的自然喜好與反應。除此之外，由於身體或心理的不平衡（通常是因爲壓力、習慣或生化作用造成），大腦接受到需要進食的訊號，其實和身體眞正需求的食物並不一樣。結果便會產生強迫或焦慮進食的狀況，不只讓妳被迫處理自己不需要的物質，也耗損妳的身體，傷害妳的健康。

本章所介紹的每一項體重管理技巧都是使用能量介入的方法來處理這樣的矛盾，包括回復生理和心理的平衡，該如何面對誘惑等等。第一類的技巧非常地直接，可以在身體尖叫著「我想吃！」的時候使用。每一種妳都可以試試看，找出對自己最有效的方法，做爲隨時可用的口袋技巧。

1. 平復壓力再進食
2. 撫平爲了得到安慰而進食的欲望
3. 降低因焦慮而引起的食欲
4. 阻斷強迫進食

5. 消除空洞的飢餓感
6. 特別想吃的時刻
7. 改變食欲的模式
8. 克服飢餓
9. 避開潛在的過敏

技巧1：平復壓力再進食

有壓力的時候不要吃東西！先解除壓力，再好好享用食物。當身體處於戰鬥或脫逃模式的時候，就無法好好消化吸收，所以食物無法被代謝，也無法從中獲取營養素。五分鐘能量日常運動可以緩解壓力，至少能夠讓妳好好吃一餐。另一種比較迅速而簡單的緩解壓力方法是神經血管點輕觸（第160頁）。還有一種就是接下來要介紹的（時間：不到1分鐘）：

1. 雙手高舉過頭，握拳。緩慢而均勻地吐氣，雙臂和緩地放下，通過身體前方（見圖2-16，第80頁）。手臂完全放下後，張開手掌。
2. 手背相對，和緩地移到身體的中央（見圖7-1）。
3. 再次深呼吸，一邊將雙手舉到臉部前方，繼續往上超過頭頂。
4. 手掌朝外，一邊吐氣、一邊畫圓放下，回到身體兩側。

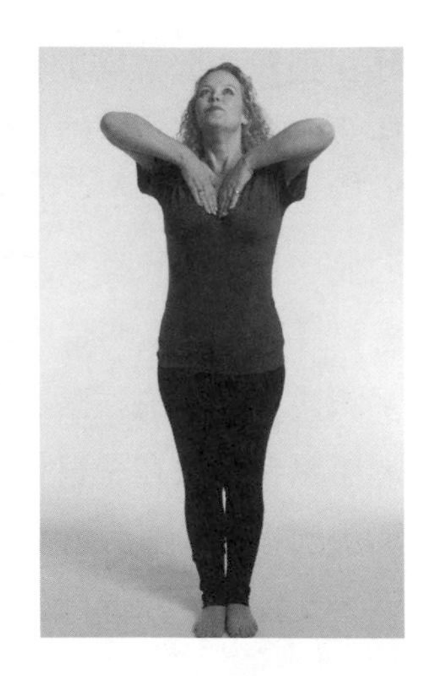

圖7-1　平靜地吃

手臂順著任脈放下來，可以釋放緊張的情緒，鎮靜身體。雙手往上的動作是讓鎮靜的力量進入任脈後「拉上拉鍊」。雙臂高舉過頭然後從兩旁畫圓下來是在鎮靜神經系統。

技巧2：撫平為了得到安慰而進食的欲望

有時候我們是因爲需要安慰才想吃東西，其實不是因爲餓。寂寞、沮喪、迷失或快被壓垮的時候就會想吃東西。此時可以用別的方法來安慰自己，那就是鎮靜和這些情緒相關的能量，而最終都歸結到三焦經。妳可以透過三焦安靜法（第114頁）這個簡單卻有效的方法來鎮靜這些情緒。

技巧3：降低因焦慮而起的食欲

還有些時候我們是用吃來減輕焦慮。這時同樣也不是因爲餓。而且猜猜看，是哪條經絡導引這種能量：又是三焦經！三焦安靜法能夠像平復安慰進食一樣，幫助處理焦慮進食的渴望。雖然也可以使用處理焦慮原因的其他方法，不過下面這個技巧是另一種鎮定三焦經的方法，能夠解除焦慮的警報反應。這個方法也是把訊號送到任脈，鎮靜中央神經系統，提供立即的舒緩，而不需要攝取卡路里。

1. 將中指放在肚臍下方約5公分的點上。
2. 深呼吸，吐氣的時候手指往肚臍的方向緩慢而用力地上推。
3. 再重複兩次。
4. 手掌打開放在子宮輪，也就是肚臍下方。另一手放在心輪，也就是胸部中央。維持這個姿勢深呼吸數次。

技巧4：阻斷強迫進食

這裡有三個簡單的技巧可以使用，不管是單獨或是搭配使用均可，這些方法能夠阻斷強迫進食，免得吃進自己不需要的東西：

1. 任一隻大拇指放入口中吸吮，食指彎曲置於人中（像小寶寶一樣），用關節上下按摩這個區域。這個動作能夠連結任脈和督脈，創造出一個舒適的能量場，也能夠微調顱骨，讓氧氣及腦脊髓液流過腦部，可以把對食物的注意力轉換到剛剛創造出的舒適能量場上。
2. 一手放在胸部中央，另一隻手敲打無名指和小指中間的凹槽，從指節上方開始，往手腕的方向過去（見圖3-3，第115頁）。敲打時深呼吸，並想著充滿妳腦海的食物。這是三焦經上的指壓力量點，可以關掉因爲恐懼饑荒而看到什麼都要吃的古老本能反應。
3. 參考排毒（第159頁）的步驟。將吐氣時釋放的憤怒或沮喪，改成釋放因爲驚慌害怕而狂吃的緊急反應。最後拉上拉鍊時，使用肯定句：「我覺得內在很平靜」或「我對自己很滿意，也很開心」。

技巧5：消除空洞的飢餓感

日出／日落技巧（第230頁）不只可以穩定血壓，也具有鎮定的功能，可以影響身體的化學作用，產生一種內在的平靜。雙臂舉向天空，也就是對更大的力量打開自我，讓周圍有利的能量進來充滿妳。想用食物填補空洞飢餓的內在空間時，還有另一個叫做「麥蒂挖空肚子」的快速技巧（時間：約20秒鐘）：

1. 雙手放在腰部，大拇指在背後，其他手指在身體前面。
2. 深呼吸，大拇指用力往身體正面拉過去（圖7-2a）。
3. 吐氣，大拇指繼續往前滑向肚臍。
4. 大概在距離肚臍5公分的時候，整隻手「咻」地用力把能量挖出來送到外面（見圖7-2b）。重複幾次。

消除空洞飢餓感的第三個技巧，是參考具有六千年歷史的道家功法，讓妳專注在讓妳覺得空虛的部分。

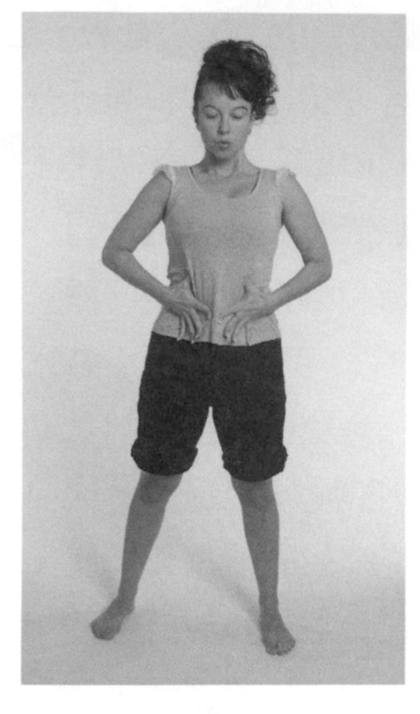

a

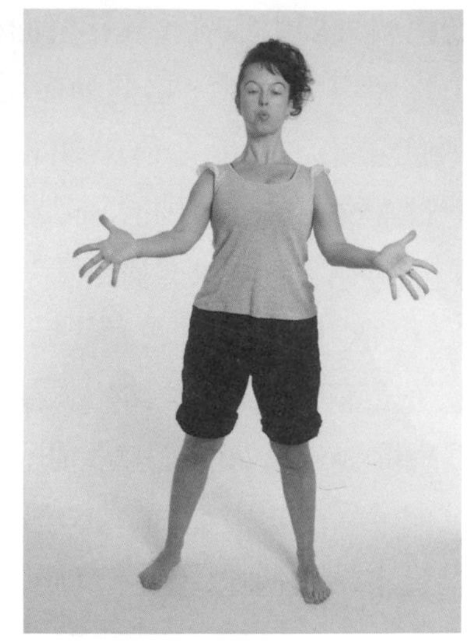

b

圖7-2　麥蒂挖空肚子

1. 躺著，將一手的手掌蓋在肚臍上。緩慢地順時針畫圓，一開始只是掃過皮膚。接下來圓越畫越大，感覺一下那個溫度。繼續畫圓，用心去體會身體所產生的所有感覺。等到圓已經畫到胃部的最外圍，再開始往內縮小回到肚臍，一樣是順時針的方向。
2. 重複上面的方法，但這次要比較用力，並用想像來觀察能量的流動。
3. 再重複最後一次，這次的手掌需要深深地壓進腹部，按摩腸道。跟著感覺，想像所有多餘的脂肪都隨著畫圓的動作消融。畫圓的動作可以平撫飢餓，移除「空洞」的感覺，刺激腸胃蠕動。其他的好處則包括了緊實按摩部位的肌肉，強化血管，幫助消化系統運作。

技巧6：特別想吃的時刻

當妳很想吃身體不需要的零食時，可以把中指放在肚臍，按下去，然後往上用力拉個幾公分，再往下回到肚臍。接著重複按壓下去，但這次是往左然後回到肚臍。環繞著肚臍，重複這幾個動作，直到畫出一個五角星星。這個技巧能夠釋放腹部被阻塞的能量，讓能量獲得自我滿足，阻斷對於零食甜點的渴求。

另一個撫平渴望的方法，是進行技巧4中提到的排毒步驟變形（第3步，第269頁）。但肯定句的部分要改成類似下面這樣：「我覺得非常平靜滿足，體重減輕比吃掉那塊派感覺更好。」

注意：吃東西之前要先看成分表。舉例來說，有些食物使用的是容易上癮的甜味劑，會影響瘦素和飢餓肽的分泌，結果讓荷爾蒙誤導大腦，不管妳吃了多少還是很餓的訊息。

技巧7：改變食欲的模式

有很多種催眠和自我暗示的方法，都可以用來幫助大家改變飲食習慣。我知道效果最好的兩種是搭配肯定句的拉上拉鍊（第80頁），以及顳部敲打（第81頁）。

如果洋芋片是妳的弱點，那麼拉上拉鍊搭配的肯定句就可以是：「我覺得自己可以對洋芋片說不。」而顳部敲打的部分，敲打左側（負面詞彙）的時候可以說：「我一點都不喜歡洋芋片人工的味道。」敲打右側（正面詞彙）的時候可以說：「我很高興能夠脫離洋芋片的掌控。」

另一種切斷零食成癮的方法是完全改變身體的化學作用，並使用較為心理導向的方式，例如拉上拉鍊或顳部敲打。舉例來說，若幾天完全不喝果汁其實有許多好處，包括打斷生理慣性，好建立新的生理習慣。妳可以去研究這類主題的保健公司，或是到優質的健康有機店諮詢，這樣斷絕某種食物的時候，才不會對身體造成過多干擾，而且能得到最大的效果。

技巧8：克服飢餓

我們理想中最美好的世界，就是可以餓的時候吃，飽了就自動停，而且維持一個感覺很棒又健康的理想體重。人體其實就是這麼設計的。但是處在現代社會，即使身體感到餓是理所當然的時候，妳還是希望能節制一點。這裡有三個簡單的技巧可以幫助妳做到：

1. 耳道口前面有一塊叫做耳屏的地方，用大拇指和食指捏住扭轉按摩。這裡的指壓穴位是幾千年來，在食物稀少時用來關閉飢餓感覺的地方。
2. 我發現我稱做「下視丘想像」的方法，在處理飢餓感的時候效果極大。下視丘這個腺體有許多作用，其中包括調整新陳代謝與食欲。我會想像有一個小人在我的腦部後方操縱我的下視丘，他負責照顧我，讓我知道餓了要吃，幫我儲存需要的所有脂肪。我只要跟他溝通，向他保證，告訴他我很安全，用盡一切方法讓他不要緊張。他不緊張，我就不緊張，我的身體也不緊張，便能夠控制自己對飢餓與食欲的反應。
3. 進行腹部伸展（第144頁）、連結天地（第52頁）、橫膈膜呼吸（第229頁），或任何其他可以伸展腹部的運動。伸展腹部可以打開讓能量得以流動的空間，提供能量的滋養。

技巧9：避開潛在的過敏

潛在的過敏是由某些妳不容易代謝掉的食物所產生的反應，比起皮膚過敏或消化道過敏，潛在過敏特別不明顯。這類食物的卡路里可能沒那麼高，卻會造成體重增加。想要分辨出這種食物，我們就更需要學會能量測試，這樣才能「在攝取之前先測試」。如果知道自己很難消化某樣食物，但想要實驗看看能不能讓身體比較容易接受，那麼可以在吃這樣食物的時候敲打脾臟點（第61頁），幫助身體更容易吸收代謝。

重新組織心智

瓊安體重超過150公斤，在剛開始進行療程的時候，寫了封信給我：

> 嗯，我知道我應該覺得丟臉，有時候也的確很丟臉。有時候別人對我的看法會讓我覺得自己很沒用。我又懶又笨，吃了一堆澱粉，一點自尊心都沒有，反正就是完全不在乎。但我還是會難過。回家換衣服的時候，我看著鏡子，看到一圈圈的肥肉，像是一大塊一大塊的平原和山巒起伏的高原。但突然間我發現自己是一個豐潤光采的存在。我看到了我的身體散發出力量，肥沃而豐饒，毫無拘束的生命。我其實對自己的樣貌感到驕傲。別人怎麼可以覺得我應該瘦才好看！

這雖然非常矛盾，但接受自己身體原本的樣子可以是美好轉變的起點。在寫了上面這封信後18個月後，瓊安變成70公斤，每週參加兩次採用能量療法的瘦身支持團體，而且每天都會進行能量運動，但沒有爲了減肥而節食。她的醫師非常驚奇地表示，能量療法改變了瓊安嚴重的新陳代謝失調的現象，這是之前用其他醫療方式都無法調整改善的部分。我最近一次看到瓊安，是16年後，她還是70公斤。而她的設定點（之後會討論）早已不造成任何問題了。

有趣的是，瓊安其實一開始很難接受這樣的成果。因爲好不容易完全接受、也很滿意自己圓潤的形象，但能量療法改變了她的新陳代謝，讓她比支持團體裡的任何人都瘦得要快，瓊安反而開始感到沮喪。對於那些覺得她瘦比胖好看的人，她一點都不想來往。也因爲如此，她開始討厭自己的丈夫，最後離了婚。從大尺寸變小尺寸並不容易。如果我當時的經驗更多一點，就有辦法處理這種自我形象以及接受轉變的問題。

心智的影響可說是非常大，從妳對自己體重的看法，及身體會維持什麼樣的體重，更進一步是什麼樣的行爲會影響妳的體重。下面七個能量療法，可以幫助妳，讓體重與妳的身體建立起良好的關係。

10. 我喜歡自己原本的樣子
11. 在節食的時候也能維持開朗的心情
12. 改變現今的狀況成爲妳希望的樣貌
13. 克服對脂肪的恐懼
14. 克服對體重計的恐懼
15. 克服對體重增加的沮喪
16. 珍惜撞牆期

技巧10：我喜歡自己原本的樣子

偉大的美國心理學家卡爾·羅傑（Carl Rogers）常說：「最神奇的矛盾之處就是，當我接受了自己原本的樣子，我就能夠改變。」喜愛並接受自己的身體，是讓身體能夠與妳的意圖合作，變成妳想要的樣貌的最好方法。相信我。在我的減重班裡，每一位女性都要做回家功課，看著鏡子裡的自己，對身體的每個部位表達感謝之意。不過，要從處理自己挑剔或不喜歡的身體部位開始。在看著、想著這個身體部位的時候，請進行下列步驟：

1. 站在鏡子前面，兩手大拇指置於太陽穴，也就是眼角外側的凹陷處，其他手指放在額頭。維持這個姿勢做3至4次深呼吸。妳輕觸的點可以減輕壓力，輕觸這裡可以將停駐在妳現在要處理的身體部位的負面能量吹散。
2. 花一點時間來認識這個身體部位，這是大自然的奇蹟，是演化的神聖成就。請妳的身體原諒妳的挑剔，可以使用下列語句：「請原諒我這麼討厭你、挑剔你。你一直都無條件地愛著我，盡最大的可能幫助我。」

3. 現在把一手放在胸部中央（心輪），另一手放在肚臍下方（子宮輪），謹慎地與鏡中妳所注視的身體部位相連結，並說出眞心的感謝。

在體會妳的身體部位幫妳做了些什麼的時候，妳可能會需要思考一下心中湧出的感謝究竟代表哪些意義，不過這個技巧會讓妳運用新的方式與身體和各個部位重新連結。以下是我使用過的一些感謝內容：

「謝謝你，我的手臂，謝謝你幫我拿我想要的東西，表達我的情感，謝謝你的力量，謝謝你讓我能夠擁抱別人。」

「謝謝你，我的腿，謝謝你讓我能走到任何我想去的地方。」

「謝謝你，我的肚子，謝謝你消化我吃下的食物，讓我感到溫暖而安全。」

「謝謝你，我的胸部，謝謝你在女兒們小的時候分泌乳汁，謝謝你讓我覺得自己很性感，很愉快。」

如同對親密的人一樣，請對自己的身體輕聲地甜言蜜語。

技巧11：在節食的時候也能維持開朗的心情

節食的概念令人聯想到剝奪。然而，正確來說，聰明的節食事實上是給予身體眞正需要的東西。妳不是在和身體對抗，而是在愛惜身體。每一次妳覺得對不起自己，或是欺騙自己，或是禁止自己吃超想吃的東西時，可以運用三心連結創造出「不要緊」的感覺。

1. 雙手捧住臉部，掌根托住下巴，手指放在頰邊。將中指移到臉部中央的雙眉之間（「第三眼」），往上推，深呼吸，然後用中指往兩邊描繪出一個心形，最後在下巴會合。在臉上畫出心形3次，並深呼吸。

2. 接著將下巴上的手指移到胸口，沿著胸廓畫出一個大心，最後掌心攤平置於骨盆兩側，指尖在身體中間相碰。然後把手指垂直往上拉到胸部中央，再畫兩個大心，同樣要深呼吸。
3. 在軀幹的大心底部，手背相對，大拇指抵在身上。將大拇指往上沿著身體中央拉到臉部中央，劃過頭部時雙手分開，用雙臂在舒服的範圍內畫出一個可以包住身體的心形，最後，雙手一樣在軀幹底部會合。然後再次手背相對，沿著身體中央往上拉，深呼吸，再畫兩個心形。

技巧12：將現狀改變成妳希望的樣貌

顳部敲打（第81頁）可以有效改變大腦的自我限制。通常會需要每天持續，做上一個月後改變才能真正穩定。不過如果想讓信念更紮實久遠，就需要多一點的堅持。以體重來說，可能是當下明確的念頭，例如「我現在就是想吃巧克力」，也可能是遙遠的未來，例如「家族中所有的女性到了50歲都會發胖，我想我也不例外」。因此，顳部敲打的肯定句用字非常重要，而且妳必須找到適合妳的句子。下面是剛剛提到的例子可能使用的肯定句：

讓自己不受巧克力控制：

左側（負面詞彙）：我一點都不喜歡巧克力了。

右側（正面詞彙）：我喜歡從對巧克力的想望中解放出來。

改變對未來的預期：

左側（負面詞彙）：等我老了也不會注定要變胖。

右側（正面詞彙）：50歲的時候我會又苗條又結實。

技巧13：克服對脂肪的恐懼

我們的文化對於過重這件事，創造了一種恐懼的氛圍，並逐漸滲透到妳體內每一個細胞。這樣的絕對控制讓妳無法正確地認識自己，同時會因爲恐懼而使用不健康的方式節食。如果妳有這樣的情況，可以任意組合下列的方法，來消除這樣的恐懼。

1. 有這種感覺的時候，將一手放在胸部中央，另一手敲打無名指和小指中間的凹槽，從指節上方開始（往手腕的方向過去）。兩手都要敲打幾次深呼吸的時間。
2. 有這種感覺的時候，輕觸神經血管點（第113頁）。
3. 有這種感覺的時候，進行甩出去／拉上拉鍊／連結（第80頁）。
4. 有這種感覺的時候，進行經絡能量敲打（第86頁）。

技巧14：克服對體重計的恐懼

有越來越多的女性告訴我，她們害怕站上體重計的程度超乎想像。體重計已經變成她們自我懷疑的扳機，情緒低落的象徵。有些女性甚至極端抗拒到有數年沒量過體重了。有人曾經這樣告訴我：「這就是爲什麼我不做定期健康檢查，我不想知道自己有多重，而且我絕對不想有人看到，還把體重記錄下來。」如果妳光是想到量體重就會開始感到恐懼或絕望，那麼妳和體重計的關係就需要處理。下面的步驟可以幫助妳脫離這個看似無害的機器所造成的掌控。

1. 站在體重計前。進行甩出去（見第80頁）。甩出恐懼或絕望的感覺。
2. 站上體重計。好好看著自己的體重。看著數字，用鼻子深吸一口氣。

3. 摒住呼吸，兩手的食指分別用力壓緊大拇指，維持幾秒鐘。從嘴巴慢慢吐氣，並放鬆手指。
4. 不管體重計上顯示什麼，離開以後再做一次深呼吸。
5. 將左手放在胸部中央，右手敲打無名指和小指中間的凹槽，從指節上方開始，往手腕的方向過去（見圖3-3）。敲打幾次深呼吸的時間，然後換手重複。
6. 進行拉上拉鍊（第80頁），並配合肯定句，例如：「我非常感謝這台機器提供了很棒、很有幫助的資訊。」

技巧15：克服對體重增加的沮喪

有時候，要我們不在乎體重根本是不可能的事。我們已經做了很多努力，想讓自己不要因爲文化苛求保持病態瘦的體型而受到拘束。但在踏上體重計、發現數字不斷往上的時候，還是會感到沮喪難過。前面介紹過能夠處理更年期憂鬱（第255至257頁）的方法，包括伸展技巧、同手同腳運動、柔和手印和心與子宮連結，妳可以隨意搭配組合，對任何形式的沮喪都會有幫助。

技巧16：珍惜撞牆期

不管妳的努力多有效，總是會碰到撞牆期，也就是進展停滯、甚至反彈的期間。雖然會有點沮喪，但撞牆期是變化起伏中的必經過程，妳的身體才有時間進行重組。讓妳不要被撞牆期打敗的方法之一，就是進行預測並重新安排。妳可以把撞牆期當成是個好預兆，代表著慶祝與休息。這是一段用來感謝之前努力的時間。這個階段不能急。因爲身體智能自然知道妳在這個中繼點需要停留多久，以便能順利完成接下來的蛻變。接受撞牆期，妳就不需要給身體壓力，否則身體有了壓力會啓動三焦並造成反彈。所以，如果面臨撞牆期，可以透過增強脾經（見第141頁）這個能量技巧來幫助自己。脾經掌管新陳代謝，維護這條經絡的健康，長時間下來可以讓妳的身體習慣體重減輕，而不會反彈回之前的體重。強壯的脾經能量也可以縮短妳需要停留在撞牆期的時間。

重新組織身體

對於體重管理來說，重新組織心智的技巧相當重要。而且不使用任何藥物，就可以讓生理機制轉變，進而影響體重，更是能量療法的神奇效用之一。這裡我們要討論的範圍包括：

17. 降低設定點
18. 促進新陳代謝
19. 更有效地消化吸收
20. 讓腸胃道正常蠕動
21. 腰圍和腹部縮小
22. 身體充氧
23. 低血糖的急救
24. 改善因荷爾蒙失調的發胖
25. 維持甲狀腺健康
26. 排毒

技巧17：降低設定點

設定點是妳的身體想要維持的體重。就像冷暖空調的開關會設定一個室內溫度，身體也會有一個希望能維持的設定體重。如果妳想讓自己的體重低於設定點，就會有一大堆的生理機制開始儲存脂肪，譬如說改變新陳代謝，降低卡路里消耗的速率等等。即使妳的設定點比妳自己希望的要來得高也一樣。因爲在體重低於設定點的時候，身體就會感到飢餓，腦中充滿食物的影像。所以身體的化學作用可能會強迫妳吃掉一整包餅乾，仍沒有飽足感。這是大自然的機制，要讓妳爲饑荒做好準備，和妳個人想要變成紙片人的形象完全無關。

很多減重的方法都認爲降低設定點是極佳的體重管理策略。然而到底要怎麼做，卻是充滿爭議。舉例來說，大家都知道有氧運動好處多多，但其實並不是絕對有效。設定點的設定受到許多因素影響，例如遺傳、體型和年紀是固定的，妳無法控制。其他像是健康與壓力指數，則是浮動的。但身體的能量對於設定點是如何造成決定性的影響，通常不會討論到。三焦這個維持生存慣性的能量系統，掌管了設定點。如果慢性壓力造成三焦陷入不斷遭受威脅的處境，那麼體重上升就有可能成爲一種受到誤導的保護反應。因此，減輕慢性壓力可以讓三焦降低設定點。本書中介紹所有能夠平衡整體能量的技巧，都擁有讓設定點降低的開心效果。脾經一直是我最大的弱點，在學會如何增強之後，我在7週內瘦了8公斤，但飲食沒有改變。減重甚至不是我的目標，卻就這樣發生了。本書從頭到尾都強調，維持脾經和三焦經間良好的平衡，是我所知道讓設定點保持穩定，甚至有時還可以降低的最重要步驟。另外，妳也可以透過刺激能量點來加強自我暗示技巧的效果，直接重設妳的設定點。

顳部敲打（第81頁）是個很有效的方法，需要的只是找到適合妳和目前情況的正確句子。另外，要考慮到內在心理對於減重的阻礙。譬如說，吃東西所帶來的安慰已經取代了生活中其他的獎勵，那麼就必須直接處理這樣的情況。記住，敲打左側時要用負面詞彙，敲打右側時要用正面詞彙。所以在敲打左側時，妳可以說：「我不再用吃來填補自己的空虛，我的設定點也不會不想往下降。」敲打右側時，妳可以說：「我很享受每一口食物，我的設定點會降到（比目前體重少2公斤的數字）。」如果妳發胖的心理原因是爲了保護自己免於性騷擾，那麼左側的肯定句可以是：「我不需要多餘的脂肪來劃清界線。」右側的肯定句可以是：「設定點降到（比目前體重少2公斤的數字），我也可以清楚大聲地說：『不就是不！』」有幾千種不同的句子可以使用，但持續30天的敲打，搭配適合妳的肯定句，就能產生眞正的變化。這樣的變化我見證了一次又一次。能夠用自我暗示以及能量療法來降低設定點，會讓妳覺得自己很有力量。

技巧18：促進新陳代謝

另一個減輕體重的捷徑，是讓身體能更迅速有效地分解食物並燃燒卡路里。氧氣是健康的新陳代謝的重要關鍵（第257頁），新陳代謝呼吸（第258頁）只要一分鐘就可以幫助身體更有效地代謝食物。新陳代謝緩慢，常常也會出現能量遲滯現象，這代表妳很可能處於同側模式，那麼同手同腳運動（第73頁）會對妳有所幫助。接著再進行下面的方法，每天2至3次：

1. 進行五分鐘能量日常運動（第57頁），然後是連結天地（第52頁）。
2. 將大拇指置於太陽穴的三焦神經血管點，其他手指的指腹放在額頭、眉毛上方的骨頭上（見第113頁，圖3-1）。輕觸3分鐘，深呼吸，鼻子吸氣，嘴巴吐氣。三焦的原始設定是讓身體儲存脂肪，當食物稀少時能夠生存下去。三焦沒有讀過妳的減肥書，而且面對越大的壓力，或是睡眠越少，身體就越想囤積脂肪。鎭靜三焦是在告訴它要放鬆，不要害怕沒有食物，所以也不需要儲存多餘脂肪。
3. 進行脾經沖掃與敲打（第145頁），以加速新陳代謝。因爲脾經掌控新陳代謝。

雖然這些能量技巧都可以直接有效地處理新陳代謝問題，但是固定的有氧運動和動態伸展還是不可少。這些也要加入日常運動當中。

技巧19：更有效地消化吸收

小腸的工作是消化食物中的營養，並讓身體吸收進來。如果小腸無法有效完成這項工作，妳就必須吃進更多食物來獲得足夠的營養。妳的身體其實「渴望」的是缺少的那些營養。身體之所以強迫妳吃下更多的份量，是因爲無法吸收剛剛吃掉的食物中的養分，難怪會讓妳增加不必要的體重。因此，除了進行上面介紹過、促進新陳代謝的步驟之外，也可以按摩小腸的神經淋巴反射點，每天2至3次，就可以幫助小腸更有效地吸收食物。只要20秒鐘便能夠按摩到兩組主要的小腸點：

1. 手指拱起，沿著胸廓底部按摩（見圖7-3a）。
2. 雙手抓住大腿，用大拇指按摩大腿內側（見圖7-3b）。

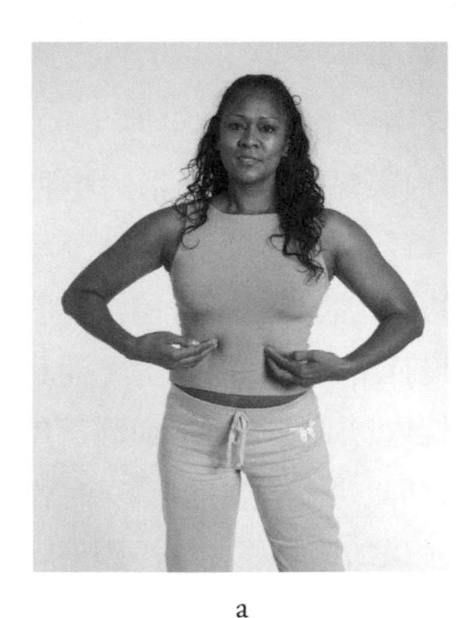
a

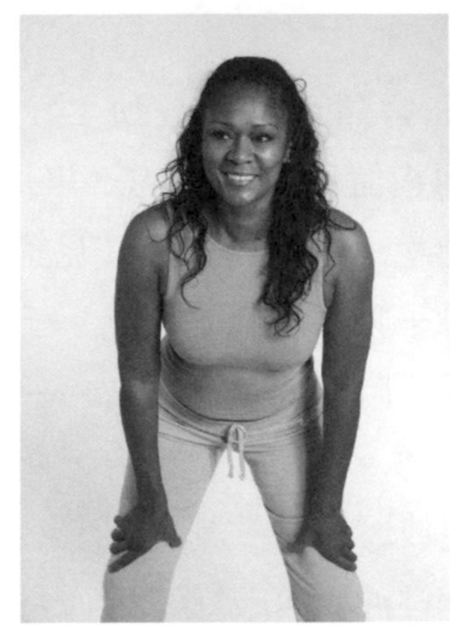
b

圖7-3　吸收按摩

技巧20：讓腸胃道正常蠕動

如果身體無法正常排便，通常是因爲迴盲腸瓣膜，也就是連結小腸和大腸的瓣膜，無法正常開啓閉合。這種狀況頗爲常見，消化系統的蠕動會受到影響，消化變得緩慢，應該要排出的廢物甚至可能往回堆積到小腸。至於大腸另一端的直腸瓣膜也可能受到影響。雖然有各式各樣的生理問題可能造成迴盲腸和直腸瓣膜功能不正常，但壓力和緊張常是主因。如果妳覺得腹部凸出或是排便困難，以下列方法按摩迴盲腸和直腸瓣膜會很有幫助。重新設定兩個瓣膜能夠讓兩者變得對稱平衡。

按摩迴盲腸瓣膜和直腸瓣膜（時間：約20秒鐘）

1. 右手放在右胯骨上，小指位於胯骨內側邊緣（手掌覆蓋在迴盲腸瓣膜的位置）。
2. 左手放在相對應的左胯骨內側邊緣（手掌覆蓋在直腸瓣膜的位置，見圖7-4）。手掌和手指貼著身體施力下壓，深吸一口氣，同時一邊緩慢地將兩手往上拉15至20公分。
3. 吐氣時甩掉手指上的能量，然後將手放回原本位置。重複約4次。
4. 最後，用大拇指從上面沿著同樣的路線，往下施力推一次。
5. 然後進行敲三處（第60頁）。

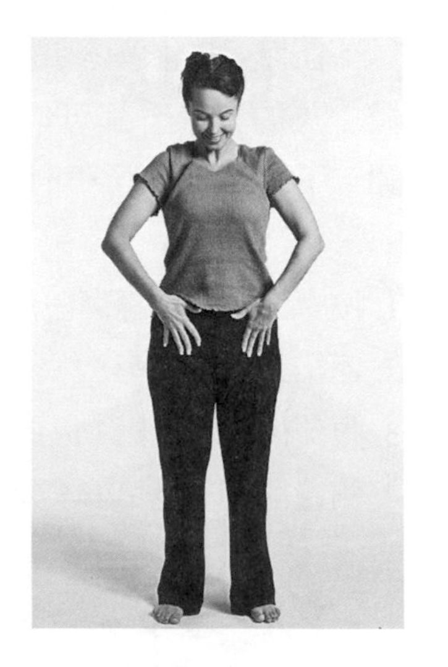

圖7-4　瓣膜按摩

按摩大小腸神經淋巴反射點

在消化系統蠕動緩慢時，還有另一個方法可以改善，就是按摩大腸和小腸的神經淋巴反射點。妳可以使用畫圓的方式施力按摩，沿著大腿往下，每個點停留2至3秒鐘，然後往膝蓋的方向1公分1公分地移動。

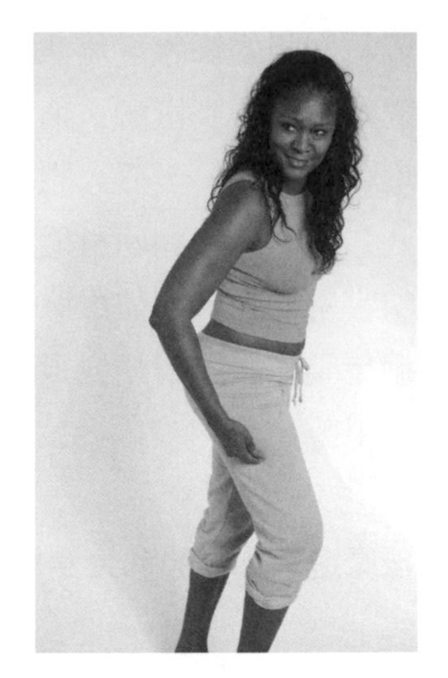
圖7-5　腸道點

1. 小腸點是在大腿內側中線，大約鼠蹊部往下一個手掌寬的地方開始，到膝蓋上方一個手寬的地方結束。
2. 大腸點是在大腿外側中線，從臀部到膝蓋的位置（見圖7-5）。

技巧21：腰圍和腹部縮小

任何可以化解緊張壓力，讓能量流過身體中央的方法，都可以排毒並幫助新陳代謝。下面四種技巧，可任意組合搭配，效果都很好。

1. 按摩大小腸神經淋巴反射點（如上所述）。
2. 連結天地（見第52頁）。
3. 腹部伸展（見第144頁）。
4. 側邊伸展（見第145頁）。

另外，還有一個可以瘦腰的簡單技巧，就是譚雅的螺旋轉身拍打（時間：約1分鐘）。

雙腳與肩同寬站定，膝蓋放鬆微彎，身體轉向右邊，讓左手甩到身體前方，右手甩到後方，扭轉時同時拍打身體（見圖7-6a）。再回到正中央（圖7-6b），另一邊也是相同動作，扭轉並拍打。如果妳容易頭暈，看著正前方的定點會比較舒服。

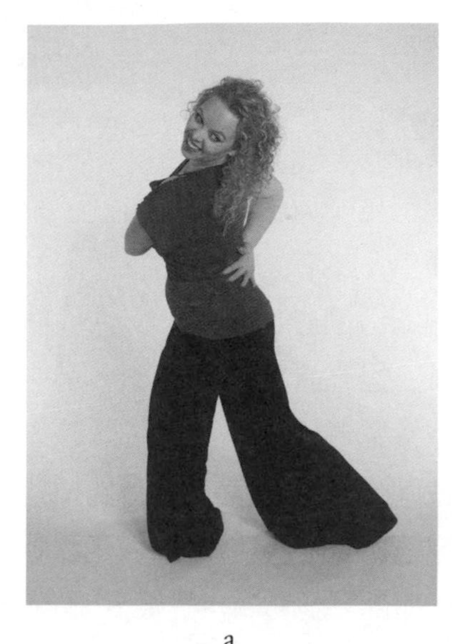

a

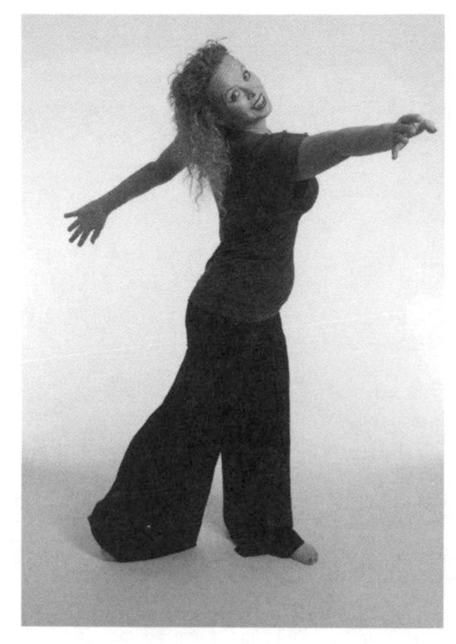

b

圖7-6　譚雅的螺旋轉身拍打

技巧22：身體充氧

身體的橫膈膜就像風箱一樣，會隨著呼吸開合。每一次吸氣，橫膈膜就會產生吸力，讓氧氣進入肺中。壓力會影響橫膈膜的運作，讓身體的細胞無法獲得最佳濃度的氧。我們其實不太會去控制橫膈膜的動作，但還是可以利用橫膈膜呼吸（第229頁）來運動與強化。這可以讓全身獲得更充分的氧氣，除了許許多多對健康的好處外，更包括了促進新陳代謝與減低脂肪囤積。

技巧23：低血糖的急救

任何會讓妳變成低血糖的飲食都不是好的飲食。血糖一旦降低，身體的能量就會變得虛弱雜亂。胰臟掌管血糖濃度，又是由脾經管控的臟器腺體，所以如果妳無法馬上進食，可以先做三焦安靜法（第114頁），接著敲打脾臟神經淋巴反射點（第61頁），讓能量重新組織起來。韋恩．庫克姿勢（第64頁）可以進一步穩定血糖。

技巧24：改善因荷爾蒙失調的發胖

荷爾蒙可能會與體重突然暴增、或是一直無法減輕有關。藥物使用也可能會干擾荷爾蒙，進而影響體重。本書中所有的技巧，例如能量日常運動（第57頁），或荷爾蒙連結（第229頁），或更年期模組（第228頁），都有助於荷爾蒙的平衡，提高食物的代謝率。這些療法對身體的能量系統好處多多，妳可以實驗看看哪些對妳的效果最好。要刺激處理荷爾蒙的器官，有一個快速的方法，就是紮實地拍打腿部內側數次，從腳踝往上到鼠蹊部，持續約30秒鐘，這能夠刺激肝經、腎經和脾經。然後再紮實地往下拍打腿部外側數次，一樣持續約30秒鐘，這能夠刺激胃經和膽經。在敲打的時候記得深呼吸，鼻子吸氣，嘴巴吐氣。

技巧25：維持甲狀腺健康

甲狀腺會影響身體所有的荷爾蒙，隨著年紀增長，腺體也會老化，造成所謂中年發福的現象。參考第240至242頁的討論，讓甲狀腺能夠發揮最大效用。

技巧26：排毒

身體一直持續在處理妳呼吸的空氣、吃的食物和承受的壓力，而毒素是這些活動產生的有害副產品，也會在身體中累積。毒素在很多方面都會對健康造成危害，包括干擾妳的新陳代謝。妳可以參考將毒素排出身體（第53至57頁）的技巧，對整體健康很有幫助，尤其在過重的狀態下特別重要。

再會

就像能量療法可以讓妳重新掌控自己的體重，而不是被體重所綑綁，我希望這本書所提供的方法與觀點，可以讓妳成為自己人生與命運的主宰。能夠讓妳與身體能量同調的方法的確可以給妳力量，讓妳能有意識、有目標地更深層去處理身體和心理的主要控制中心。我一次又一次見證了，只要改變掌管健康的能量系統，就重新獲得精氣、力量與生活的樂趣。能量是身體生理和精神之間的橋樑，所以當妳開始維護健康，妳就展開了前往自身存在基礎的旅程。

我會撰寫本書，是希望能帶領妳了解打造生理基礎架構的能量系統，讓妳能獲得啓發與力量。在這趟旅程中：

- 首先探索能量場控制各種生物機制的方法。
- 了解到只要改變能量場，任何的生理狀況都可以獲得妳所希望的改變。
- 學習各種刺激身體整體能量系統的技巧與方法，促進身體健康、思考清晰與幸福美滿。整套的能量日常運動，就是每天要進行的能量版例行體操。
- 學習使用能量療法改善特定問題，例如處理壓力與情緒沮喪，重新組織深植於身體和心理的能量模式，然後是女性關注的一些特定問題，包括生理期、性欲、生殖、懷孕、生產、更年期與體重管理。
- 從過程中學習身體的荷爾蒙、能量和健康幸福之間錯綜的連結。
- 學習管理荷爾蒙相關能量的技巧。我希望妳在生活的各種層面，都能感受到能量與荷爾蒙管理得宜所產生的好處。

不管從哪個方面來看，這些都是因為社會文化的大環境演化與改變的速度，已經全面失控。日常生活的狀況讓我們遠離身體的自然韻律，所以能量療法就成了解毒劑，提醒我們要記得自己是誰，讓我們與自己最深處的內在特質重新連結。在這裡，我們發現了造物主真正的禮物。擁有生育能力的女性，打從心裡、骨子裡、子宮裡就知道能量可以創造、適應、調整並打造健康的身體。只要我們在未來可以讓陰性的力量與醫生、政治家、教育家一同聯手，就可以打造出我們深切盼望的新世界。本書的開頭與結尾都要強調一個讓人開心的事實，那就是每一名女性都擁有自己獨特的波動，一種閃亮神聖的原型陰性力量。只要妳能夠更完整地去擁抱妳最深的內在，妳存在最底部的能量就會在妳的身體、妳的心靈和妳的世界閃耀發光。

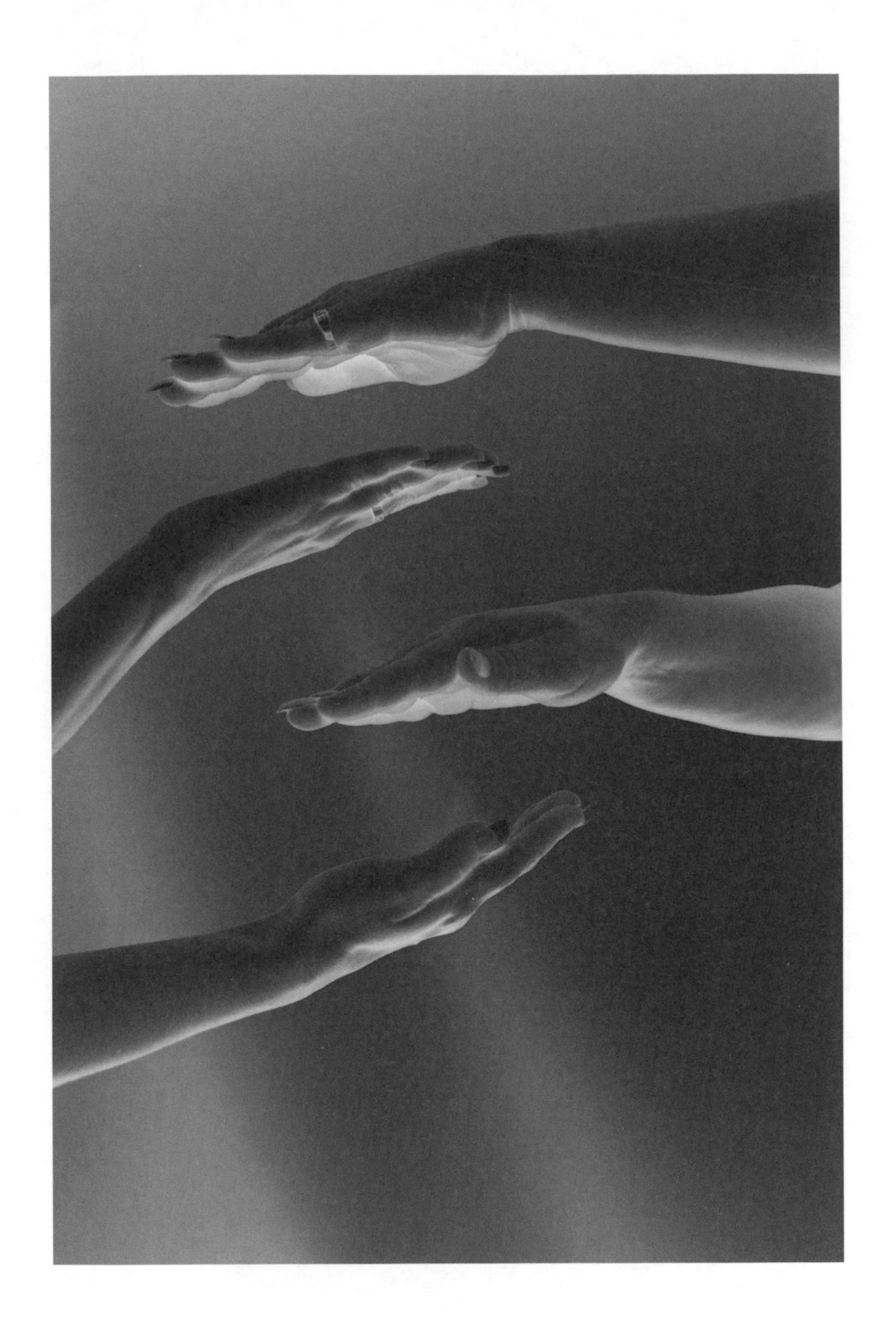

【附錄一】

與身體的能量對話：能量測試的藝術

中醫可以透過把脈得知經絡失衡的狀況，但因為需要敏銳的觸覺與判斷，得花上十幾、二十年的工夫才能精通。

——施約翰（John Thie），《健康觸》（*Touch for Health*）

從另一方面來說，能量測試很快就可以學會了。妳不需要擁有任何厲害的直覺能力，也不需要能夠「看見」能量。事實上，在我學習能量測試的時候，讓我最興奮的是，我終於能夠讓別人知道，我從他們的能量場中看到了什麼。透過能量測試，妳可以在任何時候確實地評估身體獨特的能量與能量場，以及不斷起伏擺盪的狀況。

其實妳的身體是一座噴泉，能量系統從中不斷流瀉，看起來複雜，但又精密地統合，而且完全獨特。這就是爲什麼沒有任何一本書可以告訴妳，該怎麼做才能讓整個人真正茁壯起來。不只每個人的能量都很獨特，包括每個細胞、每樣器官和身體的每個系統，通通都很獨特。妳的指紋、心臟和大腦都不一樣，所以他們的能量也不相同。每一種能量都有自己的語言，能量和能量之間又有共通的語言，能量測試則可以一句一句翻譯這些語言。同時，我和所有的學員最終也都體會到，越常去接觸自己的能量和他人的能量，就越能夠發展出感受能量的能力。

能量測試的藝術與科學

對於妳內在與周圍流動的精微能量，如果能擁有具體明確的工具，在培養自身敏銳度的過程中，就不會完全仰賴直覺，反而是非常方便有用的方法。歡迎妳進入能量測試的世界。能量測試，是由應用肌肉動力學創始人喬治．古德哈特所發展出的「肌肉測試」，再由他的學生亞蘭．貝德爾（Alan Beardall）修改細節，是一套明確而具體的方法，能夠讓妳確認能量通道究竟是流動還是阻塞，器官是否獲得了需要的能量而運作順暢，又或者外來的能量（例如某種食物或可能是毒素的能量）是否會對妳的系統造成傷害。我將這個方法稱爲「能量測試」，而不是「肌肉測試」，因爲這個測試方法測出來的是身體經絡的能量流，而不是測試中使用的肌肉的力量。

我第一次接觸能量測試，就讓困擾我成年生活的諸多問題迎刃而解。不過，經過多年的實驗，我一直無法理解我個人低血糖以及體重問題爲何不能徹底解決，即使我已經很勤奮地、每天練習控制這兩個問題的相關步驟。後來，由於發現我的脾經測試結果一直都是弱，而能夠控制血糖、也多半會控制體重的胰臟，剛好就位於脾經上。於是在把脾經處理好之後，我終於克服了長期以來的低血糖問題，這讓我相當感動。而且在沒有改變飲食的狀況下，我還減了8公斤。我眞的感動莫名。這麼多年來，能量測試不管在我個人生活或是工作生涯上，都是珍貴的無價之寶。

雖然核磁共振、腦電波圖和腦斷層掃描可以提供關於身體與能量重要、而且常是救命的訊息，但我還沒找到任何一種醫療儀器能夠像能量測試那樣，可靠地做出精細的區分。而且，我們自己就是能夠判斷能量好與不好的所需唯一設備。妳隨時都可以使用能量測試，不分白天晚上，也不需要其他儀器。如果妳常常練習使用它，就會開始了解這一切都是本能。這是一個可以讓妳詢問自己的身體需求的工具。能量測試讓妳的身體能夠用一種很簡單易學的語言來回答問題。

事實上，能量測試很容易學，簡單到好像騙人一樣。也因此，許多人會隨意使用或誤用，常常得到不正確的結果。誤用的狀況，可能測出來的比較多是測試者相信的結果，或者是受試者的恐懼或希望，又或者是一些其實與想獲得的資訊完全無關的因素。許多人都是由不熟練的治療師幫他們進行能量測試，或是聽信他人把能量測試的神奇效果講得天花亂墜，抑或把能量測試拿來當成魔術雜耍，而不是自我覺察的工具。我希望能讓妳了解能量測試眞正的用途，這是一項介於科學和藝術之間的方法。要使用能量測試得出可靠的結果，是一門深奧的藝術。但是一旦妳學會了，能量測試就成爲能夠正確測量出妳的身體、妳的能量和妳周遭環境的氣壓計。

如果只能從一個方面去影響現在的醫療，我想讓醫生把能量測試加入他們診斷的工具中，用來判斷藥物的選擇與劑量。醫源性疾病，也就是因爲醫療行爲產生的併發症，是今日醫療中最嚴重的問題之一。能量測試明顯有助於減少這種狀況發生。如果要我從本書中精選出幾項方法來改變妳的生活型態，其中之一就是能量測試，它可以用來判斷妳應不應該攝取某些食物、維他命和補充品進入體內。在維持健康方面，知識就是力量。而且因爲我們每個人都很獨特，所以能量測試對於我的工作來說非常重要。

能量測試可以讓妳評估自己或他人能量的狀況，分辨失衡現象，並決定本書中哪些方法適用於妳自身獨特的需求，或是妳所關心的人的需求。有一位對多種化學物質敏感的女性，同時曾經有過敏反應危及生命的病史。某次因爲鏈球菌感染，所以需要使用抗生素，她拿著處方箋去買藥，詢問藥局如果過敏的話，能否退貨。藥劑師當然回覆說這不可能。但由於她的預算有限，所以堅持不買屆時自己可能不能吃的藥。幸好她知道怎麼做能量測試，於是請店員幫忙測試藥物是否適合她。結果測試結果爲強，所以她把藥買回家。

藥劑師覺得很神奇，所以這個故事就傳到我耳邊。後來的結局有點意外，不過深具啓發性。買回去的藥物似乎很有效，幾天後她的症狀就消失了，但抗生素的完整療程是10天，同時一天要服用數次。到了大概第六天，這位女性的脖子開始發癢、腹部脹氣、腳踝水腫、心臟產生了纖維性顫動。她知道這是嚴重過敏發作了，於是讓孫女幫她用能量測試檢驗所有最近吃下的東西。抗生素這次的測試結果爲弱。因此在她停止服用抗生素後，症狀就消失了。原來她已經產生了藥物不耐症，當過敏一發作就很嚴重的人常常會這樣。這難道代表第一次的能量測試結果錯誤嗎？並不是。由於身體是一個隨時都處於波動狀態的動態系統，的確很有可能後續會發展出不耐症。但是能量測試非常迅速而且不用錢，又可隨時隨地檢測，所以就我們的身體不斷改變需求的狀況來說，可以讓我們非常有效地獲得最新的資訊。

能量測試的可靠性？

1984年刊載在《知動技能》（*Perceptual and Motor Skills*）期刊的一篇文章，是最早發表肌肉測試或能量測試具有潛力價值的實驗報告之一。研究者狄恩．瑞丁（Dean Radin）分析道：「我很驚訝地發現，在雙盲實驗中，握著沒有標示的糖罐，跟握著同樣重量沒有標示的沙子相比，結果出來會稍弱一些。」2007年的一篇文獻探討，在檢視了100多份後續研究，其中包含12份隨機控制實驗後，研究者做出了能量測試其實有著科學證據支持的結論。其中一些研究令人印象深刻。有一種稱做「力量感測器」（force transducer）的客觀測量儀器，能夠測量出肌肉張力與治療師能量測試結果之間的關係，也用來證明資深治療師使用肌肉測試得到的結果，具有可靠性與可重複性，因爲不同的治療師互相比較之下，得出的結果一致。另一個在嚴謹控制下進行的實驗也很有說服力，透過比較肌肉測試與電腦化儀器所測得的數據，顯示出肌肉張力在受試者說出一致或不一致的陳述（眞話或謊言）時，有著相當顯著的差異（信心水準爲99）。有些研究的結果則剛好相反。其中有個研究顯示，三名受試者使用梨狀肌或胸肌的結果一致，但使用闊筋膜張肌的結果就不一致。也有別的實驗認爲能量測試不可信。但因爲能量測試的方法有很多種，一種能量測試又有很多微調的版本，所以必須要進行更多研究，來判斷能量測試在怎樣的情況下才會得出正確結果。

雖然臨床經驗總是走在研究證實的前面，但有些臨床工作和實驗研究必須調整的些微差異，其實已經統合好了。舉例來說，不同的測試者在個案依照指示抵抗測試者施加的力量時，同樣的個案所得到的結果都一樣。而如果給予個案合理的指示，則結果就會不同。其他研究則探索了測試的生理學層面。舉例來說，能量測試中結果爲弱的肌肉電壓，就和一般的肌肉疲勞不一樣，因此，能量測試測出的是和疲勞不同的內在變化。此外，能量測試與中央神經系統的電流活動相關，所以能量測試所得到的資訊其實反映了大腦活動，而不是只呈現出接受測試的肌肉的狀態。

雖然更明確的研究還在不斷發表，不過我也已經在過去這三十年來，對數萬名的個案進行過能量測試，也獲得了成千上百的回饋。大家透過回來上課、寫信或是預約個人療程，告訴我能量測試對於獲取身體需求的資訊來說，是非常有效且正確的方法。我個人的經驗是，能量測試的結果總是會符合我從一個人的能量中看到的狀況。測試得到的資訊也可以用來決定應該處理身體的哪個部分，而之後的結果一再地向我證明了能量測試的正確性。同時測試結果也常與個案情況吻合，譬如測試出來膀胱經爲弱，個案馬上就說：「我膀胱炎才剛好！」不過有些時候還是得注意，雖然能量測試得到的結果非常有用，但因爲測試的時候變數很多，所以每次都一定要搭配其他資訊來源綜合去解讀。而且除非治療師非常專業及經驗豐富，不然不可以只用能量測試來判斷藥物使用與否，一定還是要和開處方的醫師討論用藥才行。

能量測試的生物學基礎

神經系統就像是一條60公里長的敏感天線，身體的能量系統會反射那些進入到範圍內的外來能量。從吃的食物到遇見的人，每一樣人事物都帶有自己獨特的頻率，而且會影響妳。大部分的波動都在妳的意識範圍之外，不過妳的身體可能會與某些能量產生共鳴，或是與之對抗。也就是說，妳會因此吸收某些食物或人的能量，而排斥另一些能量。能量測試可以反映出妳對外來能量的敏感度。拿來測試的東西，其頻率會影響妳的神經系統，結果反映在能量測試所使用的肌肉張力上。有很多能量都可以用科學的方法測得，我相信能量測試也能夠分辨現有科學儀器無法偵測出的精微能量。

因為能量測試偵測出的是物質對神經系統的波動影響，所以像血液檢查無法呈現的細微差異，就可以透過能量測試檢測出來。例如看起來一模一樣的食物，例如兩顆蘋果，一顆有機，另一顆不是有機，能量波動可能就完全不同，也會對妳的能量系統產生不同影響。像是我對生乳的反應為強，但殺菌後的鮮乳就為弱，至於低脂奶則是非常弱，因為天然的食物原本就很平衡，如果把其中一部份抽走，破壞了平衡，食物的波動就會改變。而妳接受了這種扭曲後的波動，讓自己也因此失衡，或至少變得無法吸收食物完整的營養。自行改變維持我們生命的食物成分，效果根本無法和大自然原本的產物相比，但能量測試至少可以告訴妳，身體的波動是否能與某種食物或維他命相調和。

能量測試的方法

能量測試只要幾分鐘就能學會，但如果想要熟練的話，就必須像騎單車一樣，將方法內化到自身肢體的使用習慣當中。即使妳才剛開始學習簡單的能量測試步驟，也要記住，只有多加練習才能讓妳控制外力的影響，並且調整自身去分辨精微的差異，得到正確的測試結果。舉例來說，在替小孩進行能量測試時所出的力氣，就和幫自己的姊妹測試時不同，當然也和幫附近大學裡的橄欖球員測試時不一樣。但只要妳的能量能與受試者的能量同調，不管對方的力氣大小，都會獲得正確的結果。我在阿什蘭高中的運動社團似乎成了傳奇人物，有一次橄欖球隊教練請我去示範能量療法，對於讓我這個金髮中年婦人推動他們的手臂的實驗，沒有一個球員會有興趣。但當我只不過撫過掌控手臂肌肉的經絡，就讓他們的手臂無法出力後，所有球員都想學會這招，好來對付其他對手。

接受能量測試可以強化妳的大腦和身體精微能量之間的連結，建立新的內在溝通管道，這讓新的自我覺察領域逐漸開啓。許多人發現，他們還沒開始對受試者的手臂施加壓力進行能量測試，卻直覺地知道結果會如何。這並不是瞎猜，而是妳的意識已經和精微能量連結產生溝通。

雖然能量測試通常是要由另一人幫妳進行，但妳也可以自行幫自己進行能量測試，我也會介紹這種替代方法。不過，在學習能量測試時，最好還是能夠兩人一組來對練。若妳能夠克服害羞或勉爲其難的念頭，和另一個人一起共同學習，其實好處多多。不管是自己很親近的人，或只是泛泛之交，對你們兩人來說都會是一份禮物。因爲我們平常碰觸他人的理由多半是爲了表達情感、性欲或是憤怒。而現在要能自在地碰觸他人的另一個理由是爲了治療，這是一種完全不一樣的碰觸。觸療除了能夠打開通往新的覺察、感知與理解的大門之外，還能夠拯救妳的生命！

和同伴一起進行能量測試

身體的每塊肌肉、每條經絡和每個器官都可以進行能量測試。經絡是固定的能量通道，負責至少一項器官的能量輸送。我們先從一個簡單的測試開始，之後妳可以應用在許多不同的情況。這個測試偵測的是脾經的能量，也就是穿過脾臟和胰臟的能量通道。脾臟與免疫系統相關，同時負責判斷身體要不要吸收處理某種特定食物、情緒、想法、能量或其他外來影響。脾臟和胰臟都與食物的新陳代謝、血糖濃度和情緒起伏相關。這兩個器官與其共享的經絡影響了妳整體的能量，同時對壓力的反應非常敏感。因此，測試脾臟和胰臟的能量可以回答妳的許多問題，例如身體會對妳考慮攝取或使用的東西產生什麼樣的反應。這也是評估身體整體健康很好的辦法。

成見會影響能量測試，所以不要事先猜測結果如何。精微能量會反應妳的想法，因此在進行能量測試前要先清空大腦。如果妳和妳的同伴有任何一個人口渴的話，可以從水開始測試。水會傳導電流，缺水會影響身體的能量流動。在測試時眼神不要接觸，眼神接觸會讓結果變成是測試兩人之間的動能，而不是妳想測試的東西。手機和其他電子儀器、水晶和大型首飾都要拿掉。另外，要記得詢問受試者承受壓力的手臂有沒有受傷、會不會被影響惡化，如果受傷的話就使用另一隻手。請受試者將大拇指和食指放在後頸與頭部連結的地方，中央往外約各5公分，這是用來阻斷思想，以免影響測試結果。脾經的能量測試方法如下：

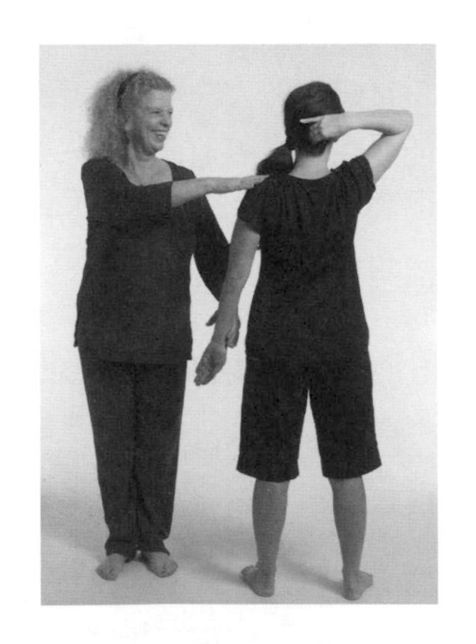
圖附錄 -1　脾經測試

1. 兩人都要深呼吸。吐氣時清空大腦。
2. 受試者將一隻手臂伸直垂放在身體側邊，大拇指輕觸大腿，其他手指伸直下垂。
3. 測試者將自己的手掌插入受試者的身體與手臂間，然後置於受試者手腕上方，另一隻手放在受試者的肩膀。
4. 測試者請受試者將手臂固定，手肘打直。我通常會說：「把手臂固定在身體旁邊。」或是簡單只說：「固定。」

5. 測試者把手掌打開，加壓1至2秒，慢慢拉動受試者手臂（見圖附錄-1）。

測試者與受試者都不需用力，手臂可能會被輕鬆拉動，或是會固定在原位。施壓的時候，有能量流過的肌肉可能也會移動一點，但馬上會彈回原位。受試者不要太用力去固定妳的手臂，這樣可能會使用到其他肌肉。如果妳是測試者，也不要用力去拉受試者的手臂。這不是在比賽，也跟肌肉的力量無關。如果能量流動順暢，手臂會固定在原位拉不動，或是移動一點但馬上彈回原位。

如果脾經能量測試的結果顯示經絡為弱，可以輕快地敲打或深層按摩圖2-5（第62頁）的脾臟點來增強，然後再重新測試一次。事實上，如果妳發現自己非常容易受到疲憊、感染或疾病的影響，要保持脾經和免疫系統強壯健康的方法之一，就是常做三焦安靜法（第107頁），並敲打脾臟點。做完之後馬上進行脾經能量測試，結果應該會顯示經絡為強。如果測試結果仍為弱，代表妳的能量可能亂掉了。不要太緊張。進行第二章介紹的能量日常運動（加上同手同腳運動）來撫順妳的能量場，然後回來繼續測試。還有一點很重要，就是測試者的能量也要保持一定的平衡。因此有些治療師會習慣在能量測試前，和個案一起進行敲三處（第60頁）、左右交叉運動（第63頁）和韋恩·庫克姿勢（第64頁）。

如果手臂肌肉是固定的，可以試著扳動看看，這在練習能量測試時非常有用，可以判斷我們如果要分辨經絡能量是否流動順暢時，最大可以用多少力氣。進行校準的方法，是先陳述一個對測試者和受試者來說都是顯而易見的事實，例如：「我穿了一件藍襯衫。」在說出句子後，馬上進行能量測試。如果句子為眞，經絡測試結果應為強，妳就可以得知經絡能量流通狀態下所應施用的壓力。如果句子為假，手臂不會固定，妳也可以得知經絡為弱時的壓力標準為何。同樣的，如果讓受試者想一些愉快開心的事情，然後馬上進行測試，經絡測出來通常爲強。而如果是想一些難爲情或是可怕的事情，經絡測出來通常就爲弱了。

如果不管妳做了什麼，經絡測出來都是強，或者即使敲打脾臟點和進行能量日常運動，測出來的結果都還是弱，無法增強，那麼可以使用以下介紹的一般指標測試。因爲有時候身體的能量一直都處於「不規則」狀態，需要修正以後才能讓能量測試的結果正確。流經測試肌肉的能量可能「凍結」或「淹沒」，或是極性被反轉。這已經超出了本書的範圍，所以對於測試這樣的能量，可以自行參考能量療法協會網站（www.energymed.org）。

一般指標測試

妳剛剛學會的脾經測試，對於判斷食物、補充物和環境狀況對妳造成的影響特別有用。但如果脾經測出來的結果一直爲弱，或者流動的能量不規則，那就無法做爲一般日常使用的測試方法了。一般指標測試是另一種能量測試方法，也是幾乎可應用於任何情況，因爲測試的並非單一經絡，而是能量場整體的波動。

兩種測試的基本原則都相同，唯一的不同點在於手臂的姿勢。一般指標測試的做法如下：

1. 任一隻手臂置於身體前方，與地面平行，然後往側邊移動成45度角。手肘打直，手掌打開朝下，或大拇指朝下，如圖附錄-2。
2. 測試者將手掌打開，手指放在受試者手腕上方的手臂上。另一手放在受試者另一個肩膀上（見圖附錄-2）。受試者固

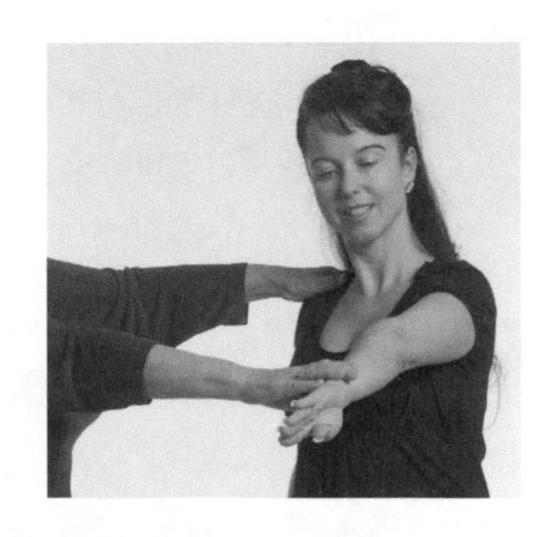

圖附錄-2　一般指標測試

定手臂的位置，測試者緩慢地將受試者的手臂用力下壓2秒，看會不會「彈」回來。

和脾經測試一樣，一開始需要讓手臂肌肉固定，以便獲得正確的測試結果，可以進行能量日常運動來增強肌肉的能量流動。接著透過眞假句子來決定下壓的力量。如果肌肉測出來一直爲強或一直爲弱，那麼就需要更進階的方法才能測試。

自己進行能量測試

有時候我希望有人能幫我進行能量測試，但卻找不到人，這時我就會用第一次嘗試能量測試時，誤打誤撞發現的方法。有一天，我去一家運動用品店，發現有個啞鈴，在我想著開心的事情時，手臂就能夠伸直，將啞鈴舉在胸前，但如果我想著難過的事情，就無法舉起它（思想會產生影響身體的精微能量，開心或難過的想法都會影響肌肉）。

我把這個啞鈴放在與我肩膀差不多同高的櫃子上，手臂往前伸出抓住啞鈴，看能不能舉起來。如果想對某種食物或維他命進行能量測試，我會一手拿著要測試的東西，另一手試著舉起啞鈴。食物的能量會像開心或難過的想法一樣，影響我的能量。我能不能舉起啞鈴，就代表這項物品對我的能量是有著正面或負面的影響。因爲啞鈴會產生穩定向下的重量，所以可以當成用來進行測試的合理客觀標準。自我測試的重要物理因素在於，找到正確重量的啞鈴。這個重量是要妳在想正面的事情時，可以從桌子或其他平面舉起它，但想負面的事情時就舉不起來。妳可以用一只4公升的儲水桶來調整出測試所需的精確重量。將儲水桶的水裝到妳在想開心的事情時，舉得起來，煩惱的事情就舉不動的程度。或者也可以手臂下垂提著儲水桶，然後在手肘打直的情況下，往旁邊微微舉起，跟由同伴幫妳進行測試是一樣的做法。

其實還有許多種可以自己一個人進行的能量測試方法。因爲大部分能量測試都需要有測試者在旁邊隨時施壓用力，所以若要自己同時身兼測試者和受試者，老實說除非極爲熟練，不然很難得出公平正確的結果。我知道最有效的單獨操作方法，是讓妳把身體當成鐘擺一樣，而不是對肌肉加壓。請站著，雙手平均地捧著需要測試的物品，並置於胃部高度，手肘靠近身體，讓手臂碰到身體兩側。然後雙腳併攏，看向前方。站直不要動，重心放在中間，深呼吸，吐氣。如果過了一會兒，妳感覺身體往測試物品靠近，也就是說妳的身體往前倒，代表這項物品能夠與妳的能量調和（見圖附錄-3）。如果發現自己往後倒，遠離測試物品的方向，代表這項物品與妳的能量相排斥。這就好像妳在精微能量的層面上讓自己與測試物品同調，如果物品與妳的能量調和，就會產生吸住妳的磁力，如果不調和的話就會排斥。在測試的時候，必須很小心自己腦中的期望或念頭，因爲會對結果造成影響。另外，從第308頁開始介紹的，和同伴間進行能量測試能力的細微調整的步驟，也可以在這裡使用。

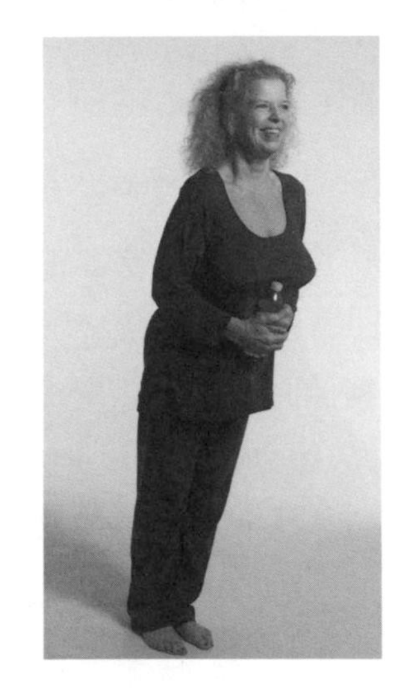

圖附錄-3　自我測試

用妳的下一餐來練習能量測試

雖然14條經絡各有不同的能量測試法，但其中以脾臟和胰臟這條經絡的測試用途最廣。測試使用的是闊背肌，特別適合用於測試食物的吸收代謝。不過，其實脾經測試可以當成一般指標測試，用來偵測任何發生在身體上的狀況。

可以運用妳的下一餐來當作能量測試的個人練習。對妳計畫要吃的每一樣食物進行能量測試：一隻手接觸食物，另一隻手用來能量測試。如果妳接觸食物的時候感覺無力，代表身體的波動和食物的波動不相容。因此，可能是這樣的食物完全不適合妳的身體，或若是妳目前不要吃比較好，也可能是妳對這樣的食物過敏。

在不同的時間點測試同一種食物，可以讓妳知道究竟這樣的食物是一直都很適合妳，還是某些時候才適合妳，或是完全不適合妳。因為每個人的身體化學作用都很獨特，所以需要的營養當然完全不同。某個人的維他命可能是另一個人的毒藥。如果食物、維他命或補充物的能量和妳的能量不相容，那麼即使全世界的專家都說妳需要這項東西，妳也不可能吸收消化。即使是很好的食物，如果它的波動會啓動妳免疫系統的防禦反應，那麼它對妳來說就是毒藥。這種食物過敏通常檢查不出來，但還是會透過累積造成傷害。能量測試可以幫助妳發現某個時刻身體的需求，也能幫助妳為自己獨特的身體規劃出最合適的營養與飲食。

有一點要注意的是，如果腎上腺疲勞過度，糖和咖啡因的測試結果通常會是強。就算某種物質基本上對妳有害，但如果妳的身體需要這種東西提供的爆發性能量，可能會出現誤導的狀況。

用能量測試改善妳的飲食

對許多人來說，學會對食物進行能量測試改變了他們的飲食習慣。妳可以測試看看自己的身體是不是喜歡某種特定食物。可以利用在賣場購物時，讓孩子參與食物的挑選，或在煮飯前對食材進行能量測試。孩子會很開心，至少在他們第一次遇到眞的很想吃，但是測出來結果為弱之前，都會覺得很好玩。不過，即使是要賴拜託，看著他們在測試垃圾食物的時候手臂變得無力，還是會覺得好笑，也因此舒緩彼此劍拔弩張的氣氛。

當然，孩子可能不管結論如何都想吃，不過我見過孩子因為測試某些食物之後，一直都是手臂無力的結果，所以他們就慢慢地對這些食物失去興趣。最好的結果當然是孩子可以產生連結，知道能量測試中會讓他們手臂無力的食物，可能眞的會讓他們失去能量，變得精神不好。健康的身體當然可以處理某種程度的垃圾食物，而這種情況會讓妳無法用外力或說理來引導孩子。因此，遵照本書所介紹的方式來確保能量測試的正確性，尤其不要讓妳的想法或孩子的欲望影響到測試結果。

最後，讓孩子自己體會那些能量測試爲弱的食物，吃了以後感覺如何。當他們能眞摯的將能量測試與自己的生活連結，不認爲那只是伎倆或好玩的遊戲而已，能量測試就能成爲自己的一種能力，進而得到有用的資訊與生理回饋。他們也可能會想在父母身上進行能量測試，看看起司蛋糕或香菸會得出怎樣的結果。有何不可呢？妳可能會想知道，每天一杯紅酒是不是眞的對自己的心臟有益。妳也可以用能量測試來評估維他命和其他食品補充物，對自己或孩子的身體可能會造成的反應爲何。

如何為嬰兒、寵物或陷入昏迷的人進行能量測試

「替代測試」可以讓妳爲無法在能量測試中使用自己的力氣的人測試。如果病得太重無法出力，或是心神混亂，或是年紀太小無法聽從指令，那麼替代測試可以提供正確的資訊，甚至還可以使用於寵物。

另外，也可以用於自己無法測試出正確結果的對象上。舉例來說，因爲我們和家人之間的能量連結非常複雜，妳也許可以幫任何人進行能量測試都獲得正確的結果，但幫配偶和孩子就沒辦法。或者有時候受試者長得孔武有力，很容易就會牽動到旁邊輔助的肌肉，所以測出來的結果永遠都不會是弱。替代測試不會遇到這些困難。不過，除了受試的人（或動物），還需要另外兩個人（替代者和測試者）來進行測試。如果妳要進行測試的話：

1. 讓替代者與受試者牽手或有其他的身體接觸。
2. 用「替代者」(也就是和妳想要取得資訊的對象接觸的人)的手臂來進行能量測試。替代者測出的結果其實呈現的是另一個人的狀態(見圖附錄-4)。

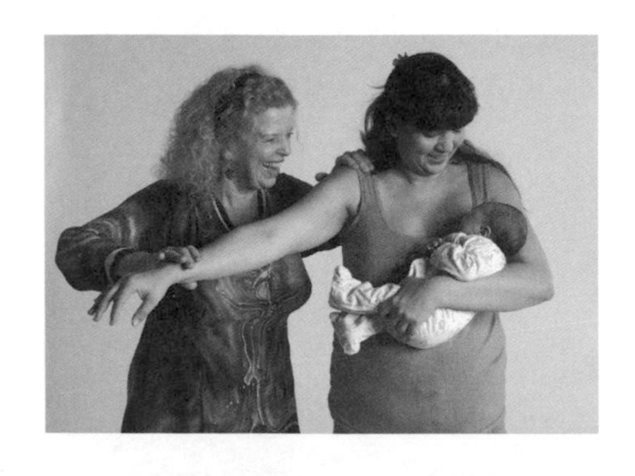

圖附錄-4　替代測試

雖然一開始妳可能會覺得很奇怪,但這就是透過能量流動來運作。舉例來說,如果妳想知道某種食物會不會讓嬰兒產生不好的反應,妳可以成爲嬰兒的替代者,把食物放在嬰兒的皮膚上,妳的手握著嬰兒的手或是放在肚子上,然後用妳的另一隻手臂進行能量測試。如果測出來爲弱,代表這樣的食物可能不適合這名嬰兒。若妳半信半疑,妳可以親身驗證,先對幾種物質進行能量測試,然後讓別人來當妳的替代者,再使用同樣的物質測試,看看結果如何。

能量測試的限制

能量測試呈現的是測試的手臂能量流動是否順暢或是阻塞。有些人會用能量測試來詢問一些身體原本就無法回答的問題。「買這間房子會賺錢嗎?」「我去馬丘比丘度假會好玩嗎?」「我該不該參加下一期的伊甸園能量療法五日基礎工作坊呢?」我還看過更多超越我能想像的、對於能量測試奇奇怪怪的誤用,就更不要說許多治療師也隨意使用能量測試去回答各式各樣奇怪的問題,眞的頗丟臉。

我覺得詢問身體和未來相關的問題特別好笑:「我的病下個月會好嗎?」雖然我會透過很多資訊去合理推斷可能的答案,但我不會用能量測試的結果做爲答案。因爲我相信命運、自由意志、狀態情況都是影響的因素。使用能量測試詢問未來，代表一切都是命運。但自由意志、不可預期的狀況，還有與他人之間隨時改變的關係，都會影響所謂可能已經注定的命運。這就是爲什麼即使是最厲害的靈媒，做出來的預言也只是機率問題。因爲有太多的因素會影響我們所詢問的問題。

但即使是詢問和療法相關的問題，有時也讓人感覺很詭異。「這個問題應該從經絡來處理？還是從脈輪來處理？」能量測試會受到許多因素影響，即使是極爲正直、盡其所能不讓自己的信念、希望或期盼涉入其中的人，也還是無法避免。要不讓自己的信念、渴求或潛意識的期望產生影響，是一件困難的事。不管是哪種能量測試都一樣，不過用口語提問會要比讓身體用自己的語言來回應，更容易造成這種情況。

我在寫這個章節的時候，禁不住想到許多同業會在進行某個技巧前詢問：「這樣做對身體是最好的嗎？」或是「可以允許我進行治療嗎？」我也會順從直覺詢問這些問題，但並不會運用能量測試來得到答案。不過，有些我非常尊敬的治療師會用能量測試來詢問，而且像是祈禱那般地鄭重莊嚴，問題本身就形成了一個光榮肅穆的能量場。因此，能量測試在這裡扮演非常重要的角色，打造出治療過程中共享的能量場。

所以，雖然我強調用口語提問來詢問身體的問題有很多的陷阱，但我還是不想抹滅其他同業的做法，因爲他們的確找到可能的方式。有些治療師把口語提問的能量測試，當成是與更高層面的本源資訊相連結的方法，所以這就成了他們開通自身直覺的方式，搭出一座通往當下眞實的橋。對精於此道的治療師來說，這的確是一種值得信賴的方法。不過就我們的目的而言，我只想在我使用的範圍中討論能量測試，也就是比較傳統的方式：在特定的情況下，檢查做爲指標的肌肉相對的力量，然後判斷經絡或是其他能量系統的能量狀態。眞實的樣貌其實有許多種，也有很多不同方法去了解，而我個人覺得用口語來向身體提問，然後進行能量測試，算是比較奇怪的一種作法。

測試物理環境對妳的能量場造成的影響

在妳接觸到外來能量，甚至尚未有一丁點受到影響的感覺時，妳的能量場其實就已經在進行回應與調適了。只要把物體拿過來，然後進行能量測試，就可以辨明物體對妳的精微能量所造成的影響。我曾有多次和個案約在超市，用能量測試檢測哪些食物對個案有好處。即使是同樣的食物或維他命，不同的品牌也會對妳造成不同的影響。同時我們的飲食需求也可能因爲生命階段的轉換而產生變化。因此，走一趟賣場其實就可以得到非常多有用的資訊。

第一次進行能量測試時，可以把自己和同伴當作實驗，你們兩位在勤加練習之後，能力會越來越好，正確度也會越來越高。但目前就先把能量測試當成遊戲吧。妳可以站到屋子裡最喜歡的角落，和最不喜歡的角落，讓同伴分別幫妳進行測試。先讓第三者站在妳附近，心中想一些「負面」的念頭，看看對妳的能量所造成的影響。然後再讓別人給妳一個眞誠的微笑，再測試一次。另外，試試看站在離電視機60公分跟2公尺的地方，做出來的測試結果有怎樣的不同。改變妳的電腦位置或辦公室布置，或是放一段特定的音樂或一件特定的藝術品，然後測試妳的能量會如何表現。

在使用能量測試檢測環境的時候，不用擔心因爲把某項會讓妳能量減弱的東西暫時帶進能量場，會造成不好的影響。我們無時無刻都受到外來能量的干擾，身體至少在相對健康的時候，是可以透過迅速重新平衡自我，來調適產生干擾的能量場所引發的衝擊。事實上，所謂的健康，其中一項定義就是妳的身體是否能夠迅速適應各種不同的環境狀況。妳可以運用能量測試來探索環境中任何引起妳興趣的元素。好好享受吧，透過這項很有價値的工具，妳將會發展出非常強大的能力。

能量測試能力的細微調整

我很久以前就感覺到能量測試不只能夠提供資訊而已。在能量療程中，能量測試感覺有著前置作業的功能，好像能夠在治療的情境下，把我的能量和個案的能量連結起來。能量測試會立刻將治療的力量帶到測試的部位，讓妳的精微能量集中起來，以便進行接下來的治療。我發現，如果當相同的療程在進行之前，先做能量測試的話，之後治療的效果會比較好。怎麼會這樣呢？

因爲精微能量會受到想法與意圖的影響，而且因爲是全面性的能量，所以甚至在起了能量測試這個念頭的當下，治療師和個案的能量就開始產生共鳴。任何的測試其實都無法完全客觀。在量子物理學中，觀察這個動作會對被觀察者產生影響。精微能量也對許多不同的影響非常敏感。不過我們可以學習控制自己的希望、恐懼與期盼，然後創造一個可以進行能量測試的容器，以便得到有用且精準的結果。事實上，雙人進行的能量測試比任何冰冷的儀器所能得到的資訊都要來得更深入。測試者和受試者之間複雜的互動，能夠產生雙向的回饋，讓能量測試變成一支無與倫比的探索之舞，達成獲取寶貴資訊的目標。我訓練過成千上百個學員，大家都能夠透過能量測試得到可靠的結果。因此，我可以很有自信地告訴妳，妳也能夠學會這項技巧，而且這是一項值得學習的方法。下面介紹的訣竅可以增加妳的正確度。從現在開始練習，或者可以先練習本書之前介紹的各種方法，等到時機成熟了，再來練習下列的訣竅。

1. 保持初學者的心智

心智會對能量場造成立即且全面的影響。要排除對測試結果先入爲主的想法，可以將能量測試當做是冥想練習，進入集中沉思的「初學者心智」。如果妳擔心自己或同伴的期望或預想會干擾測試的結果，那麼下面介紹的方法可以從能量層面進行切斷。

2. 從神經層面切斷預期想法

從神經層面切斷對於能量測試結果的預期想法，這個方法是我的第一位「健康觸」指導老師葛登·史托克（Gordon Stokes）教給我的。感覺起來有點難以置信，不過這麼多年來，我覺得這個方法很有效。不管是測試者、受試者，或是兩人一起，都可以使用。

a. 一隻手的大拇指和中指放在頭部與後頸連結的兩側凹陷處。

b. 用另一隻手進行能量測試（見圖附錄 -1，第298頁）。

後頸兩側的凹陷處基本上是傳統中醫的頭痛穴位，但除了舒緩頭痛外，輕觸這個地方還有其他的作用。沿著脊椎的神經系統往上流動的能量會通過這兩個點。如果妳是測試者，輕觸這兩點可以阻斷與受試者間的能量連結，讓妳回到自己的能量迴路，切斷妳和妳的想法對受試者產生的影響。如果妳是受試者，把手放在這兩點，可以切斷妳自己對測試物品的想法，讓測試結果呈現更深入的資訊。不要讓自己的信念與期待干擾測試，這是想得到正確測試結果最重要的一個步驟。

3. 集中意念

妳的意念可以影響測試的結果。不過，其實不需要去處理意念產生的影響，只要堅定地希望出現正確結果即可。可以使用某種在朋友身上測試爲強的食物或其他物品做實驗，持續測試它，但不要告訴朋友妳究竟想做什麼。第二次測試前，想著測試結果會是弱。不要用力拉，看看妳的意念轉變會不會影響結果。通常是會，所以妳要讓自己抱持著希望測試結果正確的想法。

4. 建立測試者與受試者的共鳴

妳可以和測試的同伴建立起一種能量的共鳴：

a. 兩人一起深呼吸。

b. 一起吐氣，放掉腦中所有的想法。

c. 氣吐完之後進行測試。

5. 保持警覺

確定受試者在開始測試前已經準備好了。拉手臂的時候動作要輕緩。施壓的時間不要太長，足夠判斷手臂是否維持阻力即可（通常是1到2秒鐘的時間）。如果肌肉固定在原位，或是稍微移動但馬上彈回原位，代表能量正流經這塊肌肉。不需要用力扳動對方手臂去「確認」。除了學習能量測試的機制外，我也希望能幫助妳發展出強大又可靠的直覺能力。能量測試是發展直覺能力很好的方法，因爲它提供了精微能量具體的資訊。妳能夠從每一次的能量測試中得到回饋，讓自己的直覺與體內和周圍的能量流動同調，也與能量測試本身的精微之處同調。

6. 雙盲練習

在能夠得到立即回饋的狀況下進行能量測試，就可以對自己測試的能力逐漸發展出自信。在這裡還需要兩名同伴。一位負責監督測試狀況，另一位則擔任受試者。使用一些受試者知道是健康且與自己的系統相容的物品，例如有機蘋果或薄荷茶。另外，則使用另一些妳知道不能吃的物品，例如一瓶阿摩尼亞。監督測試的人負責拿取物品，放到受試者的能量場中，但不可以讓身爲測試者的妳或是受試者看見，例如可以靠在受試者的襯衫背後，然後進行能量測試。一開始無法得到完美的結果也不用太訝異，因爲妳正在學習這個方法的精微之處。雙盲測試可以學習到能量測試各種錯綜複雜的狀況，也提供了一個基準點，讓妳能繼續精進妳的技巧。

能量測試這個方法可以測試身體的能量，評估整個環境，包括妳所吃的食物對於身體能量造成的影響。妳可以用能量測試來增強與改善本書中提到的所有方法。

【附錄二】

學習資源

大部分人都不知道，我們其實擁有隨時可以動用的巨大能力，
因為我們將所有的資源都投注在生活中的單一領域了。

——湯尼．羅賓斯（Tony Robbins）

參加或自組地區學習小組

找幾個同伴一起練習能量療法，是個很好的學習方式。兩人對練或是多找幾人同組，不管是討論書本內容或是看完 DVD 後，一起練習都可以。許多地區都有自組的能量療法學習小組。上 www.EnergyMedicine.Directory.com 搜尋，便能找到合適的小組和同樣對能量療法有興趣的朋友。

諮詢能量療法治療師

近來各個地區採用能量療法的保健治療師的人數有急遽增加的趨勢。在各個不同的專業中，如醫生、整脊師、護理師、私人教練、按摩師等，都可以發現治療師的蹤影。針灸、氣功、靈氣（Reiki）、阿育吠陀（Ayurveda）、應用肌肉動力學、同類療法、健康觸、能量手療、觸摸治療，還有其他許多，都是直接與身體的精微能量工作相關。上 www.innersource.net 的「治療師與連結」分頁搜尋，便可找到妳家附近

的合格能量治療師，以及採用我這套能量療法訓練的治療師。

參加課程或訓練

各個地區都可以找到不同種類的能量療法課程。大一點的城市每個月都有幾十本免費的相關月刊發行。我或大衛開設的課程則可以上 www.innersource.net 的「課程」分頁搜尋。

伊頓能量療法檢定課程

這是由跟著我學習多年、目前仍由我指導的資深治療師來教授的課程。這套爲期兩年的課程贏得了數百位學員的讚賞。能量療法是未來的潮流，本課程則是很好的入門途徑。可以上 www.innersource.net 的「檢定課程」分頁了解更多。

參考書籍、影片和其他學習資源

我和大衛兩人分別或合力撰寫的書籍，曾獲得四次國家獎項，其中兩本分別在相關的類別中，獲得年度書籍設計大獎。6小時的《能量醫療：基礎技巧》影片，包含了《能量醫療》一書中大部分的技巧，是由我親自示範、指導運用方法，就像是我走進了妳家客廳一樣。上 www.innersource.net 了解我們所有的書籍、DVD 和 CD，以及 Sounds True 網站上販賣的能量醫療組合。

在家學習資源

我們的書籍和影片可以當做在家學習的基礎，並搭配考試、結業證書和專業進修教育學分。上 www.EnergyHomeStudy.com 了解更多。

能量電子報

妳可以獲悉各種不同方面的主題、新書、DVD 和其他資源。還有即將開設的課程和訓練工作坊，會隨時更新我與大衛對於能量治療的運用與看法。妳可以免費登錄 www.innersource.net 裡面幾乎所有的訊息。我們不會將妳的個人資料外洩。

能量療法講義資料庫

我有越來越多學生開始教授能量療法，他們非常熱心地編纂了許多課堂講義，但許多講義常常長得非常相似。所以我們決定挑選出最好的講義，收錄進我們的「講義資料庫」。講義資料庫可以免費使用，主要功用在於（一）讓能量療法能更廣爲週知，（二）幫助教授課程或提供能量療程的治療師，（三）建構高品質的能量療法原則及方法資料庫。雖然主要是供能量療法治療師使用，但對這個領域有興趣的人應該也會覺得資料豐富。講義資料庫登錄在我們的姊妹機構，非營利的能量療法協會網站上，www.EnergyMed.org。

從能量療法的角度看待健康問題

能量療法並不會診斷或治療疾病，而是修正健康活力基礎的能量失衡問題。不過生理症狀通常可以提供我們線索，發現身體需要處理的能量失衡類型。有成千上萬的人問過我，要怎麼使用能量療法來改善各種不同的健康狀況。現在問題的數量已經多到我無法親自一一回應，不過因爲多年的累積，所以我也回答過上千個問題。工作人員進行了問題與答案的挑選與分類，將許多人可能想知道的類似狀況，隱去提問者的姓名，編輯後放在網站上，讓大家能夠使用這些資訊。可以上 www.innersource.net 的「問與答」分頁按照分類查詢。

學習能量心理學

將能量療法的原則用於處理情緒問題，提升身體機能與活力，已經變成心理學領域中最令人興奮的發展之一。詳情請參考 www.EnergyPsychEd.com。

【附錄三】

中英名詞對照表

零劃

〈西藏能量圈與凱爾特網〉(伊頓) "Tibetan Energy Rings and theCeltic Weave" (Eden)
《力量的道路》(肯頓) Passage to Power (Kenton)
《女性的身體，女性的智慧》(諾瑟普) Women's Bodies, Women's Wisdom(Northrup)
《不孕治療》(路易斯) Infertility Cure, The (Lewis)
《正面能量》(歐蘿芙) Positive Energy (Orloff)
《永恆的女性》(威爾森) Feminine Forever (Wilson)
《生殖飲食》Fertility Diet, The (Chavarro, Willett, and Skerrett)
《更年期產業》(康妮) Menopause Industry, The (Coney)
《性愛狂喜的藝術》(阿南德) Art of Sexual Ecstasy, The (Anand)
《健康觸》(施) Touch for Health (Thie)
《荷爾蒙的騙術》(柏克森) Hormone Deception (Berkson)
《荷爾蒙革命》(拉克) Hormone Revolution (Lark)
《新女性大腦》(舒茲) New Feminine Brain, The (Shulz)
「冷卻」穴位 "Cool-Down" Acupoint exercise

二劃

人民藥局 People's Pharmacy

三劃

三心連結 Three-Heart Hook-up exercise
三焦安靜法 Triple Warmer Smoothie exercise
三焦經 triple warmer meridian
三焦敲打 Triple Warmer Tap exercise
三軸輕觸 Triple Axis Hold exercise
下視丘 hypothalamus gland
大腸經 Large IntestineMeridiang
女神腹部握持 Goddess Belly Hold exercise
子宮內膜異位 endometriosis
子宮肌瘤 uterine fibroids
子宮輪 womb chakra
小腸經 Small IntestineMeridian
山米 ‧ 漢卡 Henka, Sammy
山藥根 yam root

四劃

丹尼爾 ‧ 艾曼 Amen, Daniel
五分鐘能量日常運動 Five-Minute Daily Energy Routine
內分泌腺體 endocrine glands
切羅基老祖母自我強化的祕密 Cherokee Grandmother's Self-Empowerment Secret exercise
巴西腳趾按摩 Brazilian Toe Technique
心包經 circulation-sex meridian
心的能量力場 energy field of heart
心與子宮連結 Heart-Womb Connection exercise
手腕扭轉 Wrist Twist exercise
日出 / 日落 Sunrise/Sunset exercise
月見草油 evening primrose oil

五劃

充電 Charging Your Batteries exercise
卡爾 ‧ 羅傑 Rogers, Carl
孕吐舒緩姿勢 Good Morning Position exercise
左右交叉運動 Cross Crawl exercise
布魯斯 ‧ 立普頓 Lipton, Bruce
必須脂肪酸 essential fatty acids
打開性的中央通道 Opening the Central Sexual Channel exercise
打開頂輪 Crown Pull
生理期 menstrual cycle
生殖刺激點 Fertility Stimulation Points exercise
甩出去 Blow-out
甲狀腺 thyroid gland
甲狀腺素失衡 thyroid imbalance
皮質醇 cortisol

六劃

交叉能量模式 crossover energy patterns
任脈 central meridian

吉曼 · 基爾 Greer, Germaine
同手同腳運動 Homolateral Crossover exercise
同側能量模式 homolateral energy pattern
吊橋 Suspension Bridge exercise
在疼痛處貼上磁鐵 Tape the Magnet on the Pain exercise
多利安 · 帕斯克威茲 Paskowitz, Dorian
有機硫化物 MSM
肌肉動力學 kinesiology
肌瘤 Fibroids
自我測試 self-test
自體免疫疾病 autoimmune disorders
艾伯特 · 聖喬其 Szent-Györgyi, Albert

七劃
伸展、伸展、伸展 Stretch, Stretch, Stretch exercise
伯納丁 · 希利 Healy, Bernadine
克莉絲汀 · 諾瑟普 Northrup, Christiane
免疫系統 immune system
妊娠毒血症（子癲前症）toxemia (preeclampsia)
更年期 menopause
更年期模組 menopause module
狄恩 · 瑞丁 Radin, Dean
肝經 liver meridian
肝臟的手部按摩 Hand Massage for Liver exercise

八劃
亞麻籽和亞麻籽油 flaxseed and flaxseed oil
亞蘭 · 貝德爾 Beardall, Alan
刺激雌激素分泌 Stimulating Estrogen Production exercise
奇經八脈 radiant circuits
拉上拉鍊 Zip-up exercise
松果體 - 腦下垂體 - 下視丘軸心 pineal-pituitary-hypothalamus axis
波士頓女性健康編撰小組 Boston Woman's Health BookCollective
法蘭克 · 查普曼 Chapman, Frank
金雀花 butcher's broom

九劃
保羅 · 布蘭納 Brenner, Paul
俞府穴 K-27 points
按摩迴盲腸瓣膜和直腸瓣膜 Massaging the Ileocecal and Houston's Valves exercise
按摩脾經 Massaging Spleen exercise
施約翰 Thie, John
柔和手印 Mellow Mudra exercise
珊卓 · 康妮 Coney, Sandra
珊蒂 · 汪德 Wand, Sandy
珍 · 豪斯頓 Houston, Jean
約翰 · 李 Lark, Susan Lee, John
美國國家健康研究院（NIH）National Institutes of Health(NIH)
胃經 stomach meridian
胃經沖掃 Stomach Meridian Flush exercise

十劃
韋恩 · 庫克姿勢 Wayne Cook Posture exercise
氣場 aura
泰山式 Tarzan Thump exercise
海底輪 root chakra
海洛德 · 伯爾 Burr, Harold
益母草 motherwort
神經血管點 neurovascular points
神經淋巴反射點 neurolymphatic reflex points
胰島素 Insulin
胸腺敲打 Thymus Thump exercise
脈輪 chakra
能量 energies
能量心理學 energy psychology
能量方法 energy approach
能量日常運動 Daily Energy Routine
能量日常運動模組 Daily Energy Routine module
能量習慣（慣性）energy habits
能量測試 energy testing
脊椎沖掃 Spinal Flush exercise
茱狄絲 · 歐蘿芙 Orloff, Judith
茱迪絲 · 杜爾克 Duerk, Judith
針灸穴位（指壓點）acupuncture (acupressure) points
骨質密度 bone density
骨骼強度 bone strength
骨骼救星 Bone Saver exercise

十一劃
健康孕期運動 Healthy Pregnancy Sequence
側邊伸展 Sideways Stretch exercise
基礎網格 basic grid
帶脈 belt flow
探測火元素 Dowsing the Fires exercise

排毒 Expelling the Venom exercise
教育肌肉動力學 educational kinesiology
梅默特 ・ 奧茲 Oz, Mehmet
淋巴系統 lymph system
淋巴按摩 Lymphatic Massage
淋巴點 lymphatic points
理查 ・ 吉伯 Gerber, Richard
荷爾蒙 Hormones
荷爾蒙連結 Hormone Hook-up exercise
荷爾蒙替代療法 hormone replacement therapy(HRT)
軟骨素 chondroitin
連結 Hook-up exercise
連結天地 Connecting Heaven and Earth exercise
陰道乾澀 vaginal dryness
麥蒂挖空肚子 Maddie's Belly Scoop exercise

十二劃

傑克 ・ 沙賓 Sabin, Jack
傑瑞琳 ・ 派爾 Prior, Jerilyn
凱瑟琳 ・ 達頓 Dalton, Kathryn
凱爾特網能量系統 Celtic weave energy system
凱爾特網運動 Celtic Weave exercise
喬治 ・ 古德哈特 Goodheart, George
替代測試 surrogate testing
植物療法 herbal treatment
琳西 ・ 柏克森 Berkson, D. Lindsey
琳恩 ・ 麥克塔格特 McTaggart, Lynne
琳達 ・ 葛洛尼娜 Geronilla, Linda
等長收縮運動 isometric exercises
腎上腺 adrenal glands
腎上腺素 adrenaline
腎經 Kidney Meridian
脾經 / 三焦平衡步驟 Spleen/Triple Warmer Balancing Sequence
脾經 spleen meridian
脾經沖掃與敲打 Spleen Meridian Flush and Tap exercise
脾經能量測試 Spleen Energy Test
脾臟點敲打 Spleen Points Thump exercise
萊絲莉 ・ 肯頓 Kenton, Leslie
黃體素 progesterone
黑武士呼吸 Darth Vader Breath exercise
黑種草 black cohosh
催產素 oxytocin

十三劃

雷奧納德 ・ 希蘭 Shlain, Leonard
新陳代謝呼吸 Metabolic Breath exercise
新陳代謝率 metabolic rate
瑞特克里夫 Ratcliff, J. D.
睪固酮 testosteroen
睪固酮三重按摩 Testosterone Triple Massage exercise
經前症候群模組模組 PMS module
經絡能量敲打 Meridian Energy Tap
腸道神經淋巴反射點 Intestine Neurolymphatic ReflexPoints exercise
腹部伸展 Abdominal Stretch exercise
葛登 ・ 史托克 Stokes, Gordon
道森 ・ 查爾區 Church, Dawson
電流 electrics
電磁力場 electromagnetic fields
鼠蹊痛 groin pain

十四劃

敲三處 Three Thumps exercise
敲打脾臟點 Spleen Points thump exercise
瑪格 ・ 阿南德 Anand, Margo
瑪格麗特 ・ 米德 Mead, Margaret
瑪莎 ・ 葛蘭姆 Graham, Martha
瑪莉 ・ 伊芙修女 Mary Eve, Sister
磁鐵療法，在疼痛處貼上磁鐵 magnet therapy, Tape the Magneton the Pain exercise
精微能量 subtle energies
蒙娜麗莎 ・ 舒茲 Shulz, Mona Lisa
蒲公英根 dandelion root supplements
輔酶 Q10 coenzyme Q10 supplements
輕觸 holding
輕觸神經血管點 Neurovascular Hold exercise
輕觸脾經增強點 Spleen Meridian Strengthening Points exercise
雌激素 / 黃體素平衡 estrogen/progesterone balance
雌激素 estrogen

十五劃

熱潮紅 hot flashes
衝脈 penetrating flow
墨西哥山藥根 Mexican yam root
擁抱三焦 / 脾經 Triple Warmer/Spleen Hug exercise

十六劃

橫膈膜呼吸 Diaphragm Breath exercise

激勵甲狀腺 Thyroid Booster exercise

諾曼 ・ 席立 Shealy, Norman

十七劃

壓力溶解 Stress Dissolver exercise

應用肌肉動力學 applied kinesiology

戴文 ・ 墨堤非 Mortifee, Devon

薇樂莉 ・ 亨特 Hunt, Valerie

螺旋回春 Vortex Revival exercises

黛安娜 ・ 史瓦茲班 Schwarzbein, Diana

十九劃

軀體伸展 Torso Stretch exercise

羅伯 ・ 威爾森與塞爾瑪 ・ 威爾森 Wilson, Robert A. and Thelma

關節畫圓按摩 Circular Joint Rub exercise

韻律8 Rhythmic Eights exercise

二十劃

蘇珊 ・ 維德 Weed, Susan

鐘擺式甩頭法 Pendulum Head Swing exercise

二十一劃

蘭汀 ・ 路易斯 Lewis, Randine

二十七劃

顳部敲打 Temporal Tap exercise

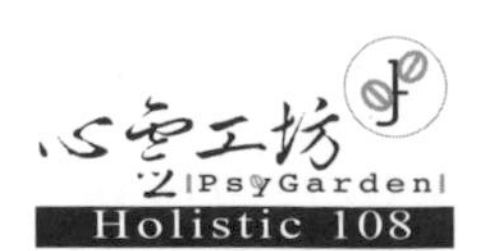

女性能量療法：永保青春健康的自助寶典

Energy Medicine for Women: Aligning Your Body's Energies to Boost Your Health and Vitality

作者：唐娜・伊頓（Donna Eden）、
大衛・費恩斯坦博士（David Feinstein, Ph.D.）
譯者：徐曉珮　　審閱：許瑞云

出版者—心靈工坊文化事業股份有限公司
發行人—王浩威　總編輯—徐嘉俊
執行編輯—黃心宜　內頁編排設計—旭豐數位排版有限公司
特約編輯—王郁兮
通訊地址—10684台北市大安區信義路四段53巷8號2樓
郵政劃撥—19546215　戶名—心靈工坊文化事業股份有限公司
電話—02）2702-9186　傳真—02）2702-9286
Email—service@psygarden.com.tw　網址—www.psygarden.com.tw

製版・印刷—中茂製版印刷股份有限公司
總經銷—大和書報圖書股份有限公司
電話—02）8990-2588　傳真—02）2290-1658
通訊地址—248新北市新莊區五工五路二號
初版一刷—2016年8月　初版十刷—2022年9月
ISBN—978-986-357-069-1　定價—540元

國家圖書館出版品預行編目資料

女性能量療法 : 全方位自助寶典 / 唐娜.伊頓(Donna Eden), 大衛.費恩斯坦(David Feinstein) 作 ; 徐曉珮翻譯. -- 初版. -- 臺北市 : 心靈工坊文化, 2016.08
面；　公分. -- (Holistic；108)
譯自：Energy medicine for women : aligning your body's energies to boost your health and vitality
ISBN 978-986-357-069-1(平裝)

1.另類療法 2.能量 3.婦女健康

418.995　　105013999